T0290366

60 pasos para
el diagnóstico médico

60 pasos para el diagnóstico médico

Método de interpretación clínico para problemas complejos

Javier de la Fuente Rocha

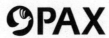

60 PASOS PARA EL DIAGNÓSTICO MÉDICO

Portada: Julieta Bracho-estudio Jamaica

Primera edición: junio de 2021

© 2021, Javier de la Fuente Rocha
© 2021, Editorial Terracota bajo el sello PAX

ISBN: 978-607-713-317-9

EDITORIAL
TERRACOTA ET

DR © 2021, Editorial Terracota, SA de CV
Av. Cuauhtémoc 1430
Col. Santa Cruz Atoyac
03310 Ciudad de México

Tel. 55 5335 0090
www.terradelibros.com

Impreso en México / *Printed in Mexico*

2025	2024	2023	2022	2021
5	4	3	2	1

Con mucho cariño, para mi esposa Martha Delgado Wise, por su continuo apoyo en mi camino: como médico, como profesor, así como en los estudios de antropología filosófica y hermenéutica, que juntos hemos hecho para tratar de responder a los valores que motivan, individualmente y en conjunto, nuestra vida.

Agradecimiento al doctor Mijail Malishev

La formación médica requiere la enseñanza de la interpretación, aplicada a la realidad que se presenta como problema médico al galeno. Es cierto que la intuición puede jugar un papel fundamental; sin embargo, en el ámbito del pensamiento, es la razón la que ha de educarse. Construir la interpretación paso a paso permite alcanzar una imagen conceptual, en la cual las partes interpretadas concuerdan con el todo, que a su vez explica esas partes.

Interpretar es una disciplina del pensamiento y Mijail Malishev, doctor en filosofía por la Facultad de Humanidades de la Universidad Autónoma del Estado de México, comprendió desde el primer momento la importancia de que el médico incursionara en la hermenéutica filosófica, para que el pupilo, a su regreso a la Facultada de Medicina, pudiera transmitir lo descubierto en el estudio del arte de la interpretación y cómo aplicarlo en la identificación diagnóstica médica; así abrió las puertas y acompañó al bisoño en su estudio doctoral.

Todo esto permitió hacer una propuesta al Consejo Técnico de la Facultad de Medicina que culminó con la aceptación de una nueva materia que se imparte en dicha institución desde el año 2013 con el nombre de "Interpretación del diagnóstico médico". Mijail Malishev, con su gran experiencia docente, aconsejó dar varios cursos y reflexionar sobre los resultados para perfeccionarlos antes de publicar un libro que estuviera dedicado a la materia.

Hoy los grupos que toman dicha materia se llenan, e incluso algunos asisten de oyentes, pues no pueden inscribirse, dado que se llena rápidamente el cupo.

Su labor ha sido el inicio de un beneficio en la formación de los nuevos médicos, que quieren aprender a interpretar y resolver casos complejos, pero también se traducirá en la oportunidad de contar con mejores médicos, lo que se plasmará en un mejor servicio a los enfermos.

Profesor Malishev, la medicina se lo agradece.

Índice

60 pasos para el diagnóstico médico

El diagnóstico médico puede alcanzarse por medio de diferentes métodos, como el de reconocimiento de patrones de comportamiento del padecimiento, cuando la enfermedad es común y su conocimiento es muy extenso. También pueden aplicarse los métodos probabilístico, el basado en evidencias, el heurístico, el abductivo, el exhaustivo o el que se hace por exclusión, o aquel que se aplica en el aprendizaje basado en problemas; sin embargo, cuando el padecimiento no es frecuente o se encuentra complicado por múltiples aspectos participantes, o cuando hay interacción múltiple de enfermedades y tratamientos, el médico puede quedarse perplejo ante el problema diagnóstico que enfrenta y caer en errores con facilidad. En esos casos es cuando realmente se pone a prueba no solo el conocimiento y la información de la que el médico dispone, sino también una formación en el proceder clínico que permite que surja la claridad en donde, inicialmente, todo parecía oscuro e incomprensible. Tal trabajo, cuando está bien hecho, es semejante a una obra musical, en la que notas y silencios se organizan en un todo coherente que pone en evidencia la identidad de la melodía, cuando cada parte se corresponde con el todo, así como la totalidad se corresponde con cada parte, con cada paso.

PASO 1. Saber qué es un diagnóstico
Diagnosticar es delimitar e identificar lo conocido, y el diagnóstico médico es identificar estados de cosas (hechos) reconocidos que significan, para el

ser humano, situaciones de deterioro en sus posibilidades de sobrevivencia o realización, ya sea que se considere a este como individuo o como comunidad (De la Fuente, 2015). Diagnosticar es identificar y por lo tanto el diagnóstico es la identificación de aquel objeto de conocimiento que hemos elegido.

Por lo que acabo de mencionar, debemos entender que la actividad diagnóstica no es privativa del ámbito de la medicina. Diagnostica el mecánico que identifica la falla de un automóvil. Diagnostica el inspector de una fábrica de varillas que se encarga de identificar los defectos de las mismas. Diagnostica el juez que identifica el tipo de delito cometido. Diagnostica el maestro cuando identifica las dificultades de aplicación de un conocimiento en sus alumnos. Diagnostica el ama de casa cuando prueba el sabor de un arroz e identifica si la cantidad de condimento agregada ha sido la adecuada. Diagnostica el bebé cuando identifica la dificultad de sacar su pelota de un rincón. El mismo hecho de identificar nuestros gustos, intereses y necesidades constituye una actividad diagnóstica; podríamos continuar dando ejemplos que afirman la universalidad de la aplicación del proceder diagnóstico.

La distinción diagnóstica es posible gracias al entendimiento de las diferencias manifiestas que se presentan entre diversos contenidos de información de lo que conocemos, ya que cada uno de tales contenidos, si bien puede mostrar semejanzas con respecto a los otros, también presenta distintos elementos y relaciones que permiten hacer la distinción.

PASO 2. Entender en qué consiste el diagnóstico médico

La práctica del proceso de identificación en el ámbito de la medicina, en cualquiera de sus aspectos, constituye el diagnóstico médico. Así, el clínico que identifica un padecimiento en su paciente, el radiólogo que identifica una normalidad o una anormalidad en la imagen, el patólogo que identifica las anormalidades específicas en una biopsia, el cirujano que identifica el vaso sangrante durante una cirugía o el dermatólogo que identifica una lesión en virtud de sus características —que percibe por su vista o su tacto—, el cardiólogo que identifica por medio del oído las características de un soplo cardíaco, en todos los casos hacen diagnóstico médico.

Aún más, el médico que identifica que una persona se encuentra en buenas condiciones, está haciendo un diagnóstico médico de salud.

PASO 3. Reconocer cuál es el ámbito del arte y de la ciencia médica

Si el diagnóstico médico es la identificación que se practica en el ámbito del arte y de la ciencia médica, en cualquiera de sus aspectos, entonces debemos preguntarnos: ¿cuál es ese ámbito?

Pues bien, resulta que en el concepto de quien escribe estas líneas, el mundo se presenta como un ente que cambia constantemente. Esto sucede en múltiples aspectos de la realidad y ahí se encuentra, desde épocas primitivas, insertado el ser humano, rodeado de una naturaleza que lo instruye a cada momento, pero que también le oculta muchos secretos.

Entre tales cambios, hay unos que lo benefician, como los que producen el agua, el sol, el aire y la tierra, que en ciertas circunstancias propician su vida y que, por lo mismo, los entiende como elementos fundamentales de su universo. Pero, al lado de estos aparecen tormentas, incendios, terremotos, rayos, sobre los cuales no tiene control y lo amenazan como agentes de destrucción.

El ser primitivo ve nacer a sus críos, lo que es apreciado como un bien. Ve satisfacer su apetito, así como sus necesidades de descanso y sexuales, pero también ve parir a una mujer en una situación tal en la que el bebé no alcanza a salir completo, porque la mitad ha quedado dentro de la madre, lo cual termina por convertirse en una tragedia. Ve también caer a un compañero cazador en quien se produce una fractura expuesta, con todas sus consecuencias, o presencia el dolor de un prostático que cursa con una retención urinaria, que no es comprendida por aquel ser primitivo.

Son muchos los ejemplos que podríamos señalar de vivencias que obligadamente tuvieron que experimentar aquellos seres primitivos que, en medio de su ignorancia, las consideraron como algo destructivo, maléfico, dañino.

Ante esa situación, en algún momento los seres humanos decidieron rebelarse al sometimiento absoluto a las leyes de la naturaleza y buscaron la manera de modificarla en el sentido de defenderse de tales daños. Fue en ese momento cuando surgió la medicina. Esta, a través de la historia, ha sido magia, arte y ciencia pero, en cada etapa, la información encontrada se ha integrado en diversos contextos culturales, para constituir tradiciones, culturas y teorías médicas de diversa índole, cada una de las cuales ha pretendido entender lo que acontece en tales daños, se constituyen así diversas maneras de medicina, que entienden de formas variadas tales procesos y la manera de enfrentarlos.

PASO 4. Comprender los conceptos de salud y enfermedad

La Organización Mundial de la Salud, en 1948, declaró: "La salud es un estado de completo bienestar físico, mental y social y no simplemente la ausencia de enfermedad" (Grad, 1946).

En 1982, Stokes, Noren y Shindell definieron la salud no como un estado absoluto de bienestar, sino como: "un estado caracterizado por la integridad anatómica, fisiológica y psicológica; la capacidad de desempeñar roles de familia, trabajo y comunidad personalmente valorados; la capacidad de lidiar con el estrés físico, biológico, psicológico y social" (Stokes *et al.*, 1982).

En una conferencia del Consejo de Salud de los Países Bajos en 2009, se consideró la salud como una capacidad de adaptarse y manejarse dinámicamente. En 2016 los diccionarios en línea Oxford y Merriam-Webster definieron la salud como estar libre de enfermedad y el último agrega: o estar bien.

Ositadimma Oleribe y sus colaboradores la definen como la posesión de habilidades físicas, mentales, emocionales y sociales generales, para agregar valores a uno mismo y a la sociedad, permitiendo el desarrollo de un mundo mejor, en el que las personas vivan en armonía (Ositadimma Oleribe *et al.*, 2018).

Por nuestra parte diremos que si bien la salud y la enfermedad son conceptos antagónicos, enfermedad es todo aquello que limita al individuo en sus capacidades de realización (Ositadimma Oleribe *et al.*, 2018). Por realización se entiende que cada individuo, cada agrupación, sea pequeña o grande, privilegia para su existencia ciertos valores que lo satisfacen y busca, de diversas maneras, un modo para desarrollarlos. Cuando tal desarrollo está obstaculizado, el ser humano lo vive como un daño, que puede afectarlo de forma física, mental o social y ello recibe el nombre de enfermedad. Tal realización es digna de ser procurada y respetada por el individuo mismo y por los que con él conviven. Dicha procuración y respeto constituyen el cuidado de la salud.

PASO 5. Advertir que se realiza un diagnóstico de la enfermedad

Por lo dicho, el médico circunscribe las situaciones limitantes de las capacidades de realización de aquel a quien diagnostica y, al identificarlas, las considera enfermedades, tengan o no solución. Las limitaciones pueden ser orgánicas, morfológicas o funcionales, pueden ser psíquicas, sociales, ambientales o de cualquier otra naturaleza.

PASO 6. Considerar la información para la identificación en el diagnóstico médico

El médico quiere delimitar aquello que restringe las capacidades de realización del ser que diagnostica. Es decir, quiere saber si está sano o si tiene alguna enfermedad y, en tal caso, definir cuál es esta, de acuerdo con los conceptos de los que dispone.

En ocasiones, y como se señaló antes, hay padecimientos que son muy conocidos por la población, que sabe identificarlos. Así sucede con una infestación por lombrices (*Ascaris lumbricoides*) y en tal caso la cultura regional le permite detectar con facilidad los datos necesarios y suficientes para reconocer el trastorno. En tal caso bastará conocer la presencia de tales informes para identificar la enfermedad.

En otros casos, el padecimiento que requiere identificación no es muy evidente, ni se dispone de un conocimiento extenso sobre el mismo pero, a la vez, no se trata de un problema complicado y basta que el médico recurra a sus conocimientos teóricos de medicina para hacer la identificación. En tal caso, solo debe tener la información necesaria y suficiente para reconocer patrones de enfermedad previamente definidos por la teoría médica.

Sin embargo, hay otros casos que requieren, para alcanzar la identificación del proceso que perturba las capacidades de realización, no solo la pregunta: ¿ante qué proceso me encuentro?, sino una contestación previa de otras preguntas, cada una de las cuales especifica: ¿tiene tal característica el proceso? En ese caso se requiere buscar la información que satisfaga esas preguntas secundarias.

La importancia de satisfacer preguntas secundarias radica en que se trata de propiedades que delimitan aquello que se quiere identificar, es decir, reducen las probabilidades de los posibles identificables.

Si el proceso es complejo se buscarán particularidades de las propiedades generales de lo identificado y, en ocasiones, características particulares de estas últimas. Todo lo cual contribuye, aún más, a la delimitación de las posibilidades diagnósticas.

PASO 7. Enfrentar las dificultades para encontrar la pregunta primaria

Con el fin de iniciar la indagación diagnóstica el principiante puede tener dificultades al definir qué se pregunta cuando quiere identificar lo que al paciente le sucede y sus pensamientos pueden desviarse a objetivos de indagación que no lo lleven a lograr tal identificación. En realidad, la pregunta primaria en el diagnóstico médico es: ¿qué identifico cuando estudio si hay enfermedad, o no, en mi paciente?

PASO 8. Las preguntas secundarias y las dificultades para encontrarlas

Las preguntas secundarias deben tener como objetivo la mayor delimitación posible del daño que presenta el sujeto que se estudia.

Se trata de restringir, dentro de lo posible, el marco de investigación y por lo tanto estas preguntas se refieren a delimitaciones del tipo de molestias, su lugar, su tiempo. Se trata de preguntas cuya característica es dar pertenencia a aquello que se quiere identificar, a conjuntos específicos que reduzcan las posibilidades diagnósticas. Por ejemplo: es un trastorno agudo o crónico, lugar que afecta, manifestaciones principales.

Enseguida podrá agregar nuevas preguntas, pero estas solo son aceptables si no son contradictorias con las respuestas ya obtenidas.

A cada paso, quien investiga un diagnóstico deberá preguntarse: ¿con lo obtenido, tengo los elementos necesarios y suficientes para identificar mi diagnóstico? Si es así podrá saltar hasta las fases que le permiten ponerlo a prueba, es decir, la etapa de objetivación diagnóstica. Si no es así deberá preguntarse: ¿qué tipo de información general me hace falta para avanzar en mi delimitación diagnóstica?

De ese modo se establece una jerarquía entre las preguntas; se parte de las que realizan delimitaciones generales y luego aquellas que hacen delimitaciones más particulares.

El médico deberá respetar ese orden al plantear sus preguntas, ya que cuando no lo hace se crean dificultades. Por ejemplo: el principiante puede limitarse y quedar conforme con preguntarse muy poco acerca de diversas características generales del problema que quiere identificar; en otras ocasiones, en cambio, escoge preguntas muy específicas, que muy raramente le podrían aportar algo para la identificación que pretende. De ahí la importancia del entrenamiento continuo y del proceder metódico en el proceso de indagación diagnóstica.

PASO 9. Las preguntas terciarias y las dificultades para encontrarlas

Las preguntas terciarias se refieren a propiedades específicas o relaciones de los datos, hechos o circunstancias que ya se establecieron en las preguntas secundarias. En medicina se denomina *semiología médica* y se refiere al estudio cuidadoso de los síntomas y signos, que se aplica en la indagación diagnóstica.

El principiante no sabe aún la importancia de buscar las propiedades específicas de los datos que va obteniendo. Puede preguntarse muy poco o puede preguntarse mucho pero sin tratar de entender lo que la presencia o ausencia de tal propiedad significa para la identificación diagnóstica.

El significado de la presencia o ausencia de dichas propiedades se puede inferir lógicamente o se puede obtener del conocimiento de la teoría médica. En el primer caso se requiere ejercitar las funciones mentales superiores, en el segundo, adquirir conocimientos.

PASO 10. Percatarse de la información faltante

La información puede venir por los sentidos; así, por ejemplo, el interrogatorio puede ser fuente de información, lo mismo que la exploración del paciente. Los conocimientos previos, las publicaciones de diverso tipo, las opiniones de expertos, la experiencia propia e incluso la cultura misma, pueden ser fuente de información. Habrá que decidir en qué momento se recurre a ellas.

Pues bien, el clínico se ha de preguntar, al llevar a cabo cada uno de estos pasos iniciales, si ha obtenido, dentro de lo posible, la suficiente información, primero respecto a la pregunta primaria, luego a las secundarias y terciarias.

Buscar a cada paso si se ha completado la evidencia

En cualquier momento del proceso diagnóstico puede alcanzarse la evidencia diagnóstica, a condición de que el diagnóstico sea satisfecho con los datos necesarios y suficientes para ser afirmado. De no ser así, la investigación deberá continuar.

PASO 11. Obtención de la información

La información se obtiene directamente por los sentidos, ya sea de manera inmediata, como cuando alguno de nuestros órganos de recepción es impresionado por contenidos del mundo que contactamos o de manera mediata, cuando se trata de una información registrada en un medio de difusión. También puede obtenerse de nuestros propios registros de memoria o de los de otros individuos.

PASO 12. Registro y selección de la información sensorial

El mundo en el cual estamos inmersos nos hace llegar innumerables informaciones que repercuten en nuestros órganos de recepción sensorial. De todas estas, los seres humanos elegimos algunos contenidos a los cuales ponemos particular atención. Nuestros propios intereses y las maneras de proceder ante la información nos hacen ser aún más selectivos en algunos aspectos de los informes que atendemos. A partir de la información así filtrada, obtenemos el cúmulo informativo sensorial que ha de procesarse para comprender lo que acontece.

Por ejemplo, en nuestro derredor se pueden producir múltiples sonidos y nosotros atendemos solamente a alguno de estos o a varios o a ninguno. Lo mismo sucede con la vista y con los otros órganos de recepción sensorial.

Desde luego que recoger información por medio de los órganos de los sentidos implica, por nuestra parte, una tarea de selección de la información a la cual se prestará atención, y tal selección debe estar dirigida hacia aquello que nos permite responder las preguntas que antes nos hemos planteado.

Así, si la pregunta primaria se refiere a la intención de identificar el estado de salud o enfermedad de un sujeto, habrá que aplicar nuestros sentidos a la obtención de información que contribuyan a lograr tal objetivo.

Las preguntas secundarias nos ayudarán a dirigir la atención a informes un poco más específicos, como pueden ser los que nos indiquen la localización de un trastorno, y las preguntas terciarias nos conducirán a atender aspectos todavía más particulares de la información relacionados con nuestra búsqueda. Así, por ejemplo, veremos la extensión de una lesión, sus cualidades, sus relaciones con áreas contiguas, sus efectos.

PASO 13. Orden de atención a la información

Una vez que hemos seleccionado las informaciones por atender, establecemos un orden que nos indique a cuál debemos prestar atención primero y cuáles serán las siguientes.

Desde luego que habrá algunas informaciones irrepetibles por su carácter fugaz y estas deberán atenderse primero. Por ejemplo, cuando el médico se encuentra ante un paciente cuyo caso analiza, bien puede suceder que aparezcan manifestaciones momentáneas, como pueden ser expresiones corporales (como es el caso de un movimiento anormal pasajero o la alteración de la temperatura de sus manos al saludarlo) o de su expresión lingüística (gestos, alteraciones del lenguaje, inflexiones de la voz, frases que luego no se repiten). Todo eso tiene prioridad para ser atendido y registrado en nuestra mente, dado que pudiese ser información importante, pero que por no ser permanente puede pasar inadvertida. Después registraremos la información no fugaz que responda a nuestras preguntas.

PASO 14. Atención a las características propias de la información

Lo escuchado está formado, de la manera más simple, de sonidos y silencios y, en la más compleja, de conjuntos complejos de información, ya sea que provengan del lenguaje o de fenómenos de la naturaleza. Pero el médico debe aprender a oír y a escuchar. Lo primero tendrá importancia en muchas ocasiones, como cuando ausculta los pulmones, el abdomen o el corazón, pues los ruidos que ahí se escuchan son expresiones de la naturaleza, cuyo lenguaje debe aprender a entender; por lo tanto, habrá de ejercitarse primero de la siguiente manera:

Escoger alguno de los ruidos o sonidos que se presentan a nuestro alrededor; luego, poner atención a sus características; es decir, me pregunto si es débil o fuerte (intensidad), si es agudo o grave (tono), si es un sonido que se refuerza (resonancia), trato de señalar si reconozco aquello que lo origina (timbre), trato de señalar si está cerca o lejos (distancia), si es constante o sufre interrupciones (continuidad), si está mezclado con otros sonidos o no (pureza), si aparece y desaparece siguiendo algún patrón (ritmo), si aumenta o disminuye (progresión). El clínico, en su entrenamiento, repetirá esos ejercicios y una vez hasta que haya hecho el análisis de los ruidos o sonidos, entonces tratará de sacar conclusiones.

Lo mismo hará con las imágenes que se le presentan. Estas pueden ser simples o tener diversos grados de complejidad. En el primer caso se verá el color (su tono), su intensidad, su brillo, la pureza del color (saturación), cantidad de blanco o negro (luminosidad), los colores asociados, las variaciones que presentan, la homogeneidad en su extensión, las formas (lo que conforma, es decir, de qué es parte), si es armónico con su entorno o disarmónico y si sus variaciones siguen un patrón. Se verán las dimensiones de los contenidos y del conjunto, su cercanía o lejanía, las formas que en tal imagen se encuentran, y cómo se relacionan. La distribución geométrica, las texturas halladas, la disposición en el espacio, los elementos componentes, el movimiento y las transformaciones que tengan lugar.

Con los olores se determinará su procedencia, intensidad, continuidad, pureza, duración, su tipo (fragante, floral, frutal, leñoso, dulce, refrescante, mentolado, quemado, cítrico, rancio, agrio, podrido).

En cuanto al tacto se observará la dureza o suavidad, aspereza, temperatura, peso, forma, regularidad, variaciones de su superficie, vibración, movimiento, ubicación, relaciones, cambios de volumen.

En cuanto al gusto se verá si es dulce, salado, amargo o ácido, variaciones, intensidad, localización, homogeneidad, pureza, relaciones.

El clínico, en la medida de lo posible, se entrenará para aprender a distinguir todo lo señalado. Eso le tomará tiempo, pero también le permitirá aumentar sus capacidades perceptivas y ampliar su atención en la información sensorial, lo cual le habrá de servir para su proceso de interpretación diagnóstica.

PASO 15. Reconocer la importancia del entrenamiento para distinguir elementos simples de la información y sus características

Saber escuchar y distinguir diferentes sonidos, y detectar las propiedades y relaciones de los mismos, permite al médico distinguir ruidos anormales, como soplos cardíacos, estertores pulmonares, frotes pleurales, etc. Lo mismo podemos decir de saber mirar, que permite detectar las diferencias de tamaño de las pupilas, las características anormales que se presentan en las enfermedades, o el sitio de sangrado en una cirugía. Y asimismo de saber percibir olores particulares, como los que se producen en el enfermo urémico o en el cirrótico.

A medida que el médico se entrena en atender la información que se le presenta, puede incorporar a su selección de síntomas y signos un mayor contenido para su análisis e interpretación.

PASO 16. Entrenamiento básico en el manejo de la información

Recoger la información requiere primero una selección de la misma, lo cual se hace en función de sus posibilidades de aportar elementos que permitan responder nuestras preguntas. Pero una vez que se ha seleccionado y para que se transforme en elementos útiles para la búsqueda, el clínico deberá preguntarse, de cada característica observada: ¿qué me dice la presencia de cada característica observada? y también: ¿tiene importancia tal significado para mi resolución de preguntas?

Por último y con base en las contestaciones obtenidas tratará de extraer conclusiones útiles para su investigación, para integrarlas con otros hallazgos. Al final de cada etapa podrá verificar si se ha acercado a la comprensión de lo que enfrenta y también podrá saber si aún le hace falta información y de qué tipo.

PASO 17. Estar al tanto de la importancia del entrenamiento en la interpretación de los elementos simples de la información y sus características

Si bien es importante desarrollar la distinción fina de las sensaciones y de sus particularidades, también lo es, por un lado, obtener conclusiones lógicas de lo que representan tales informaciones y, por el otro, tratar de reconocer, en la medida de lo posible, en cada fragmento de la información que se presenta, contenidos previamente aprendidos y conceptualizados que nos aportan implicaciones teóricas.

Esto se logra ejercitándose en la observación de la información y respondiendo las preguntas: ¿qué percibo?, ¿qué me dice lo que percibo desde la perspectiva lógica?, ¿qué me dicen mis conocimientos previos sobre tal información?

La naturaleza tiene un lenguaje y expresa lo que sucede por medio de las diversas sensaciones que percibimos. El galeno debe aprender a platicar con la naturaleza. Esta le dice lo que ocurre y eso le permite responder con sus acciones médicas, en una interacción continua.

Así, por ejemplo, cuando el clínico saluda al paciente y siente en su mano la frialdad de las yemas de los dedos del paciente, cuando la temperatura ambiental no lo justifica, sabrá que hay una disminución de la circulación periférica, cuya causa puede ser la vasoconstricción por exceso de descargas nerviosas simpáticas (como sucede cuando el paciente tiene temor), o que existen problemas de riego. Es la naturaleza expresándose con su propio lenguaje y el clínico escuchándola como un traductor.

Otro ejemplo son los cambios que con rapidez se manifiestan en los signos que recoge el anestesiólogo durante su actuación en el quirófano. La naturaleza le señala, con una detención de la respiración, que el relajante muscular ha alcanzado su acción y ante ello responde haciendo pasar una cánula por la vía respiratoria, para ventilar al paciente. Más tarde la presión comienza a bajar rápidamente y responde al aviso aumentando el volumen de los fluidos. Más adelante aparece una irregularidad en las pulsaciones, con lo que la naturaleza le está hablando de una alteración de la excitabilidad cardíaca y el anestesiólogo vuelve a responder.

Véase que la atención del médico constituye un saber dialogar con la naturaleza, pero para eso hay que aprender a interpretar la información.

PASO 18. Detectar las dificultades que se presentan en el entrenamiento del manejo de la información inicial

La información que nos llega por medio de los sentidos, lo que vemos, oímos, tocamos, olfateamos o degustamos es una información inmediata que se presenta a cada momento cuando entramos en contacto con el problema diagnóstico que tratamos de resolver. Todo eso puede provenir de palabras expresadas por el familiar o por el paciente; con determinado tono de voz e inflexiones que informan sobre algo que va más allá de la palabra (prosodia). Pero también pueden provenir de lo que vemos o tocamos, como sucede (como hemos dicho antes) cuando al saludar al paciente sentimos frías las puntas de sus dedos y nos preguntamos: ¿es por frío?, ¿es por déficit circulatorio? o es porque la circulación ha disminuido porque los vasos se han estrechado en respuesta a una descarga simpática generada por ansiedad.

Hemos visto que hay colores, formas, sonidos, olores y múltiples sensaciones llenas de características particulares que aportan información de lo que sucede.

El practicante se preguntará de toda esa información cuál le puede servir para identificar su diagnóstico y eso requiere una selección. Al principio le parecerá muy difícil, pero siempre deberá guiarse por las preguntas: ¿cuáles datos de esa información debo atender para identificar el diagnóstico?, ¿qué características de los mismos debo considerar para sacar conclusiones orientadoras?

Como todo, se requiere que el médico se ejercite, por lo que se recomienda hacer ejercicios en ese sentido, pues de otra manera siempre encontrarán dificultades para seleccionar la información y la búsqueda de características en la misma.

Otro problema que se presenta consiste en establecer el orden de preguntas, partiendo de las más generales a las más particulares, es decir, preguntas primarias, secundarias y terciarias.

Por otro lado, el principiante está a veces anonadado ante la primera pregunta: ¿cuál es el diagnóstico?; ante lo cual debe permanecer sereno, pues es obvio que no se sabe la solución de un problema antes de analizarlo, y sería inadecuado tratar de resolverlo por medio de la adivinación; aunque es cierto que un médico con una amplia experiencia sobre un padecimiento particular es capaz de reconocerlo fácilmente; sin embargo, un médico menos experto no podrá hacerlo y deberá continuar con un análisis riguroso del problema.

A veces el principiante quisiera tener una certeza diagnóstica inmediata, pero eso equivale a desconocer su nivel formativo. Quienes obligan al médico poco experimentado a dar ese salto diagnóstico, lo están invitando a ejercitar un proceso de adivinación, a expensas de la salud de los enfermos, pues dicho paso no es un proceso automático, sino resultado de una gran experiencia clínica. Por lo tanto, los diagnósticos directos solo son aceptables cuando los hacen médicos experimentados en ese tipo de patologías. Quien no tenga esa experiencia deberá continuar el estudio por medio del canal del análisis particular de cada padecimiento.

Saberse ignorante de los conocimientos teóricos puede generar la impresión de estar imposibilitado para resolver un caso. Sin embargo, la resolución de un problema médico requiere tanto la información teórica como el análisis lógico de los datos disponibles. De ahí la importancia de ser cuidadoso al recoger la información.

En muchas ocasiones, el puro análisis de los datos que presenta el paciente permite entender las características particulares del mismo, que junto con las características específicas de cada dato y las relaciones entre ellos hace posible delimitar el problema.

El principiante, consciente de sus limitaciones teóricas, puede creerse injustamente capacitado para resolver el problema utilizando solo la lógica. Por otro lado, creencias tales como "¡Yo no sé!, ¡No tengo experiencia!, ¡No puedo!", bloquean el proceso analítico del caso.

En otras ocasiones, el principiante trata de resolver el problema buscando diagnósticos que presenten alguna semejanza, pero que carecen de los elementos necesarios y suficientes para una información diagnóstica correcta.

La experiencia de no saber el diagnóstico inicialmente puede ser aterradora, angustiante y difícil de manejar. En ocasiones un análisis incompleto de los datos con los que se cuenta hace pensar que no existen los datos necesarios y suficientes para hacer un diagnóstico y eso genera la búsqueda de nueva información, que a veces puede no ser indispensable.

El pensamiento crítico requiere entrenamiento; si las escuelas no ejercitan a sus pupilos en tal tipo de pensamiento, serán responsables de propiciar el deterioro de la actividad del profesionista.

PASO 19. Estar al tanto de otras dificultades en el aprendizaje del proceso de recepción de información

El entrenamiento para el uso adecuado de los sentidos es muy importante en la formación del médico. El objetivo es ejercitar los hábitos que permitan la mejor obtención de la información a través de dichos órganos, así como el desglose cuidadoso de sus contenidos, a fin de identificar lo conocido y definir las características de lo desconocido y, a partir de estas, discernir de qué se trata, ya sea por medio del razonamiento o al recurrir a conocimientos previos. Tal entrenamiento no se logra en un día, pero una vez habituado, el médico, en su práctica, lo convertirá en un proceso automático, que llegará a formar parte de su personalidad y que le brindará mucha claridad en sus observaciones.

La función del maestro que entrena al médico para su práctica es guiar al alumno en el aprendizaje de este tipo de entrenamiento. Hay que considerar el salón de clase como un área de ejercicios, pero en ese sitio solo se iniciará tal práctica, la cual deberá continuar hasta que haya sido incorporada a su actuar cotidiano.

Se ha de aclarar al alumno que al principio puede encontrar dificultades, pero estas no deben ser motivo de frustración, sino que debe considerarlas como una invitación a continuar entrenándose: para eso hay que ejercitar la paciencia.

La aplicación del procedimiento debe hacerse siguiendo el orden del método que se expone, para evitar pasar por alto aspectos fundamentales.

Aunque los ejercicios iniciales entrenan en la adquisición de la información de los sentidos por separado, luego será importante hacer ejercicios que incluyan simultáneamente información proveniente de varios sentidos corporales.

Suele suceder que, ante la información que se presenta, haya dificultad para seleccionar algunos contenidos en respuesta a las preguntas planteadas.

Durante el entrenamiento puede presentarse dificultad para elaborar preguntas específicas que respondan a la búsqueda, así como para realizar nuevas preguntas dirigidas a alcanzar la respuesta de la pregunta inicial, y a veces se elaboran preguntas imposibles de responder.

Ya en presencia de la información puede surgir dificultad para mantener presentes, en la mente, los contenidos de la misma, mientras se hace una selección y se estudian algunos de sus componentes; es decir, es frecuente que aparezcan distracciones que interrumpan el proceso.

Hay sentidos que estamos habituados a aplicar y a utilizar en nuestra vida cotidiana, eso hace que restemos importancia a la información aportada por otros sentidos. Otro problema, que crea dificultades en el proceso, es la existencia del hábito de considerar, de manera tosca, las cosas como un todo, sin fijarse en las características particulares.

Hay que considerar que en ocasiones no estamos familiarizados con aquello que se observa, lo cual dificulta el manejo de la información, por lo que puede resultar más fácil perderse. Los contenidos de datos poco conocidos requieren más cuidado en su estudio.

Cuando se tratan de identificar las características particulares de un contenido de la información, al principio pueden desconocerse las propiedades que hay que describir. También puede suceder que se preste atención solo a algunas características, pero poco a poco, con el entrenamiento, se aprende a observar otras peculiaridades que antes pasaban inadvertidas.

La información y sus propiedades se percibirán cada vez con más detalles. Se trata de un proceso que se desarrolla de forma gradual. Hay que entrenarse y hay que considerar que ciertas características son difíciles de distinguir; incluso, algunas de ellas se presentan a veces unidas con otras que las confunden.

A medida que se hace el ejercicio mejora la capacidad de manejar la información, porque aprender a distinguir las peculiaridades es resultado de la práctica. Además, el estado emocional es importante y se requiere estar relajado, pues la serenidad propicia mayor objetividad.

Una vez observadas las características de lo que nos interesa, hay que plantear diferentes preguntas que nos ayudan a identificar lo que percibimos y así resolver las preguntas planteadas. Sin embargo, deducir a partir de lo percibido, así como la aplicación de las relaciones lógicas también necesita entrenamiento.

Aprenderemos a relacionar los contenidos detectados en la información con los conocimientos previos, con el fin de responder las preguntas planteadas. Después hay que ejercitarse en integrar lo percibido y lo deducido de la información recogida por los diferentes sentidos corporales. Encontrar los vínculos o relaciones entre las informaciones actuales y las previamente disponibles y buscar conclusiones en las que todo concuerde.

Por último, señalaremos que después de cada ejercicio, quien se entrena hará una evaluación autocrítica de su proceder y se preguntará: ¿qué me faltó observar?, ¿qué inferencia fue inadecuada?, ¿qué conocimientos no apliqué o apliqué de forma inadecuada?

PASO 20. Datos, hechos y circunstancias

La realidad en la que nos encontramos nos aporta continuamente información y, para resolver nuestro problema diagnóstico, dirigimos voluntariamente nuestra atención hacia aquellos datos que parecen aportar más posibilidades de aclarar nuestra búsqueda diagnóstica.

Tales datos los encontramos presentes desde el primer momento, en ocasiones. Otras veces tendremos que situarnos en otros escenarios donde se encuentre la información deseada. Esto implica un proceso de selección de elementos de información, extraídos de una totalidad cambiante que se nos hace presente.

El paciente que acude a ver al médico se supone, a sí mismo, enfermo, o el médico lo considera así y esto se debe a la presencia de datos, hechos o circunstancias que implican una limitación o deterioro de las posibilidades de realización del sujeto o amenazan con destruirlo. Esos datos los llamamos *síntomas* o *signos* y representan los contenidos de información que han de separarse para su investigación. Sin embargo, si prestamos atención veremos que cualquier contenido de información seleccionado pertenece, al mismo tiempo, a otros contenidos de información, y también está constituido por ciertos componentes que lo integran.

Al contenido que hemos seleccionado inicialmente lo llamaremos *sujeto de estudio seleccionado*, y a los contenidos que lo integran los llamaremos *datos*. Por otro lado, el contenido de información seleccionado, o sujeto, se relaciona de manera directa con otros contenidos, que no le pertenecen, formando conjuntos de información que llamaremos *hechos*. Tales relaciones directas generan una fuerte influencia sobre la información escogida o sujeto.

Finalmente el contenido de información seleccionado guarda relaciones indirectas con otros contenidos de información, los cuales no pertenecen al contenido de información seleccionado ni a los hechos. Estos ejercen influencia, pero con menor fuerza, comparada con la que lo hacen los hechos. A esos contenidos de información los llamaremos *circunstancias*.

PASO 21. Identificación de los contenidos de información seleccionados

Hemos dicho que un contenido de información se encuentra conformado por otros componentes. Todos estos presentan propiedades y, en ocasiones, podemos encontrar una determinada cantidad de características que permiten reconocer algo que hemos conocido antes. Tal situación se produce cuando encontramos los elementos necesarios y suficientes para afirmar que hemos identificado un conjunto de información (sujeto).

Todas y cada una de las identificaciones que se presentan en el curso de nuestro proceso diagnóstico facilitarán la identificación de los conjuntos de información a los que pertenecen, es decir, permitirán una identificación progresiva de la realidad que nos ocupa. Dicho en otras palabras, construirán el camino de la identificación diagnostica; por ello, el pensamiento del médico clínico clásico identifica primero síntomas y signos, luego identifica síndromes y finalmente identifica el diagnóstico.

PASO 22. Identificación de datos, hechos y circunstancias

A partir de la información se hace una selección de aquello que pudiera estar relacionado con los deterioros de salud del paciente. Algunos conjuntos de esos informes los podemos identificar como síntomas o signos, en virtud de tener las características suficientes y necesarias para reconocerlos (así hacemos la identificación de datos).

Luego distinguimos las informaciones que sin ser propias del síntoma o del signo están directamente relacionadas con el mismo. Por ejemplo: el momento de aparición, los síntomas que lo precedieron, los que lo acompañan, los que le sucedieron, así como aquellos que guardan una relación directa en intensidad y en duración.

En esto consiste el establecimiento de los hechos, algunos de los cuales los podemos identificar por contener características suficientes y necesarias. De este modo, es posible afirmar que se trata de un proceso agudo o crónico, progresivo o autolimitado, intermitente o continuo, localizado o generalizado, etc. Así hacemos la identificación de hechos.

Por último distinguimos las informaciones que sin ser propias del síntoma o del signo, ni estar directamente relacionadas con este, están presentes en la situación que estudiamos. Por ejemplo: el lugar donde surge el deterioro, la época del año, las condiciones de higiene y epidemias del lugar, el área donde se desarrolla la vida del paciente, el ambiente emocional donde este se encuentra, su nivel socioeconómico y cultural, etc. En esto consiste el establecimiento de las circunstancias, algunas de las cuales podemos identificarlas por contener características suficientes y necesarias. Así podemos afirmar que es una alteración de la salud que se desarrolla en circunstancias económicas precarias o en ambientes violentos, en grupos sociales de adictos, épocas de sequía o de humedad, alimentos de la región, sitios frecuentados, lugar donde se habita, hacinamiento, ambientes estresantes. Así hacemos la identificación de las circunstancias.

El médico debe ejercitarse en estos procesos que le ayudan a identificar los síntomas, los signos, los hechos asociados y las circunstancias en que se presentan y, una vez identificados, estará en condiciones de pasar a otros niveles de integración de la información obtenida, para hacer identificaciones que le permitan responder a cada una de las preguntas planteadas.

PASO 23. Comprender los síntomas y signos como datos

Cuando tomamos un síntoma o signo como dato inicial, nos damos cuenta de que hemos identificado una manifestación específica del daño que aqueja al paciente, y la hemos identificado, porque contiene las características suficientes y necesarias para establecer un concepto que hemos aprendido antes.

Una vez identificado el síntoma o el signo, hay que estudiar sus características, es decir, todo aquello que le es propio. Por ejemplo: duración, magnitud, variaciones, localización, etc. Todo esto permite un grado de definición mucho más preciso que el simple hecho de haber hecho una identificación inicial.

Se han descrito las características particulares de los signos y se ha anotado cómo deben interpretarse teóricamente. La materia que los estudia es la semiología médica. Al definir las propiedades del signo puede surgir, o no, una identificación más específica. Sin embargo, llega a suceder que no podamos avanzar en la identificación, y en tal caso se procederá a estudiar aquellos diferentes síntomas o signos que también se encuentran presentes, y que se identifican y se definen sus características particulares.

De esa manera estaremos en condiciones de hacer nuevas identificaciones, ya no de síntomas o signos aislados, sino de conjuntos de estos, que ya se han descrito y de los cuales se ha señalado un significado común, a pesar de tener posibles causas diversas. Es lo que llamamos *síndromes* y su valor radica en que ponen de manifiesto, gracias a conocimientos que tenemos, significados importantes para la interpretación que se pretende hacer y facilitan dar respuesta a las preguntas que nos hemos planteado. Los síndromes se encuentran inmersos en los hechos encontrados en el padecimiento.

PASO 24. Las dos maneras de interpretar los datos y los hechos

Una vez que hemos señalado datos y hechos, es decir, síntomas, con sus características y síndromes presentes, se podrán responder las siguientes cuestiones: ¿qué me dice el razonamiento con respecto a los hallazgos encontrados? y, por otro lado, ¿qué me dicen los conocimientos previos al respecto? Es necesario señalar que ambas vías de investigación son muy importantes, sin embargo, la primera es mucho más relevante, pues aunque carezca de los recursos de identificación que aportan los conocimientos previos, asegura una condición fundamental de toda interpretación, que es la condición de coherencia.

Los conocimientos previos adquiridos representan investigaciones ya efectuadas por los médicos que nos precedieron y que nos aportan resultados de investigaciones que pueden aplicarse a nuestra indagación; estos conocimientos se adquieren durante los estudios de la profesión, pero las primeras requieren un ejercicio continuo y paralelo a la formación académica.

PASO 25. Análisis de los datos

Analizar significa realizar una *lisis*, es decir, una separación o disolución completa de un contenido dado. Se trata de hacer un examen cuidadoso de algo a lo que hemos dirigido nuestra atención. En el caso de los datos, hechos y circunstancias que enfrentamos al intentar resolver un problema médico, se trata de desmembrar la información y hacer patentes las propiedades ahí comprendidas, a fin de poder identificar con mayor claridad tanto cosas que ya conocemos como relaciones e implicaciones cuya presencia nos permite darnos cuenta de notas y detalles que no son evidentes cuando solo se considera la información en conjunto.

PASO 26. Comprender la lógica y los conocimientos en la resolución de un problema diagnóstico

Como se verá, en muchas ocasiones no se requiere haber obtenido toda la teoría médica para interpretar un caso clínico. Esto se debe a que la interpretación se alcanza a partir del análisis de los datos, hechos y circunstancias, así como de la búsqueda de significados, que faciliten su identificación, todo lo cual tiene una parte lógica y otra parte constituida por el recurso de conocimientos concernientes al caso.

> *Ejemplo:* Joven de 25 años de edad, previamente sano, que llega a su casa y en la noche bebe mucha agua, presenta ganas de orinar, se dirige al baño y orina sin dificultad, sin embargo, a la mitad de la micción, esta se suspende súbitamente y ya no puede terminar. Después de varios intentos se va a la cama, duerme un rato pero vuelve a sentir deseos intensos de orinar. Se levanta, va al baño y le sucede lo mismo. Se vuelve a acostar y por tercera vez se repite la misma historia. Por último, el paciente coge un recipiente lo pone junto a su cama y lo utiliza cuando siente deseos de orinar y, sin levantarse de la cama, usa el recipiente para orinar, lo hace sin dificultad hasta vaciar la vejiga.

Sin considerar conocimientos propios de la teoría médica, que no sean ya parte de la cultura general de la población, con un nivel de educación media, propia de nuestra época, podemos señalar un dato notorio y así decimos que se trata de una dificultad para orinar. Sin embargo, esta posee características propias, cuya consideración permite distinguirla entre todas aquellas situaciones que puedan cursar con dificultad para orinar.

Por ejemplo: se trata de una alteración que aparece por primera vez, lo que elimina la posibilidad de un padecimiento crónico, ya que no hay antecedente de alteración en sus micciones, al estar previamente sano. La instalación fue brusca, debido a que no hubo, antes, ni siquiera manifestaciones leves de tal alteración, lo que implica un cambio brusco en la función urinaria.

Pero vemos que no se trata de una alteración, que una vez instalada permanece de manera fija, sino que, por el contrario, aparece y desaparece en ciertas condiciones. Esto significa que no se trata de una alteración permanente de las vías urinarias. Si nos fijamos tanto en las condiciones en las cuales se muestra, como en las que desaparece, vemos que surge cuando orina de pie y, en cambio, cuando lo hace acostado no se presenta. Esto permite darse cuenta de que hay una influencia de la postura.

La detención súbita de la micción, después de vaciar parcialmente la vejiga, indica que no hay en principio nada que genere una obstrucción permanente en la vía urinaria. El hecho de que acostado se verifique por completo la micción indica que la fuerza de contracción de la vejiga no está alterada.

Con los datos anteriores podemos considerar que se presenta una obstrucción de la vía urinaria, intermitente, que aparece en la posición de pie. Hasta aquí, el análisis lógico del problema, que nos permite avanzar, pero en una segunda etapa recurriremos a los conocimientos previos para tratar de identificar el trastorno.

Podríamos pensar en una estrechez de la vía urinaria, pero nos damos cuenta de que en tal caso la alteración sería continua y no podría mejorar al acostarse. Algo semejante sucedería con una tumoración. Sabemos que la inflamación de las vías urinarias podría estrechar las vías de salida de la orina, pero en tal caso la dificultad sería más continua, aunque tuviera variaciones, y no abrupta. Podríamos pensar en padecimientos prostáticos, pero esos darían también manifestaciones en el flujo de la micción sin el cambio brusco descrito.

Hemos visto, en la población, jóvenes que tienen cálculos en las vías urinarias y podríamos considerar que uno de ellos se encuentra libre en la vejiga urinaria y que en el momento de estar de pie se desplaza hacia el sitio de salida de la orina y lo obstruye y que, al estar acostado, se desplaza hacia un sitio que no genera tal obstrucción. Así hemos llegado a considerar una posible explicación, en la cual concuerdan los datos, hechos y circunstancias descritos en el caso. Tal análisis nos permite disminuir el número de estudios complementarios que haya que realizar para ratificar o descartar el posible diagnóstico considerado.

PASO 27. Entender la diferencia del procedimiento diagnóstico por reconocimiento directo de patrones clínicos y el procedimiento diagnóstico analítico

La estrategia diagnóstica llamada *reconocimiento de patrón* es el intento de identificación automática, en virtud de la similitud expresiva que el caso presente tiene con casos previamente conocidos (Montaldo y Herskovic, 2013). Esta es válida cuando se trata de un padecimiento ampliamente conocido en una población, como puede ser el caso de la gripe, una parasitosis por lombrices o una inflamación de las amígdalas, la aplicación del procedimiento analítico sería un desperdicio de tiempo. Lo mismo puede suceder ante otros padecimientos en los que el médico tiene mucha experiencia y los reconoce de inmediato, como podría ser un estado de choque, un infarto del miocardio y, sobre todo en los padecimientos que se ven en servicios de urgencia, que requieren acciones inmediatas.

El procedimiento diagnóstico analítico tiene su lugar en aquellos casos cuyo diagnóstico no es evidente o que presenta dificultades y, sobre todo, en los que la identificación diagnóstica constituye un reto.

PASO 28. Subrayar la importancia de las categorías en el diagnóstico médico

Aunque en el lenguaje coloquial se emplea el término *categoría* para referirse a un orden o a una jerarquía, en el análisis lógico de las informaciones se trata de las nociones más abstractas y generales, propias de todos los entes, que nos permiten hacer distinciones y reconocimientos de los mismos.

Cuando nos preguntamos: ¿cómo podemos tener conocimiento acerca de algo?, la respuesta es sabiendo lo que de ello se conoce, y ¿cómo sabemos lo que se conoce de ese algo? Pues por todo lo que se puede afirmar acerca de tal cosa, es decir, todo lo que se puede predicar acerca de esta.

De ahí la importancia de saber todas las formas que tenemos de predicar, pues de esa manera podemos, de una manera ordenada, obtener los conocimientos de la misma.

Lo que se puede decir de las cosas se puede clasificar en grupos. Desde el siglo IV a.C., Aristóteles definió los grupos más generales de clasificación de los predicados. Se trata de las formas generales de predicados que hacemos de cualquier sujeto, cuya presencia, ausencia o modo de presentarse dan las características propias de cualquier cosa que conocemos. Resulta muy claro que, si acudimos a revisar las formas generales de lo que se puede predicar de un sujeto, encontraremos mayor facilidad para identificar sus propiedades y por lo tanto será más sencillo identificarlo y distinguirlo de lo que pudiera confundirse con él.

Por eso el médico, al hacer preguntas acerca de lo que se le presenta como problema a resolver, recurre a la indagación de esos predicados generales de las cosas, aplicados a su práctica.

Las preguntas médicas no son ocurrencias o casualidades, son la indagación ordenada de las categorías de los síntomas o signos, de los hechos y las circunstancias dirigida al correcto análisis de la información de la que dispone, como veremos a continuación.

PASO 29. Estudiar las categorías generales de los datos, hechos o circunstancias que se presentan en un problema médico

La investigación de las categorías en la cultura occidental fue investigada por Aristóteles en el siglo IV a.C. *El estagirita* se preguntó acerca de lo que se puede predicar de un sujeto, en otras palabras, es lo que puedo decir de "algo".

La primera categoría: el sujeto

Lo primero es señalar al sujeto del que hablamos, es decir, aplicar una denominación que identifique la individualidad de la que hablamos; tal denominación puede corresponder a un concepto conocido o simplemente constituirse como un señalamiento que indica a qué nos referimos.

El sujeto puede aún no estar identificado y en tal caso hablamos de un conjunto de datos reunidos en una individualidad que pretendemos conocer, pero también puede tratarse de algo conocido y, por lo tanto, identificado. Ejemplo del primer caso es un malestar general de la persona, de inicio gradual, progresivo, que ha alcanzado una intensidad que impide las actividades de la vida diaria de la persona y la confina a permanecer en reposo.

Ejemplo del segundo caso es cuando decimos que hay palidez, lo que significa que nuestro sujeto de estudio (la palidez) corresponde a una serie de informaciones que reconocen un concepto ya definido. En este caso sería una pérdida del tono rojizo de los tejidos superficiales (piel y mucosas).

Otro ejemplo de un sujeto previamente conocido sería un sangrado activo durante la cirugía. Aquí el sujeto se refiere a la aparición de sangre que se acumula en el lecho quirúrgico y que, extraída con gasas y aspiraciones, se renueva de manera continua.

Los conceptos de *palidez* y *sangrado activo* pueden hacerse gracias a que se trata de contenidos cognitivos previamente conceptualizados, es decir, que tales conjuntos de información, conocidos antes por otros médicos, recibieron un nombre, lo cual también puede ser dicho de la siguiente manera: se conceptualizaron.

A veces, aquello que ha sido conceptualizado es motivo de investigaciones y, por lo tanto, de identificación conceptual; cuando se tiene conocimiento de lo que el concepto implica, gracias a lo que se ha puesto al descubierto acerca de este, aporta una información adicional que contribuye al mejor entendimiento de lo que se interpreta; es decir que los contenidos cognitivos, conceptualizados, aportan informaciones adicionales basadas en todo aquello que se ha investigado en torno a ellos.

De tal modo sucede con el concepto de *ictericia*, que se satisface con la presencia de un color amarillo en las conjuntivas oculares y del cual las investigaciones han puesto de manifiesto que se trata de retención de moléculas de bilirrubina. Así, la simple presencia de ictericia nos permite saber que el paciente retiene bilirrubina, aun cuando no hayamos hecho mediciones de la misma.

El médico debe limitar la información a aquello que aqueja al paciente. Eso lo logra preguntando: ¿qué le sucede? Ya sea el sujeto mismo, o sus familiares o acompañantes podrán precisar lo que consideran anómalo y digno de evaluación médica. Pero también puede suceder que haya una evidencia que contenga los datos necesarios y suficientes para definir un problema, que sería el sujeto de consideración diagnóstica. Ejemplo: una fractura expuesta, en la cual los fragmentos del hueso están a la vista.

En otras palabras, sea que el médico se percate directamente del *sujeto*, es decir, del problema a estudiar; sea que pueda definirlo por medio de un interrogatorio que señale el objetivo por el cual es consultado, hay siempre un sujeto que debe ser claramente identificado y que constituye la causa de la consulta.

Traducción al lenguaje médico de la pregunta acerca del sujeto

Delimitar el sujeto y de ser posible identificarlo es el objetivo de la investigación de esa primera categoría. Lo que se quiere saber responde a la pregunta: ¿de qué se trata? o ¿de qué hablamos? De ahí que las preguntas iniciales que hace el médico al paciente son: ¿qué le pasa?, ¿en qué puedo servirle?, ¿qué le ocurre? o, cuando se le presentan directamente los signos o hechos que suceden, se preguntará a sí mismo: ¿qué sucede?, ¿de qué me doy cuenta directamente?, ¿de qué se trata? Así, el médico puede identificar el contenido básico de información que ha de analizar y estudiar.

Se beneficiará de los conocimientos previos del mismo, cuando otros ya lo han identificado y conceptualizado, sobre todo si ha sido motivo de estudios o investigaciones, las cuales le aportarán informes que enriquezcan lo que conoce y le darán mayor claridad a su interpretación.

Como vemos, la pregunta: ¿qué le pasa? no es una pregunta inocente, lo mismo que la pregunta: ¿de qué me doy cuenta directamente? Están dirigidas a identificar al sujeto y, con eso, a adjuntar todo aquello ya investigado y conocido en relación con el mismo.

La segunda categoría: la magnitud

La magnitud se refiere a la cantidad de aquello que es propio de lo que hemos llamado *sujeto*. Puede referirse a la cantidad de sustancia, a sus dimensiones, su tamaño, su peso, su extensión, al número de veces que se presenta, a la rapidez de un cambio, a la intensidad de sus variaciones, la cantidad de las mismas, la temperatura, el brillo, la cantidad de claridad u oscuridad, la fuerza.

Cuando se trata de signos es posible referir la cantidad a escalas físicas y en muchas ocasiones no se hace la medición precisa, sino solo una estimación subjetiva. Ejemplo de lo primero es el peso o la estatura del paciente; ejemplo de la segunda es la velocidad de respuesta del reflejo pupilar a la luz.

Cuando se trata de síntomas la cantidad apreciada por el sujeto es propiamente subjetiva y aunque, por ejemplo, en el caso de la intensidad del dolor, una persona puede decir que su dolor tiene una magnitud de 10/10 o 3/10, eso no deja de ser una apreciación subjetiva, pero aun así nos ofrece una noción de grado o intensidad.

Las magnitudes presentadas por el sujeto de nuestra investigación pueden ser únicas o múltiples, pues por ejemplo: si el signo que estoy considerando es la ictericia, podré señalar si están muy amarillas las conjuntivas oculares o la piel, pero también podré señalar que ese tinte amarillo contiene una cantidad de verde o de rojo o de negro, lo que tiene un significado diverso, ya que la teoría médica nos enseña que las más rojizas se relacionan con lesiones de las células hepaticas; en cambio, el tinte verdoso se relaciona con estancamiento biliar que se oscurece cuando la cantidad de tiempo de dicho estancamiento es de varios meses.

Si nuestro sujeto de investigación es un reflejo rotuliano podremos encontrar magnitudes en la velocidad de respuesta, en la energía de la misma, en la amplitud del movimiento generado, en la rapidez con que se inicia la respuesta a partir del estímulo.

Cada una de las magnitudes detectadas en los síntomas o en los signos será motivo de atención e interpretación.

Traducción al lenguaje médico de la pregunta acerca de la magnitud

Definido el sujeto, es decir, el síntoma, el signo o el hecho objeto de investigación, habrá que ver las distintas cantidades de sus contenidos particulares y de su totalidad, cuando se considera como un todo.

Las preguntas que se hará el médico ante el problema serán: ¿cuál es la intensidad de un síntoma o de un signo?, ¿cuál fue la magnitud al inicio?, ¿cómo se ha modificado la intensidad en el transcurso del tiempo?, ¿cuáles son las variaciones que presenta en su magnitud?

A medida que se ponen al descubierto las magnitudes, el médico se preguntará si eso le permite hacer alguna deducción que lo ayude en su interpretación y también recurrirá a sus conocimientos para tratar de relacionar lo que se le presenta con lo previamente conocido. Después tratará de avanzar, en lo posible, en la identificación de lo examinado e incluso podrá asociarlo con conceptos específicos.

Ejemplo: Se trata de un paciente adulto que sufre dolor en la parte superior del abdomen cerca de la línea media, que se inició hace un año, ha progresado lentamente y que se presenta durante la noche; en los últimos meses ha aumentado mucho de intensidad en la madrugada, obligándolo a permanecer sentado. En este caso el estudio de las magnitudes nos habla de un problema crónico, progresivo, que se incrementa mucho al estar recostado y disminuye al sentarse. Al recurrir a los conocimientos teóricos podría considerarse como una de las posibilidades diagnósticas una hernia de la unión gastroesofágica (del hiato), de la que se sabe que el ácido que refluye al esófago al estar acostado produce, por su acidez, daño a la mucosa esofágica, lo que genera dolor. Aunque habrá que continuar la investigación de ese caso, para alcanzar un mayor grado de certeza, podemos ver que el estudio de las magnitudes descritas nos ayuda a esclarecer el problema.

La tercera categoría: las cualidades

Una vez que hemos delimitado el sujeto de nuestra consideración diagnóstica, es decir, un síntoma, un signo, un hecho o una circunstancia, nos damos cuenta de que lo mismo puede encontrarse en variadas condiciones. Sin embargo, también nos damos cuenta de que en el particular caso que investigamos, nuestro sujeto presenta características propias que lo distinguen de los que se le parecen, es decir, especificidades que establecen sus diferencias con respecto a todos sus semejantes. En otras palabras, son propiedades que lo individualizan.

Se trata de características específicas que marcan una peculiaridad del sujeto que se investiga y que incluso puede tener varias. Estas se expresan en forma de adjetivos calificativos. Definir las cualidades es responder a la pregunta: ¿cómo es?, por eso son expresiones de numerosas características manifestadas por el sujeto diagnóstico que se estudia, y nos damos cuenta de ellas al cotejar la información que nos llega por los sentidos, con conceptos ya aprendidos acerca de dichas cualidades.

Así aprendimos que el movimiento es la presencia de cambio de lugar y cuando observamos la respiración podemos ver que hay un movimiento. Pero también hemos aprendido que un adulto respira en promedio de 12 a 18 veces por minuto, por lo que si vemos que las respiraciones aumentan hasta 30 por minuto y luego disminuyen hasta desaparecer, podemos afirmar que las respiraciones aumentan y disminuyen bastante con respecto a lo normal.

Es decir que, al recibir la información de nuestro síntoma, signo, hecho o circunstancia, nuestra mente repasa los conceptos descritos como cualidades y los aplica a la observación. Esto es importante, dado que si nos conformamos con la información tal cual llega puede suceder que veamos, oigamos, toquemos u olfateemos, pero cuando repasamos los conceptos aprendidos de las cualidades explorables, estaremos en una mejor posición para describir de modo más fino la información de nuestro interés.

Así, la vista puede, entre otras cualidades, mostrar el color, el tamaño, el aspecto, la forma, el movimiento, la dirección de un cambio, el equilibrio, la coordinación, la secuencia, la porosidad, la homogeneidad, etc. El sonido registrará su tono, timbre, resonancia, intensidad, continuidad, ritmo, variaciones, etc. El tacto dará a conocer la textura, la temperatura, el peso, la fuerza, la tensión, la dureza, la flexibilidad, la resistencia, la viscosidad, las crepitaciones, etc. Y el olfato nos dice si es fragante, leñoso, frutal, químico, refrescante, mentolado, dulce, ahumado, cítrico, podrido, acre o rancio.

Las preguntas que se hará el médico ante el problema serán: ¿cuáles son las cualidades que presenta el síntoma, signo, hecho o circunstancia que estoy estudiando? Luego, conforme cada cualidad considerada, se pregunta por aquello que pueda deducir de su presencia o ausencia, por un lado, y por otro tratará de relacionar tal descubrimiento con los conocimientos que ha adquirido antes. Después tratará de avanzar, en lo posible, en la identificación de lo examinado e incluso podrá asociarlo a conceptos específicos.

> *Ejemplo:* Una mujer de 78 años se queja de dolor. El médico ha preguntado ya por la magnitud y sabe que es muy intenso, lo que sugiere que aquello que lo produce actúa con fuerza, y se dispone a preguntar las cualidades de dicho síntoma.
>
> Pregunta: ¿cuándo apareció el dolor? Y le contestan que se inició hace una hora. Se puede ver que se trata de un proceso de inicio muy reciente; es decir, es una alteración aguda.
>
> ¿Se inició bruscamente o poco a poco?, pregunta. Y la paciente responde: bruscamente. El médico considera que el daño se produjo por un trastorno que se desarrolló muy rápido.
>
> ¿Dónde se inició?, interroga. A lo que la paciente responde que en medio y en la parte alta del vientre (en la boca del estómago). Lo que significa que están implicadas vías del dolor de estructuras del epigastrio o vías del dolor que se relacionan con ellas.
>
> Luego interroga: ¿es continuo o aumenta y disminuye? La respuesta es que es continuo. Esto hace ver que aquello que lo produce ejerce una acción continua. Entonces cuestiona: ¿dónde le duele ahora? La respuesta es: en todo el vientre. Se trata de un dolor difuso. Así puede considerar que no se trata de una agresión que quedó localizada, sino que tiende a extenderse dentro de la cavidad abdominal.

La paciente agrega: "me duele cuando me muevo y hasta el roce de la ropa me molesta". De ahí se infiere que el daño a los tejidos se incrementa con cambios de presión que normalmente no lo producen y que hay un aumento importante de la irritación de las vías del dolor.

"¿Cómo es ese dolor?", pregunta. Y la enferma contesta que al principio era una punzada intensa en la boca del estómago y después continuó como algo difícil de describir que se extiende en el vientre. De aquí se infiere que el cambio brusco inicial se debió a un trastorno más delimitado, que luego se complicó con un daño más extenso del contenido abdominal.

Pregunta después: "¿ya lo había presentado?" Le responden que no, lo que significa que se trata de una nueva agresión. Se trata de un nuevo y muy reciente daño intenso abdominal, que se desarrolla de forma muy rápida, a partir de un cambio brusco que afectó las vías del dolor de las estructuras del epigastrio o las vías del dolor que con ellas se relacionan, y que si bien se presentó al principio como una afección más delimitada, luego se complicó con un daño más extenso del contenido abdominal que ejerce sus efectos con una acción continua y progresiva y se extiende para irritar cada vez más las vías del dolor del contenido abdominal, a tal grado que con pequeños cambios de presión se excitan. Tal daño es continuo, progresivo y violento.

Sus conocimientos previos le indican que un dolor con tales características puede estar producido por una irritación progresiva del peritoneo, consecutiva a un proceso agudo de los órganos que se encuentran en la parte superior del abdomen. Lo anterior constituye un paso adelante en el proceso de identificación diagnóstica y que vendrá a incrementarse con el estudio de otros datos presentes en la paciente.

La cuarta categoría: las relaciones

Las relaciones se refieren a las conexiones que se producen entre el signo, el síntoma, el hecho o la circunstancia respecto a otros elementos presentes en las informaciones disponibles.

Se pueden considerar las conexiones internas de aquello que hemos decidido estudiar. Por ejemplo: en una fractura la pérdida de conexiones de continuidad entre las partes de un hueso y, asimismo, las nuevas conexiones directas o indirectas que se han generado entre los fragmentos óseos.

También hay conexiones externas de nuestro objeto de estudio. Por ejemplo: cuando estudiamos la respiración de un paciente, que es rápida (taquipnea), profunda e intensa, cuyas entradas de aire o inspiraciones se acompañan de retracciones de los músculos que se encuentran entre las costillas (tiros intercostales) vemos que ambos se encuentran conectados, y que tal conexión se hace evidente por la simultaneidad de los mismos. Es decir que taquipnea y tiros se conectan en el tiempo. También se nota que la intensidad de la taquipnea es proporcional a la intensidad de los tiros intercostales, pues cuando una aumenta, lo mismo pasa al otro, lo que indica un enlace o relación de magnitud. En este caso se trata de relaciones externas al signo de la taquipnea.

Estar relacionado es encontrarse enlazado con otro. Cuando hablamos de síntomas o signos, hechos o circunstancias, podemos afirmar que sus relaciones consisten en todos aquellos enlaces que presentan.

Así surgen las preguntas que ayudan a definir las relaciones de lo que estudiamos: ¿cuáles son las conexiones o enlaces internos o externos que presenta nuestro objeto de estudio? o aplicado a nuestra investigación clínica: ¿cuáles son las conexiones o enlaces internos o externos que presenta el síntoma, el signo, el hecho o la circunstancia que hemos decidido estudiar?

Podríamos tratar de enumerarlas siguiendo estas preguntas, sin embargo, si consideramos los distintos tipos de relaciones que pueden presentarse, tales preguntas darán paso a otras más específicas y cuya ordenada aplicación evitará, dentro de lo posible, pasar por alto alguna relación importante. Por ello, veremos los diferentes tipos de relación y las preguntas correspondientes.

RELACIONES DE NECESIDAD
En cuanto hemos identificado algo, es decir, en cuanto hemos tomado conciencia de que contiene las propiedades necesarias y suficientes que satisfacen el concepto de una entidad conocida, vienen a nuestra mente los conocimientos que hemos adquirido concernientes a dicha entidad y que siempre la acompañan por ser necesarios para esta.

Esto significa que la identificación de una entidad contenida en la información que investigamos, lograda al percatarnos de la presencia de los elementos necesarios y suficientes que la definen, se acompaña necesariamente de todo aquello que siempre se conecta con lo conceptualizado.

Así, la presencia de un aumento de volumen de un tejido que se acompaña de enrojecimiento, aumento de la temperatura local, y que duele al presionarlo, constituyen los elementos necesarios y suficientes para identificar una inflamación; sin embargo, nuestros conocimientos indican que su presencia se relaciona necesariamente con una agresión a ese tejido, por lo tanto, aunque nuestros sentidos no nos informen directamente del agente agresor, es seguro que este ha estado presente.

Del mismo modo, la presencia de color amarillo de las conjuntivas oculares nos permite identificar el signo "ictericia" y el concepto de la misma se conecta obligatoriamente con un aumento de la cantidad de bilirrubina circulante, aunque no la hayamos medido. Tal relación de necesidad se hace aparente gracias al conocimiento de los elementos necesarios que acompañan la ictericia.

De ahí que para poner al descubierto relaciones necesarias de lo identificado, podemos preguntarnos: ¿cuáles son los elementos necesarios para que se presente aquello que he identificado, de acuerdo con los conocimientos que tengo de su concepto?

Aplicado a nuestra investigación diagnóstica, preguntaremos en relación con el síntoma, signo, hecho o circunstancia identificado, ¿qué me dicen mis conocimientos acerca de aquellas cosas que son necesarias para que se presente tal manifestación?, ¿qué me dicen mis conocimientos acerca de aquellas cosas que necesariamente están conectadas a la presencia de lo que he identificado?

> *Ejemplo:* Paciente masculino de 40 años de edad quien presenta vómito cuyo contenido es sangre oscura, negruzca, abundante y con coágulos. Los conocimientos que tenemos acerca del vómito nos dicen que es la expulsión brusca del contenido del estómago a través de la boca. En cuanto a la sangre sabemos que esta se encuentra confinada normalmente al interior del sistema cardiovascular y por lo mismo la presencia dentro del estómago no es una relación normal. De ahí se infiere que necesariamente hubo ruptura de vasos sanguíneos en la parte alta del tubo digestivo. La sangre fresca es roja, pero sabemos, por los conocimientos adquiridos, que al ser digerida se oscurece. La presencia de coágulos, de acuerdo con mis conocimientos previos indica que necesariamente se conserva el proceso de coagulación.

De estas relaciones de necesidad se deduce que el paciente presenta un sangrado importante del tubo digestivo alto, por extravasación de sangre que guarda su capacidad de coagular y que fue gradual, puesto que dio tiempo a que se digiriera, antes de provocar el vómito.

RELACIONES DE SUFICIENCIA

Son las conexiones indispensables que se producen entre los elementos necesarios para poder identificar un contenido particular de la información. En ocasiones es suficiente que aparezca un contenido de información para presuponer otro. Así, un vómito de sangre digerida presupone una hemorragia digestiva. La relación de suficiencia se da porque el efecto percibido implica una causa conocida. En otros casos la presencia de dos o más contenidos de información son suficientes para presuponer otro; así, el hecho de que una persona respire y presente latidos cardíacos es suficiente para presuponer que está viva. La relación suficiente consiste en que se trata de dos propiedades necesarias para tener vida.

En otro caso, el hecho de que dos o más contenidos de información se relacionen de determinada manera es suficiente para presuponer otro contenido de información. Así, la presencia de pulsaciones que se relacionan por medio de intervalos de tiempo que varían continuamente es suficiente para presuponer la presencia de una arritmia. La relación de suficiencia se produce porque la ritmicidad supone regularidad, y la irregularidad, arritmia.

En todos estos casos, la presencia de una relación, sea lógica o resultado del conocimiento previo, permite señalar tales relaciones de suficiencia.

De esa manera surgen las siguientes preguntas, ¿qué implica, lógicamente, cada uno de los contenidos de información tomado por separado?, ¿qué implica cada uno de los contenidos de información tomado por separado y con respecto a los conocimientos previos?, ¿qué implican las relaciones entre los contenidos cognitivos tomados por separado?, ¿qué implica la forma en que se relacionan los contenidos cognitivos, tomados de dos en dos?, ¿qué implica la forma en que se relacionan varios de los contenidos cognitivos?

> *Ejemplo:* Mujer de 25 años. Su padre falleció de cáncer broncopulmonar. Trabaja en una fábrica de jabones. Refiere que tiene dolor en el pecho al respirar y tos seca. Al salir de su jornada laboral llega a su casa cansada y se duerme. Ya por la noche come escasas cantidades de alimento. Esa es su rutina diaria. El médico nota que muestra dificultades para respirar.

¿Qué implica, lógicamente, cada uno de los contenidos de información, tomados por separado, que se me presentan?

> Mujer implica excluir padecimientos del hombre.
> 25 años implica excluir enfermedades propias de la infancia y la vejez.

Padre muerto por cáncer broncopulmonar implica que hay herencia biológica que puede predisponer a cáncer.

Trabajar en una fábrica de jabones implica, de acuerdo con lo que se sabe, que se usa hidróxido de sodio, el cual le puede generar alergias, enfermedades de la piel o lesiones por la ingesta accidental.

La tos seca implica una irritación de las vías respiratorias.

El dolor al respirar indica que durante el proceso de entrada y salida de aire algo daña.

La mala alimentación implica malnutrición.

La dificultad respiratoria implica alteración de los mecanismos que normalmente permiten respirar bien.

¿Qué implica la forma en que se relacionan los contenidos cognitivos, tomados de dos en dos?

La dificultad respiratoria con el dolor al respirar implica que hay algo que daña y que impide el proceso respiratorio.

La tos seca con el dolor al respirar implica que el proceso irrita y lastima los tejidos del aparato respiratorio.

¿Qué implica la forma en que se relacionan varios de los contenidos cognitivos?

De las relaciones de suficiencia se deduce que hay una irritación y daño en las vías respiratorias que se acompaña de dificultad para la ventilación en una persona malnutrida.

RELACIONES DE IDENTIDAD

Están constituidas por las relaciones que se producen entre cada componente de un sujeto con respecto a las otras partes del mismo, así como las relaciones presentes en el conjunto total que constituye un contenido de conocimiento. Forman parte de los elementos necesarios y suficientes para permitir la identificación inequívoca de un contenido de conocimiento.

¿Cuáles relaciones, entre los componentes de lo que se me presenta, son propias o circunscriben las posibilidades de su identidad?

Por ejemplo, en la serie 2, 4, 6, 8 podemos afirmar que entre las relaciones de identidad encontramos que el siguiente elemento se relaciona con el anterior al sumarle dos unidades. Eso me permite identificar que se trata de una serie de números que guardan la relación $n + 2$, pero además, en esta serie n nunca es non, por eso identifico que esta serie es de números pares. El resultado es la identificación de una serie de números pares que se suman de dos en dos, formada por cuatro elementos, a partir del 2. Todo eso hace posible identificar que estamos ante la primera fracción de cuatro elementos de la serie de los números pares.

¿Cuál es la relación de identidad que se manifiesta en la retención de líquidos (edema) en las dos piernas si, estando ambas afectadas, el perímetro a la mitad de la pierna en una es 3 cm mayor que en la otra? Tal relación de asimetría permite identificar la presencia de un factor local que genera tal diferencia, pues cuando la retención de líquidos es por causas ajenas a las piernas, la retención es simétrica.

Lo mismo puede ocurrir cuando la presión arterial se encuentra elevada en los miembros superiores y disminuida en los inferiores. Tal relación identifica un obstáculo para la circulación situado más allá de la salida de los vasos que irriguen los brazos, como sucede en la coartación aórtica. Los pulsos de menor intensidad y con retraso en el momento de su aparición en los miembros inferiores, con respecto a los superiores, contiene la misma relación de significación.

El clínico se hará la pregunta al evaluar comparativamente las informaciones disponibles: ¿qué me permite identificar la presencia de la relación entre ambos contenidos informativos?

RELACIONES DE SEMEJANZA

Están constituidas por las relaciones que se producen entre dos o más contenidos cognitivos, por presentar propiedades o característica comunes.

Dos triángulos pueden ser de diferente tamaño y forma, sin embargo, comparten el número de lados que se unen y generan tres ángulos.

Las informaciones que obtiene el clínico pueden presentar semejanzas de acuerdo con el tiempo de aparición, su incremento o decremento, la intensidad de su presentación. De todo eso es posible hacer deducciones y obtener conclusiones que serán valiosas para la interpretación.

Lo mismo puede suceder con la palidez de los diferentes dedos de una mano, la disminución de la temperatura de todos, el retraso en el llenado capilar de todos después de presionarlos, lo que indica que comparten algo en común: hay una disminución de la circulación.

El clínico también puede encontrar semejanza en los datos obtenidos en diferentes momentos de estudio del enfermo. Por ejemplo: puede darse cuenta de que la fiebre de hoy es semejante a la de ayer e inferir que el proceso continúa con la misma intensidad.

De otra manera, puede haber relaciones de semejanza entre los datos que se le presentan al médico y lo que ha aprendido o conocido antes. Así, puede suceder que al escuchar el foco aórtico el clínico escuche un soplo que aumenta progresivamente de intensidad, para luego disminuir de manera gradual, que modifica los ruidos cardíacos y que irradia hacia los vasos del cuello y que, además, no solo ha estudiado acerca del mismo, sino que lo ha conocido previamente en otros pacientes con estrechez de la válvula aórtica.

El clínico se pregunta: ¿en qué son semejantes los datos que se me presentan?, ¿qué semejanzas encuentro con lo que ya conozco?, ¿qué me indica tal semejanza?

RELACIONES DE DIFERENCIA

Están constituidas por las relaciones que se producen entre dos o más contenidos cognitivos por presentar propiedades o característica que los distinguen, dado que estas no son compartidas.

Dos canciones, a pesar de ser expresiones musicales del lenguaje, pueden distinguirse porque sus temas son distintos, porque las expresiones varían, porque el idioma no es el mismo, porque sus melodías difieren, por sus ritmos, pausas o velocidad.

Las informaciones que se presentan al clínico pueden mostrar diferencias de acuerdo con el tiempo de aparición, su incremento o decremento, la intensidad de su presentación. De todo esto se pueden hacer deducciones y obtener conclusiones que serán valiosas para la interpretación.

Llega a suceder que la presión arterial del paciente de un momento a otro disminuya severamente y eso me permite deducir que los mecanismos que la controlan están fallando. También puedo ver que mi paciente palidece cada vez más, es decir, presenta una diferencia progresiva, e infiero que hay un proceso dinámico que va hacia el empeoramiento. Puedo asimismo ver que ahora está mucho más sudoroso y frío, y eso me lleva a deducir que tal diferencia se relaciona con una reacción del sistema vegetativo por mayor deterioro.

Puedo ver la diferencia que existe entre la presencia de síntomas y que mientras unos disminuyen, otros empeoran, y tal diferencia me permite deducir que los mecanismos implicados en cada uno de ellos es distinto.

El clínico ha de preguntarse: ¿qué diferencias hallo en cada manifestación?, ¿qué diferencias presentan las diversas manifestaciones ante las cuales me encuentro?, ¿qué diferencias encuentro con manifestaciones que ya conozco o he estudiado?, ¿qué puedo deducir de cada relación de diferencia encontrada?

RELACIONES DE ORDENAMIENTO

Los contenidos conocidos pueden ser simultáneos, sucesivos, aparecer con ciertos intervalos de tiempo, constantes o variables, y sufrir aceleraciones o desaceleraciones en su presentación. También pueden tener relaciones espaciales de cercanía o separación, las cuales también están sujetas a cambios. De esa manera hay un orden de aparición de los síntomas y signos y una disposición espacial que también genera un orden, lo mismo que las variaciones encontradas.

Por ejemplo, en la serie 1, 5, 2, 10, 3, 15, 5, 20, 7, 20… podemos encontrar que junto a cada número de la serie de los números primos aparece un número de la serie de los múltiples de cinco. El múltiplo de 5 se encuentra a la derecha del número primo, en una relación sin variaciones.

Un paciente inicia con varios síntomas que aparecen simultáneamente, como fiebre irregular, malestar general, dolor de cabeza, náuseas y vómitos, pero después de tres días la enfermedad sufre un acceso que durará entre ocho y 12 horas. Este se inicia cuando el paciente siente frío intenso que no cede al abrigarlo, escalofríos y los dientes le comienzan a castañear. Horas después su pulso se hace más lento, la presión baja, aparece cefalea. Todo esto es seguido de fiebre de 40 °C, sed intensa y aumento de la frecuencia del pulso durante una hora. Después el paciente suda y se recupera para repetir 72 horas después.

Aquí pueden verse las relaciones en tiempo de aparición y duración de los síntomas. Se establece una secuencia repetida, con intervalos de tiempo definidos, lo mismo que las secuencias de variación de intensidad de los signos. Todo eso, que corresponde a lo que se encuentra en un acceso palúdico de tipo cuartano, está lleno de relaciones de ordenamiento que permiten deducir secuencias de alteraciones fisiopatológicas que, encadenadas, propician la interpretación.

Puede ser que el clínico tenga el conocimiento teórico o la experiencia que le permite reconocer esas secuencias sintomáticas e identificar el problema que le ocupa.

El clínico en su investigación diagnóstica deberá hacerse las siguientes preguntas: ¿qué ordenamientos encuentro?, ¿cuáles son las relaciones que se encuentran al interior de esos ordenamientos?, ¿cuáles son las relaciones que se encuentran al considerar distintos ordenamientos presentes?, ¿conozco algunos ordenamientos que correspondan a los que se me presentan?

RELACIONES DE INTERACCIÓN

A veces la presencia de ciertos datos o hechos permite identificar de inmediato la ocurrencia de algunos elementos que necesariamente preceden a lo que se nos presenta. Se trata de causas conocidas. En otras ocasiones, la presencia de algunos datos o hechos ayuda a identificar de inmediato que hay ciertos elementos que necesariamente suceden en lo que se nos presenta. Se trata de consecuencias conocidas. Identificar causas y consecuencias permite ampliar nuestro entendimiento sobre aquello que interpretamos.

Que sea de día implica la presencia del sol y la lluvia conlleva la formación de nubes; del mismo modo la alegría genera bienestar y el dolor moral tristeza. En el campo de la medicina un paciente con un cráneo aplanado por delante y por detrás, con un diámetro transverso superior al anteroposterior (braquicefalia), acompañado de hendiduras palpebrales oblicuas, una raíz nasal deprimida, pliegues en la piel en el canto interno de los ojos, cuello corto y ancho, dientes pequeños, paladar ojival, desviación del quinto dedo de la mano hacia el anular, pliegue palmar que atraviesa toda la mano desde su parte externa hasta la interna, orejas redondas de implantación baja, extremidades cortas, es conocido como *síndrome de Down* e implica una causa genética y como consecuencia un deterioro cognitivo.

Un paciente siente frío que se acompaña de contracciones y relajaciones que se alternan rápidamente (escalofrío). Si esta reacción es intensa, el trabajo muscular genera calor y la temperatura aumenta, por lo que se explica la fiebre que aparece después. Ahí, los temblores del escalofrío son causa de fiebre.

El enrojecimiento de la piel durante la fiebre intensa es consecuencia de la dilatación de los vasos sanguíneos que ocurre en la superficie del cuerpo, ante el aumento de temperatura. Ahí tenemos un efecto producido por la fiebre.

Otros ejemplos serían: la pérdida del apetito, que tiene una relación de interacción con los signos de deterioro nutricional, o el dolor que aumenta con ciertos movimientos o posiciones. En otro caso, las disminuciones severas de los latidos cardíacos (bradicardia) que generan alteraciones en el estado de alerta.

Si un enfermo tiene cefalea crónica y progresiva, y esta se intensifica con los esfuerzos y al pujar (maniobra de Valsalva, que consiste en tratar de expulsar el aire con la glotis cerrada o con la boca y la nariz cerradas) y también con permanecer acostado, que incluso lo despierta en la madrugada, señala que al disminuir el retorno de la sangre venosa que procede de la cabeza, se agudiza la irritación de estructuras sensibles al dolor, por lo que si el paciente siente deseo y evacúa el intestino haciendo esfuerzo después de haber estado acostado, el dolor será aún mayor. Todo esto puede presentarse cuando aumenta la presión dentro del cráneo. He ahí un ejemplo de la relación establecida en la interacción de signos. El clínico podrá reconocer un conjunto de datos que lo orientan a pensar en tal hipertensión intracraneal.

El clínico, en su investigación diagnóstica se podrá preguntar: ¿cuáles síntomas o signos expresan causas comunes?, ¿cuáles cooperan para generar las mismas consecuencias?, ¿cómo puede uno influir en el otro?

Relaciones de magnitud

Si a la salida del sol relacionamos la intensidad de la luz con la temperatura, podremos darnos cuenta de que generalmente hay un aumento de magnitudes que guarda una proporción directa. Si una persona dedica más tiempo a su trabajo fuera del hogar, tendrá menos tiempo para la convivencia en el mismo.

El análisis de este tipo de relaciones es importante, pues permite distinguir aquellas manifestaciones que están relacionadas, por obedecer a mecanismos comunes. Es decir, permite señalar las manifestaciones generadas por la misma causa, o por causas diferentes.

Por ejemplo: cuando aparece un dolor abdominal que se acompaña de un deterioro del estado general, pero además cuando aumenta el primero, se incrementa el segundo, y cuando disminuye el primero, también disminuye el segundo, en forma paralela, podemos considerar que hay un mecanismo causal común que ambos comparten.

En cambio, si el deterioro del estado general del paciente aumenta de manera continua y progresiva, mientras el dolor disminuye poco a poco e incluso desaparece, podemos considerar que hay mecanismos causales que no comparten ambas manifestaciones.

Una persona de 70 años que no tiene apetito y ha perdido más de 7 kg en los seis últimos meses; que además se siente sin fuerzas y cansada (adinamia y astenia), y que tiene picazón (prurito) en todo su cuerpo, y en las últimas semanas ha padecido fiebre que aparece y desaparece (intermitente), acompañada de sudores nocturnos abundantes; presenta, desde hace seis meses, crecimiento gradual de los ganglios del cuello, del lado izquierdo, que manifiestan dolor cuando toma alcohol (signo de Hoster), cuyo tamaño es de más de 2 cm de diámetro y que se sienten duros al palparlos.

En este caso hay una relación de magnitudes, con paralelismo en la pérdida del apetito, de peso y el crecimiento ganglionar, lo que señala que obedecen a causas comunes. La fiebre intermitente y los sudores nocturnos, que duran varias semanas, tienen entre sí un mecanismo común pero que difiere del que produce los primeros síntomas mencionados, por no guardar con ellos las mismas variaciones en sus magnitudes. Por último, la ingesta de alcohol y el dolor ganglionar guardan entre sí una tercera relación causal.

El prurito, en cambio, no guarda relación de magnitud con la ingesta de alcohol, ni con el dolor ganglionar que este produce con su ingesta. Los mecanismos causales del prurito son diferentes de los que generan los brotes febriles.

El conocimiento previo del clínico le permite, en este caso, considerar el diagnóstico de linfoma de Hodgkin. El médico que interpreta el diagnóstico se preguntará: ¿cuáles manifestaciones guardan relaciones directas en sus magnitudes?, ¿cuáles tienen relaciones inversas?, ¿cuáles no guardan relaciones?, ¿cuáles son las que tienen relaciones causales y con cuáles?

La quinta categoría: ubicación en el espacio

La ubicación se refiere al señalamiento del lugar en el espacio donde se encuentra aquello que hemos detectado. Se trata de la delimitación que le es propia, en un espacio conocido. De los síntomas y los signos se puede señalar su ubicación, lo mismo del entorno donde aparecen.

Un dolor aparece en una parte del cuerpo, lo que nos ayuda a delimitar los posibles sitios de daño. El vómito señala que existe una reacción del tubo digestivo, independientemente de que la enfermedad sea o no propiamente digestiva; asimismo la sed de aire o disnea expresa apunta a una manifestación de algo que interfiere de algún modo con la respiración.

Vemos que al estudiar la ubicación de los síntomas nos encontramos con algunos que señalan la localización del daño de manera más precisa y otros lo hacen de manera menos específica. Ejemplo del primero es el dolor en el sitio de una fractura, en la cual la mayor intensidad se localiza en el sitio fracturado. En cambio, ejemplo del segundo es el dolor producido en las vísceras abdominales que con frecuencia es difuso, es decir que tiene una capacidad menor de ubicación por sí mismo.

Los signos también permiten la localización del daño. Esta puede ser muy clara, como sucede con una herida, o tener menor precisión, como ocurre con la contractura severa de la pared abdominal que acompaña procesos agudos y graves del vientre.

La ubicación del sitio exterior del organismo donde se hizo presente el daño es importante, pues el entorno orienta a considerar influencias específicas de este.

¿Dónde se encuentra la molestia?, ¿dónde aparece el síntoma?, ¿dónde ha estado el enfermo o dónde se encontraba cuando produjo el daño? Son las preguntas que hace el clínico para obtener la ubicación.

La ubicación puede mostrar su significado de manera muy directa, como sucede con el crecimiento abdominal en el embarazo, pero en otras ocasiones se requiere la aplicación de conocimientos teóricos para reconocer el sitio dañado. Por ejemplo, la extensión dorsal del dedo grueso del pie, que se acompaña de apertura en abanico del resto de los dedos, después de estimular la planta del pie con un objeto romo de atrás hacia delante (signo de Babinski), en un adulto indica que hay una lesión ubicada en la vía motora llamada *piramidal*; sin embargo, habrá que conocer tal vía, y las manifestaciones que acompañan su lesión a diversos niveles, para lograr una ubicación más específica del lugar exacto donde se encuentra el daño.

> *Ejemplo:* Una mujer de 82 años de edad presenta, desde hace ocho meses, dolor cólico abdominal difuso, después de media hora de haber comido, el cual persiste durante varias horas y, al paso de las semanas, empeora, al grado de que le da miedo comer, por lo que disminuye la ingesta de alimentos y pierde peso; además, todo esto se acompaña de diarrea persistente.
>
> Al precisar la ubicación del padecimiento, podemos afirmar que se manifiesta en el abdomen, pero sin precisión. Sin embargo, su aparición media hora después de tomar el alimento nos señala su ubicación en el tubo digestivo, y como, además, sabemos por la teoría médica que el dolor cólico corresponde a una víscera hueca, podemos comprender que corresponde a un sufrimiento del tubo digestivo, que se desencadena cuando aumenta su actividad y persiste durante la misma. Se trata de un dolor de esfuerzo del intestino, y la causa que lo provoca progresa con el paso de las semanas.
>
> Considerando la teoría médica, esto nos orienta a suponer dificultades progresivas del riego intestinal, durante la digestión, con lo cual el padecimiento apunta a ubicarse en los vasos sanguíneos que irrigan el intestino.

La sexta categoría: ubicación en el tiempo

El tiempo se refiere a una apreciación de aquello que aconteció antes, con respecto a aquello que lo sucedió. Antes y después son dos vivencias indiscutibles y absolutas; sin embargo, al referirnos a los periodos o lapsos comprendidos entre dos sucesos, siempre lo hacemos con relación a cambios externos que observamos. El día y la noche, sumados, se suceden en un periodo que comparamos con la duración de otros fenómenos, como sucede con el registro de cambios que hace un reloj.

Sin embargo la sucesión de eventos resulta muy elocuente, pues relata un orden de aparición de estos y su duración, que al ser considerada permite inferir modos de comportamiento de aquello que estudiamos. Dado que las causas anteceden a los efectos, el estudio de la secuencia de tiempo de los fenómenos ayuda a hacer una distinción entre ellos, pues nunca un efecto puede ser anterior a su causa.

Es cierto que anteceder no implica causar lo subsecuente, pero si bien se ofrece como posible causa, también se ofrece como manifestación previa de una posible causa común. Las preguntas específicas: ¿cuándo?, ¿cuándo se inició?, ¿cuándo terminó?, ¿cuánto duró?, ¿cómo se sucedieron las manifestaciones en el tiempo?, ¿con qué intervalos fueron apareciendo?, ¿hubo tiempos sin manifestaciones?, ¿las manifestaciones seguían ritmos de tiempo en su aparición?, ¿cómo ejercía influencia el tiempo en la evolución?

> *Ejemplo*: Un paciente de 70 años con un padecimiento de ocho meses de evolución, que se inició con molestias que no eran fáciles de describir por el paciente, quien no les dio mucha importancia. Después apareció un dolor progresivo, cuya localización era imprecisa (sordo), predominante, después de las comidas, sobre todo en la tarde y en la noche. El dolor se parecía a algo que taladra (terebrante), profundo, por encima del ombligo, irradiado a la espalda, principalmente del lado derecho. Después aumentó la intensidad del dolor, más al estar acostado. Las molestias se acompañaban a veces de náuseas. Llegó a molestarle tanto la ingesta de alimentos que prefería no comer y por las noches permanecía en un sillón. Lo habían visto varios médicos que pensaban que se trataba de una hernia hiatal rebelde al tratamiento, por lo que decidieron internarlo, apareciendo nuevos datos que después describimos.

Veamos el análisis de la categoría tiempo en este caso. En primer lugar, se trata de una persona que ha vivido siete décadas. En segundo, se le ha manifestado un padecimiento en los últimos ocho meses; es decir que se trata de una persona mayor que desarrolla una enfermedad crónica (dado el tiempo de evolución). En tercer lugar, es un trastorno que aumenta con el paso del tiempo (padecimiento progresivo). En cuarto, el momento del día en que se hace más intenso es después de las comidas. En quinto, evita comer y genera deterioro del estado general del organismo. Siguiendo la línea del tiempo, al inicio eran molestias, luego aparece dolor, después progresa y más tarde aparece al estar acostado.

Dolor crónico que progresa en meses, en el adulto mayor, de caracteres imprecisos en las etapas iniciales, que en fase avanzada del proceso se despierta después de comer y al acostarse, lo que impide que el hombre se alimente.

Es cierto que la hernia hiatal se manifiesta más cuando el paciente se acuesta y el ácido del estómago refluye al esófago. También es cierto que al estar acostado tal reflujo es mayor y genera más molestias. Asimismo, puede presentarse dolor después de comer. Sin embargo, la rápida progresión contrasta con la lenta progresión de las hernias hiatales, que evolucionan durante años.

Se le practicó un estudio endoscópico del tubo digestivo alto que no mostro alteraciones importantes.

La teoría médica nos señala que el dolor por encima del ombligo, que irradia a la espalda y al lado derecho de esta, corresponde a una irritación de las metámeras: dorsal 6 a la dorsal 12. Eso significa que hay que buscar el origen del dolor en los órganos inervados desde esa metámeras (esófago, estómago, duodeno, páncreas, hígado, vía biliar y peritoneo parietal adyacente), pero el dolor del peritoneo es continuo, el de la vía biliar y el hígado no aumentan al estar acostado. La endoscopía descartó patologías de esófago y estómago. Había que buscar en el páncreas, donde se encontró un proceso canceroso.

La séptima categoría: la posición

La posición es la manera en que se encuentran colocadas las partes de una estructura con respecto a sí mismas y con respecto a las que las rodean. En sentido estricto es una combinación de las categorías de ubicación y relación, pues vincula la categoría de ubicación de las partes en relación con el todo que conforman. Asimismo, relaciona la categoría de ubicación del sujeto en relación con su entorno.

En cuanto a la influencia de la posición en los síntomas, resulta que a veces estos aparecen, desaparecen, aumentan o disminuyen, en determinadas posiciones. Lo mismo sucede con los signos, ya que estos pueden aparecer o sufrir cambios en relación con la posición. Son muy conocidas las posiciones que adoptan los enfermos ante diversas enfermedades. La posición señala un conjunto de circunstancias que propician la aparición de una manifestación de enfermedad.

Poner atención en este aspecto resulta en la adquisición de información que permite entender los mecanismos participantes en la generación de una manifestación. Las preguntas específicas son: ¿en qué posición se produce?, ¿cuál posición lo genera?, ¿qué cambios de posición determina?, ¿qué posiciones lo aumentan?, ¿cuáles lo disminuyen?, ¿en qué posición se encuentra?, ¿hay cambios en la posición?, ¿ha variado la posición?, ¿de qué manera varía la posición?, ¿qué sucede con la variación de la posición de lo que lo rodea?

En cuanto a síntomas, puede verse que hay mareos que se producen con el cambio de posición, como sucede con el vértigo postural benigno. Existe también la sed de aire (disnea) que se intensifica cuando el paciente cardíaco se acuesta, o el mareo que aparece al pasar a la posición de pie, cuando el enfermo tiene una caída de la presión arterial en esa posición (hipotensión ortostática).

Por otro lado, existen posturas del cuerpo del paciente que este toma ante ciertas alteraciones de la salud. Por ejemplo: el paciente que respira con dificultad y que se encuentra acostado sobre un solo lado, cuando hay una gran cantidad de líquido acumulado en una de las cavidades pleurales, que evita ventilar sobre ese lado, y el enfermo respira mejor dejando libre la mitad del tórax donde no hay derrame. Los enfermos cerebelosos suelen pararse con los pies más separados, ya que así pueden mantener mejor el equilibrio.

Ejemplo: Una mujer de 26 años de edad, quien cinco meses atrás inició con disminución de la sensibilidad de la piel (hipoestesia) en los antebrazos y manos, sobre todo en las caras mediales, así como alteraciones de la sensaciones táctiles, hormigueos y adormecimientos (disestesias), los cuales se modifican al cambiar la posición de los brazos y se incrementan al elevarlos. El clínico se colocó detrás de la paciente y con su mano izquierda percibió la intensidad del pulso radial izquierdo de la enferma, y con su mano derecha abatió el hombro izquierdo de ella, lo que hizo disminuir la intensidad del pulso (maniobra de Eden). Luego con la mano izquierda elevó el brazo de la paciente, mientras percibía la intensidad del pulso radial con los dedos de la mano derecha y notó que el pulso disminuía en la posición de elevación del brazo (maniobra de Wright).

Veamos el análisis de la categoría de posición en este caso. Se trata de una alteración que se hace aparente al cambiar la posición de los brazos, específicamente al elevarlos. La elevación afecta la circulación, que se manifiesta por la disminución de la intensidad de las pulsaciones de la arteria radial, pero también por alteraciones sensitivas. Es decir que hay un deterioro de la función neurovascular de las extremidades que no es constante, sino que depende de la posición de los brazos y, por lo tanto, no se trata de una alteración permanente de la estructura, sino de una alteración funcional que depende de la posición: una alteración mecánica. Puesto que el pulso disminuye, el mecanismo involucrado debe ser una compresión vascular relacionada con aquellas estructuras que modifican su posición al elevar el brazo.

El conocimiento de la teoría médica nos permite saber que tal fenómeno se produce cuando hay una costilla cervical extra, o cuando los músculos escalenos o el músculo pectoral menor comprimen el paquete neurovascular.

La radiografía de tórax descartó la costilla cervical y una angiografía dinámica (con brazos en posición neutra y a la máxima separación del brazo cuando este se eleva (hiperabducción) demostró compresión de ambas arterias subclavias cuando los brazos se encontraban en la última posición. El diagnóstico fue de compresión neurovascular a la salida del tórax (síndrome de la salida torácica).

La octava categoría: la posesión

La posesión se refiere a algo que es abarcado o contenido por el poseedor, sin ser él mismo. Una persona puede poseer inteligencia, conocimientos, experiencia. Pero también puede poseer fuerza o saciedad. Todo eso podría no poseerlo y sin embargo ser básicamente la misma persona.

De la misma manera, las manifestaciones de enfermedad tienen propiedades necesarias y suficientes para poder referirse a ellas y también pueden poseer ciertas características o propiedades que no son estrictamente necesarias para satisfacer el concepto que alude a su existencia.

Por ejemplo, la palidez se encuentra cuando disminuye el componente rojizo del color de la piel o de las mucosas y conjuntivas. Sin embargo puede poseer un tinte amarillo limón que se observa en la anemia perniciosa, o puede poseer la presencia de un oscurecimiento de la piel como sucede en la enfermedad de Addison (insuficiencia suprarrenal), o un tinte pajizo como sucede en los enfermos con cáncer.

La fiebre se refiere a un aumento considerable de la temperatura corporal. Sin embargo esta puede poseer la propiedad de ser continua o intermitente, de aparecer brusca o gradualmente, de ser episódica o periódica.

El vómito es la expulsión violenta, por la boca, del contenido gástrico. Sin embargo el vómito puede poseer sangre, como sucede en las hemorragias del tubo digestivo alto, pero también puede poseer un contenido acuoso cuando se trata de líquidos gástricos; puede incluso poseer un color verde pasto (porráceo) cuando el contenido es intestinal alto. Puede también poseer alimentos ingeridos varias horas antes (vómitos de retención).

El clínico se pregunta: ¿qué particularidades posee cada síntoma o signo encontrado? A esto se le denomina el *estudio semiológico de los datos clínicos.*

Ejemplo: Se trata de un varón de 75 años de edad, fumador, hipertenso arterial desde hace 15 años, con control regular, con medicamentos. Acude a consulta debido a que presenta "saltos o vuelcos" en el pecho del lado izquierdo. Estos aparecen de manera súbita y duran algunos segundos. Comenzaron a presentarse desde hace cuatro meses. Al inicio esporádicamente, pero actualmente aparecen tres o cuatro veces por semana. Tales vuelcos son irregulares, pues cada vez que aparecen lo hacen en conjuntos de cinco a ocho, con irregularidad entre ellos, pues se siente que aparecen y paran sin seguir un patrón definido. En la exploración se auscultan algunos ruidos cardíacos que, en general, se adelantan en cantidad de tres veces por minuto en promedio. Sin embargo, a veces aparecen varios seguidos, separados por distintos espacios de tiempo y con intensidad también variable.

Veamos el análisis de la categoría de posesión en este caso. Aquí el síntoma es una arritmia cardíaca, es decir, una alteración en la regularidad de los latidos del corazón; posee la propiedad de ser progresiva desde hace cuatro meses y la de aparecer en conjuntos que presentan variaciones en tiempo e intensidad, y en otras ocasiones de manera aislada. De ahí se infiere que hay alteración progresiva de las funciones que controlan la regularidad de los latidos cardíacos, pero que se trata de una anomalía que no es única, pues se manifiesta con diferentes patrones de irregularidad.

El estudio electrocardiográfico demostró la presencia de extrasístoles ventriculares de focos múltiples.

La novena categoría: la acción

Acción es el cambio que es capaz de producir un sujeto generador de dicho cambio. Se refiere a los cambios provocados por aquel contenido de información que consideramos en nuestro análisis del problema, es decir, los síntomas o los signos. Los síntomas pueden ser capaces de generar acciones. Una cefalea intensa es capaz de producir vómito. El dolor de las piernas puede ser capaz de interrumpir la marcha de un paciente. El vómito o la diarrea son capaces de producir deshidratación. La fiebre es capaz de producir sudoración.

Los signos pueden ser capaces de producir acciones. El sangrado es capaz de generar palidez. La caída de la presión arterial severa y sostenida puede provocar una piel fría y sudorosa. Una visión borrosa puede causar una caída y una caída puede generar una fractura. Una alteración de la deglución puede generar el paso de alimentos a la vía respiratoria (broncoaspiración). Un dolor pericárdico puede generar que el enfermo se coloque en posición mahometana.

El clínico se pregunta: ¿qué ocasiona la manifestación que analizo?, ¿qué es lo generado por este síntoma, o signo?

> *Ejemplo:* Un hombre de 50 años que inicia su padecimiento 15 días antes de la consulta. Este consiste en la aparición súbita de un dolor que aumenta en intensidad en segundos y luego disminuye hasta ceder (cólico), en forma de oleadas de media hora de duración que se repiten. Cuando aparece, el enfermo trata de buscar una posición en la que le duela menos, pero no la encuentra. Es muy intenso, localizado en el ángulo que hace la columna con las costillas inferiores (costo-vertebral) izquierdo, por lo que el paciente se lleva la mano a la región lumbar del mismo lado. Irradia por el flanco (lado) izquierdo del abdomen y continúa hacia la parte baja central de este (hipogastrio), y al testículo del mismo lado. Tal dolor provoca náusea y vómito.

Veamos el análisis de la categoría de acción en este caso. Tomando el síntoma dolor vemos que este le hizo acudir al médico y obliga al paciente a llevar la mano izquierda a la región lumbar del mismo lado. Este dolor provoca náusea y vómito. El dolor expresa un daño que estimula las vías del dolor de manera variable, es decir, que se despierta con los cambios dinámicos de una estructura interna, que sigue un ritmo y que genera su expresión en las zonas que corresponden al riñón y a la vía urinaria de un solo lado. La teoría médica nos dice que el dolor cólico corresponde a una víscera hueca y por lo tanto puede corresponder al uréter o a la pelvis renal. Sin embargo la acción de provocar náusea y vómito indica que el cambio dinámico al que se hace referencia es capaz de irritar a su vez una estructura que activa el vómito, y sabemos por la teoría médica que tal estructura corresponde a los nervios esplácnicos, del plexo celiaco, es decir que hay una irritación intermitente del plexo solar, a veces muy intensa. Este cuadro corresponde a una litiasis renouretral izquierda, que se ratificó con una tomografía simple.

La décima categoría: la pasión

Pasión se refiere al cambio que se produce en un sujeto. Alude a los cambios sufridos en nuestro objeto de análisis por factores externos a él. Para el tema que nos ocupa, son los cambios que se producen en los síntomas y signos por efecto de factores ajenos a estos.

Los síntomas pueden modificarse por factores ajenos, como sucede con el dolor que aumenta al apoyarse en una región inflamada. Los síntomas que se encuentran en las alteraciones del sistema nervioso vegetativo, conocidas como *disautonomías* (alteraciones de la frecuencia cardíaca, de la presión arterial, mareos, desmayos, diarreas, fatiga, alteraciones de la regulación de la temperatura, sudores, etc.) pueden aumentar con diversas condiciones, como permanecer mucho tiempo parado, al ver sangre o al subir una montaña (Bravo, 2012: 152-158). Un mareo puede aumentar cuando la persona se voltea, como sucede con el vértigo postural benigno. La cefalea que se presenta cuando está aumentada la presión dentro del cráneo puede intensificarse al hacer esfuerzos o pujar.

Los signos también llegan a modificarse por factores ajenos. Por ejemplo, un paciente con problemas en su capacidad cognitiva debido a un deterioro de la corteza cerebral, que afecta la región frontal, pero que aún puede responder la fecha del día; cuando se le pone a caminar y se le hace esa pregunta se detiene para responderla, pues no es capaz de hacer ambas cosas a la vez. La incapacidad de mover una extremidad fracturada resulta más aparente cuando se pide al sujeto que la mueva. Las pupilas un poco dilatadas en un paciente con dolor se dilatan más cuando se comprime el sitio del daño, debido a la estimulación del sistema simpático (Azzato y Waisman, 2008: 11). Otro ejemplo se encuentra cuando hay retención de líquido en los miembros inferiores (edema) que al ser comprimido, por encima del hueso subyacente, deja un hundimiento (signo de Godet o fóvea).

El clínico se pregunta: ¿qué sucede al síntoma o al signo cuando se ejercen diversas acciones?

> *Ejemplo:* un joven de 27 años, hijo de una madre hipertiroidea, que ha perdido peso en los últimos meses, a pesar de comer bien, comenzó a sufrir calambres por las noches que aumentaron en intensidad. Eran de corta duración, sin embargo esa noche cenó varios panes y atole. Se presenta ahora a un servicio de urgencia debido a la pérdida de la fuerza, primero de los miembros inferiores y que luego abarcó, también, los superiores, hasta inmovilizarlo en el curso de cinco horas, sin afectar los músculos respiratorios, ni la deglución. En la exploración se encuentra aumentado el tamaño de la glándula tiroides, sudoroso con frecuencia cardíaca de 100 por minuto, elevación de la presión arterial sistólica, imposibilidad para mover las extremidades, que se encuentran flácidas y con disminución de los reflejos. No tenía alteraciones sensitivas y conservaba los movimientos faciales.
>
> El potasio sérico se encontró bajo, la actividad tiroidea aumentada y el centellograma tiroideo con bocio difuso hipercaptante, compatible con hipertiroidismo. La debilidad muscular aguda generalizada en este caso corresponde a una parálisis periódica con disminución de potasio en pacientes con tirotoxicosis, que mejoró con la reposición del potasio y propanolol (Frantchez *et al.*, 2010). Aquí fue la ingesta de carbohidratos lo que hizo que los síntomas se expresaran.

En este punto hemos de señalar que, cuando el clínico explora, puede simplemente recibir la información que percibe por medio de sus sentidos o ejercitar alguna maniobra que dé lugar a una respuesta del sujeto (síntoma o signo), la cual puede ser estructural o funcional, activa o pasiva, local o general; tales maniobras responden a la indagación de las categorías generales de acción y pasión.

PASO 30. Síntesis de las preguntas que hace el clínico en su proceso de interpretación diagnóstica

Se ha descrito el proceso que nos lleva a poner de manifiesto la información no evidente obtenida a partir de la información inicial disponible, cuando tal búsqueda se realiza de manera sistemática. Eso se logra por medio de la revisión de las propiedades generales de todo aquello que nos puede brindar nuestra percepción.

Veamos ahora, de manera resumida, el proceso de indagación en función de las preguntas que el clínico se hace acerca no solo del conjunto de contenidos de información que se le presentan, sino también de todos aquellos subconjuntos que pueden formarse a partir del conjunto general. Cada uno de esos conjuntos y subconjuntos se analiza desde las diferentes perspectivas que las preguntas de investigación proporcionan.

En la pregunta inicial el clínico trata de circunscribir los contenidos de información que se pueden relacionar con la alteración de la salud que se le aparece como motivo de consulta. A eso apuntan las preguntas: ¿qué le sucede?, ¿de qué se trata? o ¿de qué hablamos?, ¿en qué puedo servirle?

Por otra parte, cuando se le presentan directamente los signos o hechos que suceden, se preguntará a sí mismo: ¿qué sucede?, ¿de qué me doy cuenta directamente?, ¿de qué se trata? Después tratará de señalar las cualidades.

Se trata de definir las peculiaridades que presenta cada conjunto y subconjunto formado a partir de la información y para cuya obtención se hacen las preguntas: ¿cómo es?, ¿cuándo apareció?, ¿se inició bruscamente o poco a poco?, ¿dónde se inició?, ¿es continuo o aumenta y disminuye?, ¿dónde se encuentra ahora?, ¿cómo es ese dolor?, ¿ya lo había presentado?, ¿cómo ha evolucionado?

Después se trata de definir características exclusivas de la manifestación preguntando: qué particularidades específicas posee cada síntoma o signo encontrado.

Enseguida se trata de ubicar la manifestación de la alteración de la salud, que puede realizarse en dos sentidos: en lugar y en tiempo. Para ubicar el o los espacios donde la molestia tiene presencia se puede preguntar: ¿dónde se encuentra la molestia?, ¿dónde apareció el síntoma?, ¿dónde ha estado el enfermo o dónde se encontraba cuando se produjo el daño?

Para ubicar el tiempo en el que se presentan las molestias y los tiempos de manifestación de las mismas, se puede preguntar: ¿cuándo?, ¿cuándo se inició?, ¿cuándo terminó?, ¿cuánto duró?, ¿cómo se sucedieron las manifestaciones en el tiempo?, ¿con qué intervalos fueron apareciendo?, ¿hubo tiempos sin manifestaciones?, ¿las manifestaciones seguían ritmos de tiempo en su aparición?, ¿cómo ejercía influencia el tiempo en la evolución?

Luego se tratan de medir las magnitudes de las manifestaciones y sus variaciones, para lo cual se pregunta: ¿cuál es la intensidad del síntoma o signo?,

¿cuál fue la magnitud al inicio?, ¿cómo se ha modificado la intensidad en el transcurso del tiempo?, ¿cuáles son las variaciones que presenta en su magnitud?

A continuación se observan los efectos que produce tal manifestación, preguntando: ¿qué consecuencias genera la manifestación que analizo?, ¿qué es lo generado por este síntoma o signo? Y enseguida me pregunto por las modificaciones que sufre tal manifestación por efecto de factores ajenos a sí misma, los cuales pueden estar provocados por el mismo organismo o por maniobras del médico durante su exploración. El clínico se pregunta: ¿qué sucede con el síntoma o con el signo cuando el organismo mismo ejerce diversas acciones?, ¿qué sucede con el síntoma o con el signo cuando el medio ambiente se modifica?, ¿qué sucede con el síntoma o con el signo cuando el médico ejerce diversas acciones?

Después el clínico analiza si los cambios de posición ejercen algún efecto en la presencia, ausencia o modificación de las manifestaciones consideradas y pregunta: ¿en qué posición se produce?, ¿cuál posición lo genera?, ¿qué cambios de posición determina?, ¿qué posiciones lo aumentan?, ¿cuáles lo disminuyen?, ¿en qué posición se encuentra?, ¿hay cambios en la posición?, ¿ha variado la posición?, ¿de qué manera varía la posición?, ¿qué sucede con la variación de la posición de lo que lo rodea?

Luego el clínico se pregunta por las relaciones, cuyo cuestionamiento general es: ¿cuáles son las conexiones o enlaces internos o externos que presenta nuestro objeto de estudio? Enseguida se ha de fijar en las relaciones de magnitud y considerar en particular aquellas manifestaciones que presentan magnitudes directamente proporcionales, que posiblemente están relacionadas de manera causal; más tarde, aquellas que se encuentren relacionadas en proporción inversa, que expresarán procesos antagónicos y por último aquellas que no guardan relaciones y que quizá se deban a factores independientes. Hay que preguntarse: ¿cuáles manifestaciones guardan relaciones directas?, ¿cuáles manifestaciones guardan relaciones inversas? y ¿cuáles manifestaciones no guardan relaciones?

Posteriormente se procede a analizar las relaciones de interacción y el clínico se pregunta: ¿cómo puede influir un contenido de información detectado, en otro?, ¿de lo manifestado, puedo percatarme de algunos contenidos detectados que cooperan para ocasionar lo mismo?, ¿de lo detectado, puedo percatarme de algunos contenidos que impiden la expresión de otros?

Más tarde el clínico buscará ordenamientos, secuencias, regularidades o irregularidades, y se ha de preguntar: ¿qué ordenamientos encuentro?, ¿cuáles son las relaciones que se encuentran al interior de esos ordenamientos?, ¿cuáles son las relaciones que se encuentran al considerar distintos ordenamientos presentes?, ¿conozco algunos ordenamientos que correspondan a lo que se me presenta?

Luego, y a fin de tratar de identificar los contenidos presentes en la información, buscará semejanzas y diferencias entre los contenidos de la información y también con respecto a otros datos conocidos, que no se presentan en la información actual. Para eso se preguntará: ¿en que son semejantes los datos que se me presentan?, ¿qué semejanzas encuentro con lo que ya conozco?, ¿qué me indica tal semejanza? Y también preguntará: ¿qué diferencias encuentro en cada manifestación?, ¿qué diferencias presentan las distintas manifestaciones ante las cuales me encuentro?, ¿qué diferencias encuentro con manifestaciones que previamente conozco o he estudiado?, ¿qué puedo deducir de cada relación de diferencia hallada?

El paso siguiente para la identificación de síntomas y signos será encontrar elementos y relaciones necesarias y suficientes que le permiten identificar, sin duda, la alteración específica definida por tal síntoma o signo. Se preguntará entonces: ¿cuáles son los elementos necesarios para llegar a asegurar, como algo presente, aquello que he identificado de acuerdo con los conocimientos que tengo de su concepto?, ¿cuáles son los elementos suficientes para que se pueda asegurar que está presente aquello que he identificado, de acuerdo con los conocimientos que tengo de su concepto?, ¿qué me dicen mis conocimientos acerca de aquellas cosas que son necesarias para que se presente tal manifestación?, ¿qué me dicen mis conocimientos acerca de aquellas cosas que necesariamente están conectadas a la presencia de lo que he identificado?, ¿qué me dicen mis conocimientos acerca de aquellas cosas que son suficientes y necesarias para que se pueda asegurar la presencia de tal manifestación?

Existen, además, relaciones que pueden ser necesarias entre los elementos para poder afirmar la identidad de un contenido, es decir, un síntoma o un signo. Para eso me pregunto: ¿cuáles relaciones, entre los componentes de lo que se me presenta, son propias o circunscriben las posibilidades de su identidad?, ¿qué me permite identificar la relación entre ambos contenidos informativos?

PASO 31. Advertir la importancia de la información obtenida por medio de las preguntas de indagación a partir de los contenidos de información

De nada nos serviría hacer toda la indagación a la que me he referido, si no nos permitiera avanzar en la interpretación de la información contenida en el problema que se estudia. Sin embargo, la respuesta a tales preguntas no es suficiente para avanzar en la investigación diagnóstica, es necesario tomar cada una de las respuestas obtenidas y tratar de deducir, lógicamente, aquello que se encuentra contenido en la respuesta.

Después, se puede continuar con la obtención de deducciones, al tener en cuenta lo deducible de parejas de dos respuestas y progresivamente hacer las deducciones correspondientes al considerar lo obtenido en tres respuestas o más. Para lograrlo, el clínico deberá preguntarse: ¿qué implica, lógicamente, cada uno de los contenidos de información, tomado por separado, que se me presentan?, ¿qué implica cada uno de los contenidos de información, tomado por separado, que se me presentan, de acuerdo con los conocimientos previos?, ¿qué implican las relaciones entre los contenidos cognitivos considerados por separado?, ¿qué implica la forma en que se relacionan los contenidos cognitivos, tomados de dos en dos?, ¿qué implica la forma en que se relacionan varios de los contenidos cognitivos?

PASO 32. Búsqueda de significados

El arte de interpretar, llamado *hermenéutica* (del griego ερμηνευτική), es el arte de encontrar el significado. Encontrar el significado de lo que se percibe es una condición necesaria para entender lo que conocemos. Lo mismo se aplica a los síntomas y signos que a las demás cosas, es decir que, en nuestro caso, de lo que se trata es de buscar el significado de las manifestaciones clínicas para entender lo que le sucede al paciente.

En el conjunto de manifestaciones de un padecimiento (cuadro clínico) se encuentran, por un lado, los signos. Estos constituyen un texto que ha escrito la naturaleza, el cual se presenta en forma de manifestaciones sensorialmente perceptibles y que, por el hecho de poder ser comprendidas, corresponden al lenguaje de la naturaleza, pues como señala Gadamer:

> El ser que puede ser comprendido es lenguaje. El fenómeno hermenéutico devuelve aquí su propia universalidad a la constitución óntica de lo comprendido

cuando determina esta en un sentido universal como lenguaje, y cuando entiende su propia referencia a lo que es como interpretación. Por eso no hablamos solo de un lenguaje del arte, sino también de un lenguaje de la naturaleza, e incluso del lenguaje de la cosas (Gadamer, 2005: 567).

Por otro lado tenemos los síntomas, constituidos por un conjunto de expresiones lingüísticas del enfermo, pronunciadas por medio del habla, por gesticulaciones y, en general, por las diferentes maneras de locución de las cuales el enfermo se vale para comunicar lo que le acontece. Así, el médico se pregunta: ¿cuál es el significado de cada síntoma y de cada signo que se me presentan?, ¿cuál es el significado del conjunto que contiene todos estos datos, tomado como unidad?

Si siguiéramos los conceptos de Gottlob Frege, diríamos que el significado de los síntomas y signos sería lo connotado, es decir, aquello que siendo conocido se relaciona con el contenido. En cambio, Edmund Husserl diría que es lo que nombra una expresión (Ferrater-Mora, 1994: 3262-3265).

Nosotros propondremos que, para el caso de los signos propios de la naturaleza, el significado es el contenido inteligible de "realidad", con sus propiedades, presentes en una manifestación considerada, y que el significado de los datos, que constituyen el cuadro clínico que ha de interpretar el médico, es el contenido inteligible de las manifestaciones o expresiones, ya sea naturales o producto del lenguaje, considerando además que lo inteligible incluye el entendimiento de las relaciones de tal contenido (De la Fuente, 2015: 49).

A fin de alcanzar el entendimiento de las manifestaciones buscamos su significado por medio de la lógica, el conocimiento previo y la intuición.

PASO 33. Revisión de las implicaciones lógicas consecuentes a la formulación de preguntas de indagación de los contenidos de información

Hasta este punto de la investigación diagnóstica, lo que se ha logrado es ampliar los contenidos de conocimiento de todo aquello que se nos presenta. Esto se ha realizado por medio de preguntas que permiten analizar la información.

Ahora trataremos de entender qué podemos obtener con lo alcanzado. Para eso haremos primero una revisión de lo que cada pregunta puede aportar cuando se aplica a los conjuntos y subconjuntos de información presentes.

Veamos primero la aplicación al conjunto general de manifestaciones clínicas, tomadas como un todo. La pregunta inicial, que indaga el problema por el cual se consulta al médico, permite entender el ámbito específico de la salud donde se ha detectado el problema, así como las características generales de sus componentes. Lo mismo sucede cuando el médico se encuentra directamente ante manifestaciones que expresan alteraciones de la salud.

Ubicarse en el ámbito concreto de la alteración que requiere su estudio le permite tener una visión general del problema y, al mismo tiempo, contemplar las diversas manifestaciones que lo integran. Puede ser que se trate de un solo problema o que sean varios los que se presentan de manera simultánea y que requieren ser estudiados por separado, antes de decidir las relaciones que pudieran existir entre estos.

La manera de expresarse del paciente o de quienes lo acompañan forma parte de la información, pues deja ver si hay dificultades al describir la situación, así como una parte del contexto en el cual se presenta el problema. La presencia de ese panorama general proporciona una imagen que permite al clínico entender la esfera general de la patología a la que se refiere el enfermo.

Una vez señalado el conjunto general de información que ha de estudiarse, el clínico continúa con el estudio de las características generales del mismo.

La pregunta *¿cuándo apareció?* le auxilia para saber la duración del padecimiento y entender si se trata de lo que se llama un problema *agudo*, *subagudo* o *crónico*. Permite, sobre todo, entender la velocidad de instalación y desarrollo del proceso, así como la capacidad de ser tolerado por el enfermo durante el tiempo en que no buscó atención.

¿Ya lo había padecido previamente? Señala si se trata de un evento nuevo o si hay una disposición previa del organismo o del sujeto que lo lleva a la reaparición del evento ya sufrido. La pregunta: ¿cómo se inició? permite conocer cómo, al principio, se alteraron las estructuras o las funciones que se expresaron, así como la intensidad inicial del daño y la extensión del mismo.

¿Dónde apareció? La respuesta indica la estructura o función que tiene capacidad de expresarse clínicamente. Tal vez no es la más dañada, pero sí la que, por alguna razón, se manifiesta primero.

¿Cuál ha sido la secuencia de aparición de las manifestaciones? La respuesta a esta pregunta indica el orden en que sufrieron afección los distintos órganos, tejidos y funciones capaces de manifestarse.

¿Cómo ha evolucionado? Permite conocer la historia natural del proceso.

Así, llevará a saber si es un trastorno que progresa y si la progresión es continua o en forma de brotes, si remite o no después de cada brote, si es intermitente, si se ha ido limitando. La progresión puede ser rápida o lenta y también puede tener variaciones. La manera de progresar expresa cómo actúa aquello que provoca el daño y cómo responde el organismo ante tal injuria.

¿Cuál es el estado actual? Nos lleva a conocer la magnitud del daño alcanzado y la actividad del proceso.

¿En qué circunstancias apareció? y ¿en qué circunstancias reaparece o aumenta? Nos da la oportunidad de detectar la influencia de factores externos que lo propician o lo modifican.

A continuación hay que establecer los límites en los que se encuadra el problema clínico y tales límites son los del tiempo y el espacio. ¿En dónde se encuentra la molestia?, esta puede localizarse en el mundo físico o en el psíquico; en el primer caso nos permite conocer las ubicaciones en el organismo, cuando se trata de una alteración corporal. En el segundo, lo señala dentro de un área funcional del mundo anímico.

¿Está circunscrita la molestia o no se puede precisar su ubicación? Nos habla en el primer caso de una alteración que afecta un área específica y, en el segundo, de una alteración que se caracteriza por hacer participar mecanismos que tienen capacidad de expresión general en el individuo.

¿Dónde apareció la molestia? Indica, entre los sitios afectados, aquel que tiene la propiedad de expresar su alteración de una manera fácilmente reconocible, el sitio más vulnerable ante los cambios que genera el proceso morboso.

¿Cuáles fueron las siguientes áreas afectadas? Los siguientes puntos donde aparecen las molestias indican, por un lado, un orden de vulnerabilidad, estructural o funcional, ante el daño y, por otro, la ruta seguida por el mismo. El orden de aparición nos señala un conjunto de áreas afectadas y también la ubicación espacial del daño.

¿Las áreas afectadas permanecen afectadas o no? Permite saber si la ubicación es permanente y en tal caso se trata de una modificación establecida. Si no, nos habla de un proceso dinámico reversible.

¿Dónde se encuentra la molestia actualmente? Nos hace saber los sitios donde se manifiesta el daño en el momento actual.

¿Dónde ha estado el sujeto? Señala la ubicación del individuo con respecto a su entorno. Tiene importancia, en particular, cuando ha estado en sitios que por sus condiciones propician daños a la salud.

¿Cuánto ha durado el daño, desde su inicio, hasta el momento actual? Nos indica no solo la magnitud de la capacidad de permanencia del trastorno. La respuesta a esta pregunta también es una medida indirecta de la velocidad en que se alcanza una intensidad considerable del trastorno, para incitar al paciente a acudir a consulta.

¿Cuándo se inició? Si es muy reciente, nos indica que es la manifestación de un nuevo daño, y cuando tal expresión es intensa señala un ataque severo a la salud. Si es muy antigua, nos habla de una enfermedad que evoluciona lentamente.

¿Cómo se sucedieron las manifestaciones en el tiempo? Nos señala la secuencia de manifestaciones que expresa cómo un agente patógeno y la respuesta correspondiente del paciente hablan de un cambio destructivo, ya sea al adjuntar nuevas maneras de mostrarse o al afectar otras áreas.

¿Cuándo apareció cada una?, ¿con qué intervalos aparecieron? Señalan la cantidad de tiempo necesaria para generar las manifestaciones correspondientes a los cambios patológicos subyacentes.

¿Cuándo duró cada una? La respuesta indica si la alteración fue transitoria y presentó un daño que se revirtió, después de un periodo que señala la duración requerida para que se hiciese reversible. La permanencia sugiere un cambio, hasta el momento, establecido.

¿Hubo tiempos sin manifestaciones? La ausencia de manifestaciones durante algún periodo indica que se trata de un proceso que se detiene y regresa, es decir, es inconstante.

¿Son iguales o diferentes los tiempos sin manifestación? Si son iguales indica que se trata de un proceso cíclico de tiempos definidos. Si son diferentes, pero con acortamiento en las remisiones, indicará que el mecanismo de producción del daño se acelera, y lo contrario se entenderá si se alargan los periodos de remisión.

¿Las manifestaciones seguían ritmos temporales en su aparición? La respuesta indica procesos cíclicos que se expresan bajo circunstancias que se repiten.

¿Qué influencia ha ejercido el tiempo en la manifestación de la enfermedad? Alude por un lado a la calidad de la defensa del individuo ante el daño y, por otro, a la tendencia a la progresión o a la remisión del proceso.

¿Qué influencia ha ejercido el tiempo en cada manifestación? Se refiere a si existen, para las distintas manifestaciones, mecanismos de producción que tienen un comportamiento diferente en el tiempo.

¿Qué magnitud tiene la enfermedad?, ¿qué tan potente es el trastorno?, ¿es muy agresiva? Indica la intensidad con la que actúa el mecanismo agresor.

¿Cómo fue la intensidad inicial? Indica la capacidad del trastorno para generar la expresión de repercusiones en el individuo. ¿Qué cambios de intensidad se han presentado? Estos indican la constancia o variabilidad del proceso. ¿Hubo cambios rápidos de intensidad? Indica la velocidad del proceso y las modificaciones del mismo. ¿Los aumentos de intensidad han sido graduales o bruscos? Indica la constancia o la intermitencia del ataque. ¿Las disminuciones de intensidad han sido graduales o repentinas? Indica la facilidad con la que cede el proceso, ante la defensa del organismo o la terapéutica. ¿La intensidad de las diferentes manifestaciones ha sido proporcional? Indica relaciones causales.

¿Entre qué síntomas o signos se presentan variaciones paralelas de intensidad?, ¿guardan relación directa en su intensidad algunos síntomas o signos? Permite buscar causas comunes. ¿Guardan relación inversa en su intensidad algunos síntomas o signos? Señala que lo que genera uno activa un proceso que limita al otro.

¿Hay algún tipo de proporción particular entre algunas manifestaciones de la enfermedad? Indica la presencia de relaciones entre los síntomas o signos o mecanismos comunes entre ellos.

¿Qué ocasiona la presencia de la enfermedad en general? Indica la repercusión familiar, social, psicológica y orgánica de la misma.

¿Qué efectos produce cada síntoma o signo? Alude a las consecuencias directas e indirectas de su presencia. Permite ver cómo se eslabonan los síntomas y signos entre sí. Señala incapacidades, limitaciones, vivencias, estados psíquicos, repercusiones familiares y sociales.

¿Qué sucede con el síntoma o el signo cuando el organismo mismo ejerce diversas acciones? Pone de manifiesto mecanismos que participan en la generación de la manifestación. Aumenta cuando se incrementa un proceso involucrado. Disminuye cuando baja la acción de un proceso implicado en tal génesis.

¿Qué ocurre con el síntoma o el signo cuando el medio ambiente se modifica? Se refiere a la participación de condiciones del entorno e invita a identificarlas.

¿Qué sucede con el síntoma o el signo cuando el médico ejerce diversas acciones? En caso de exacerbarse apunta, de acuerdo con la acción ejercida, en dirección a un mecanismo de producción del síntoma; en caso de disminuir, señala un mecanismo que interfiere con su producción o manifestación.

¿En qué posición se produce?, ¿cuál posición genera? Indica acciones mecánicas que lo modifican, lo cual permite entender cómo se genera la manifestación.

¿Qué cambios de posición determina?, ¿qué posiciones lo aumentan?, ¿cuáles lo disminuyen? Señala las acciones mecánicas que producen algún empeoramiento o mejoría al paciente y permiten entender cómo se genera la manifestación.

¿En qué posición se encuentra? Indica la influencia mecánica que mejor encuentra actualmente el paciente. ¿Ha variado la posición?, ¿hay cambios en la posición? Indica si el alivio generado mecánicamente solo es transitorio y, por lo tanto, el proceso causa diversos cambios. ¿De qué manera varía la posición? Indica la dinámica mecánica que limita de alguna manera la expresión del padecimiento.

¿Qué sucede con la variación de la posición de lo que le rodea? Indica la activación de procesos funcionales que influyen en las manifestaciones del padecimiento.

¿Cuáles son las conexiones o enlaces internos o externos que presenta nuestro objeto de estudio? Se refiere a las relaciones del problema con antecedentes, factores predisponentes y precipitantes, con aspectos propios de las circunstancias donde se desarrolla el trastorno.

¿Cuáles manifestaciones guardan relaciones? Señala cadenas de relaciones entre síntomas y signos, que permiten su agrupación en conjuntos para ser interpretadas. ¿Cuáles manifestaciones guardan relaciones directas? Señala conjuntos con factores causales compartidos. ¿Cuáles manifestaciones guardan relaciones inversas? Señala conjuntos con factores propiciadores y antagónicos. ¿Cuáles manifestaciones no guardan relaciones? Señala la existencia de mecanismos independientes.

¿Qué ordenamientos encuentro? Puede indicar la secuencia de eventos y mecanismos involucrados en el desarrollo de la afección. Las maneras de variar pueden ser propias de ciertos padecimientos. ¿Cuáles son las relaciones que se encuentran al interior de esos ordenamientos? Dan información más precisa sobre la expresión de algunos de los cambios implicados en los mecanismos participantes y permiten su comprensión.

¿Cuáles son las relaciones que se encuentran al considerar distintos ordenamientos presentes? Si los ordenamientos hablan del comportamiento de mecanismos particulares involucrados en el proceso morboso, las relaciones entre tales ordenamientos señalan el comportamiento de los mecanismos que los conectan.

¿Conozco algunos ordenamientos que correspondan a lo que se me presenta? Los ordenamientos que se conocen pueden ayudar a la identificación de mecanismos de enfermedad ya aprendidos.

¿En que son semejantes los datos que se me presentan? Indica secuencias que se repiten al interior del proceso patológico. La repetición de datos indica procesos cíclicos. ¿Qué semejanzas encuentro con lo que ya conozco? La semejanza con datos conocidos ayuda a la identificación. ¿Qué me indica tal semejanza? Orienta sobre posibles mecanismos participantes en el proceso de la enfermedad.

¿Qué diferencias encuentro en cada manifestación? Las modificaciones expresan cambios en su proceso de producción. ¿Qué diferencias presentan las distintas manifestaciones que se repiten internamente y ante las cuales me encuentro? Alude a la existencia de mecanismos adicionales a los que produce la alteración cíclica y que determinan la variación.

¿Qué diferencias encuentro con manifestaciones que previamente conozco o he estudiado? Señala la presencia de factores que modifican de manera particular un proceso común.

¿Qué puedo deducir de cada relación de diferencia encontrada? Si se trata de los cambios de las manifestaciones, implica por un lado la evolución y, por otro, señala cuáles mecanismos participantes en la enfermedad se modifican y cuáles permanecen.

¿Cuáles son los elementos necesarios para que se pueda asegurar la presencia de aquello que he identificado, de acuerdo con los conocimientos que tengo, con su correspondiente concepto? Me permite cotejar si realmente me encuentro ante los elementos necesarios que posibilitan la identificación de lo hallado con un concepto previamente aprendido.

¿Cuáles son los elementos suficientes para que se pueda asegurar que está presente aquello que he identificado de acuerdo con los conocimientos que tengo de su concepto? Me permite cotejar si realmente son suficientes los elementos necesarios que he considerado para poder afirmar que los he identificado con un concepto ya aprendido.

¿Qué me dicen mis conocimientos acerca de aquellas cosas que son necesarias para que se presente tal manifestación? Me permite, ante una manifestación, hacer aseveraciones acerca de lo que puedo afirmar como algo necesario a tal situación con fundamento en conocimientos previamente adquiridos.

¿Qué me dicen mis conocimientos acerca de aquellas cosas que necesariamente están conectadas a la presencia de lo que he identificado? Indica los conocimientos relacionados con lo que se presenta y las implicaciones resultantes de esa relación. Esto agrega un contenido a la información que permite un avance en el entendimiento del problema.

¿Qué me dicen mis conocimientos acerca de aquellas cosas que son suficientes y necesarias para que se pueda asegurar la presencia de tal manifestación? Señala los factores determinantes de lo que se me presenta.

¿Cuáles relaciones, entre los componentes de lo que se me presenta, son exclusivas de algunas condiciones o circunscriben las posibilidades de su identidad? Cuando al identificar un proceso se recurre al conocimiento previo, cotejar las relaciones entre las manifestaciones con las conocidas en diversas enfermedades circunscribe las probabilidades a un conjunto de menor amplitud.

¿Qué me permite identificar la relación entre ambos contenidos informativos? Identifica las semejanzas entre lo presente y las entidades patológicas previamente reconocidas.

¿Qué implica, lógicamente, cada uno de los contenidos de información que se me presentan tomado por separado? Señala las implicaciones puramente lógicas que surgen como resultado de la información.

¿Qué implica cada uno de los contenidos de información, tomado por separado, que se me presentan, de acuerdo con los conocimientos previos? Señala las implicaciones teóricas que surgen como resultado de la información.

¿Qué implican las relaciones entre los contenidos cognitivos tomados por separado? Señala las implicaciones lógicas y teóricas que surgen como resultado de cada uno de los contenidos que conforman el cuadro clínico.

¿Qué implica la forma en que se relacionan los contenidos cognitivos, tomados de dos en dos? Señala las implicaciones lógicas y teóricas que surgen como resultado de considerar, en pares, los contenidos que conforman el cuadro clínico.

¿Qué implica la forma en que se relacionan varios de los contenidos cognitivos? Señala las implicaciones lógicas y teóricas que surgen como resultado de considerar la forma de relacionarse de los elementos presentes.

PASO 34. Preguntarse a qué me lleva el proceso de interpretación diagnóstica

Después de revisar las implicaciones lógicas consecuentes con los resultados de la formulación de preguntas de indagación de los contenidos iniciales de la información, ¿qué sigue?

En primer lugar, podemos definir las dificultades encontradas para obtener los distintos contenidos de información; posteriormente delimitar el ámbito de la salud donde se ubica el problema, para distinguir si se trata de una alteración biológica, psicológica o social. Es posible que después de una descripción inicial del problema y de sus propias y particulares características se haya podido restringir la localización del problema a un ámbito más concreto de la patología.

Enseguida, al atender a la descripción general de la problemática, hemos verificado si se trata de un problema único o múltiple: además, se han señalado manifestaciones clínicas que por presentarse en un gran número de enfermedades, corresponden a síntomas o signos de carácter general, que si bien no son indicadores de patologías específicas, sino de mecanismos generales de respuesta biológica, guardan proporción con la magnitud del problema. A todo lo descrito le hemos señalado límites de tiempo y espacio, que encuadran el problema y esto nos ha permitido comprender si este es agudo, subagudo o crónico.

La ubicación inicial de las alteraciones estructurales o funcionales nos señaló los puntos frágiles del paciente, que fueron más susceptibles de ser atacados por el agresor, sin embargo, hemos determinado que además son los que han tenido, ante los cambios, la mayor capacidad de expresarse por medio de signos o síntomas. Hay que considerar que puede haber sitios con mayor daño, pero que, por ser menos expresivos, no se manifiestan.

En relación con la ubicación, hemos podido distinguir si la afectación es de un área específica o no. En el último caso hemos detectado los sitios afectados y logramos considerar si estos resultaron atacados por ser partícipes de estructuras o funciones comunes.

Luego hemos precisado el orden cronológico en que fueron afectadas distintas estructuras o funciones, es decir, la historia natural del proceso. Tal ordenamiento señala la manera de comportarse tanto del agente agresor como de la respuesta del enfermo.

Por otro lado, en esa historia natural del proceso, encontramos la ubicación actual y la extensión del mismo, ya sea estructural o funcional; que se expresan por medio de los síntomas y los signos que en el momento del estudio se encuentran. Esto nos ha ubicado en el punto en el cual podemos evaluar los daños alcanzados y, de acuerdo con estos, y con su reversibilidad, nuestras posibilidades de corregir el daño. Todo esto es válido para lo físico, lo anímico y lo social.

La magnitud de las manifestaciones nos ha señalado la capacidad de agresión de los mecanismos que participan en el proceso, y lo hemos podido observar en la intensidad con la que se instaló la enfermedad, así como la velocidad con la que se inició y con la que se desarrolló el cuadro. El grado de deterioro que ha ocasionado la enfermedad nos da una idea de la agresividad del ofensor, pero también de la vulnerabilidad de la persona y sus funciones ante tal ataque.

La reversibilidad de los daños se pondrá en evidencia por la reversibilidad de las manifestaciones, que muestran ya sea ataques discontinuos del agresor o la capacidad del organismo de revertir dichos cambios.

También hemos puesto atención en la dinámica de la enfermedad. Si la enfermedad progresa, significa que los mecanismos agresivos desencadenados continúan activos, tanto si está presente el agente desencadenante o no. En este último caso, es la acción desencadenada la que se ha convertido en el agente agresor. En cambio, un proceso que remite demuestra ya sea la desaparición del agente causal o la superación del atentado por parte del enfermo. Por otro lado, la presencia de brotes muestra que hay un agente nocivo que se encuentra en condiciones de sobrepasar las capacidades del enfermo para mantenerlo bajo control, sea porque aumenta su magnitud, sea porque disminuyen los mecanismos de control con que dispone el paciente. Si la progresión es continua, nos percatamos de la acción ininterrumpida del agresor; si es discontinua, señala que hay un mecanismo subyacente que se manifiesta cada vez que se alcanza determinada magnitud de daño en las áreas vulnerables.

Las variaciones en la velocidad de progresión indican que la magnitud del agente agresor varía o que las condiciones que permiten que se produzca el daño se modifican.

Las evoluciones cíclicas señalan que el mecanismo que genera el daño es un proceso con etapas definidas, sujetas a mecanismos de sincronización.

Luego nos hemos percatado de la presencia de algunos factores que modifican de manera particular el proceso patológico general que estudiamos, lo cual nos orienta en el conocimiento de la naturaleza de los mecanismos subyacentes que participan. Cuando los factores detectados modifican aspectos particulares del proceso la orientación será hacia el conocimiento de mecanismos específicos de este que no afectan el proceso general.

La naturaleza física, química, sensorial o psíquica de los factores que generan modificaciones en la expresión de las manifestaciones, así como su carácter específico, nos señalan maneras de ser de los mecanismos que participan en la enfermedad. Las maniobras de exploración están diseñadas para poner en evidencia tales mecanismos participantes.

Dado lo anterior, hemos alcanzado un conjunto de conocimientos que nos permiten tener un entendimiento, gracias al razonamiento de su contenido o al conocimiento previo del que disponemos. Todo eso sirve para comenzar a delimitar la manera de actuar de aquello que provoca el daño y, al mismo tiempo, darnos cuenta de la vulnerabilidad estructural y funcional de lo dañado y de la manera de responder del paciente ante la injuria.

Así, se pone de manifiesto la manera de producir manifestaciones clínicas como una interacción del agente agresor y el enfermo.

Al buscar las inferencias lógicas obtenidas a partir de las informaciones obtenidas, sea de manera individual, sea tomadas en conjuntos, con diferentes cantidades de datos, avanzamos en un primer proceso de integración coherente de la información, que permite encontrar interrelaciones que a primera vista pasaron inadvertidas.

Luego de haber hecho las consideraciones lógicas, hemos contemplado una información más estructurada, y en ese momento podemos recurrir a la teoría, a fin de ubicar tanto sus conjuntos pequeños como otros de mayor amplitud, en relación con los conocimientos teóricos.

Los conocimientos aportados por la teoría médica son una manera de entender los procesos patológicos y sus manifestaciones. Nos ofrecen interpretaciones parciales de lo encontrado, las cuales hemos sometido a un análisis crítico, que consistió en cotejar su coherencia con lo encontrado, la cual, en el caso de no hallarse, nos señala la necesidad de revisar nuestras observaciones e inferencias para buscar el motivo de tal incoherencia, lo que perfecciona nuestro proceso de investigación. En caso de no encontrar error en nuestro proceso de investigación dejamos pendiente, para un paso posterior, la reconsideración de la veracidad de nuestro proceso diagnóstico y también la del supuesto teórico.

Al llegar a este paso hemos avanzado en el conocimiento del problema y entendido su manera de actuar. Asimismo, podemos confirmar si ha dado lugar a modificaciones permanentes o si en su naturaleza cabe la reversibilidad.

Después de percatarnos de que el proceso morboso es cíclico podemos precisar si los ciclos presentan tiempos definidos o variables, lo que significa la participación, o no, de factores que influyen en la duración de las etapas de actividad de la enfermedad o en los periodos de reposo.

La aparición de ciclos puede deberse a circunstancias ajenas a la enfermedad, pero que se repiten y la propician. Algunos ciclos son fáciles de señalar, como el caso de los periodos de estrés, los de carencias alimentarias, los cambios climáticos, etc. En otras ocasiones, la observación cuidadosa permite asociar la presencia o ausencia de determinada circunstancia con la aparición o el agravamiento del proceso, así como de algún acontecimiento relacionado con la disminución o desaparición del mismo.

Por otro lado, también hemos notado la presencia de eventos o series de eventos que preceden de manera constante la aparición o a la remisión de alguno de los fenómenos participantes en el proceso. Por tal comportamiento habremos sospechado que tales eventos o series de eventos pueden guardar relaciones causales con los fenómenos presentes en la enfermedad. Asimismo, hemos podido agrupar como manifestaciones que resultan de las mismas causas todas aquellas que aparecen, aumentan o disminuyen simultáneamente.

La facilidad o dificultad con la que cede un proceso señala la presencia y eficacia, sea de las respuestas del organismo ante la enfermedad o a la terapéutica. En el último caso, el resultado benéfico del tratamiento también habla de la naturaleza del problema.

Además nos percatamos de otros tipos de relaciones no causales entre las manifestaciones, definidas por sus cualidades, ordenamientos, magnitudes, semejanzas o diferencias, indicando que se encuentran eslabonadas de alguna manera; tal modo de enlazarse, a su vez, nos habla de la naturaleza del proceso.

La teoría señala los conjuntos de síntomas relacionados por causas o mecanismos comunes, llamados *sindromes*, y nos orienta al poner en evidencia la presencia de tales mecanismos participantes, pero también nos han ayudado a la comprensión de la naturaleza del proceso algunos conjuntos de relaciones presentes.

En otras ocasiones, hemos distinguido relaciones estructurales o funcionales que han señalado el involucramiento de áreas específicas.

El comportamiento semejante de las magnitudes, en el tiempo, nos lleva a considerar que participan mecanismos que les son comunes; en cambio, las desemejanzas señalan los grupos de manifestaciones que presentan mecanismos independientes.

Las semejanzas, de diversa naturaleza, entre los conjuntos de síntomas y signos que se presentan, y las de los previamente conocidos, permiten reconocer partes de la información; es decir, se trata de contenidos integrados que nos aproximan a la identificación de lo que enfrentamos. Es el caso de los síndromes que la teoría ha descrito.

Separados los elementos diagnósticos en conjuntos que probablemente presentan mecanismos comunes e integrados con la búsqueda de semejanzas con los ya conocidos, hemos podido saber de algunos mecanismos que participan en el proceso patológico.

El orden que guardan las manifestaciones en el tiempo nos indica la secuencia de entrada de mecanismos patológicos capaces de manifestarse y señala el orden de involucración de estructuras y funciones. El orden de las manifestaciones en el espacio nos señala las formas de propagación del ataque, sea por continuidad, sea sin ella, o en sitios distantes. Eso nos habla de la naturaleza del comportamiento del agresor y de la respuesta del enfermo, pero también nos permite, gracias a conocimientos previos, reconocer esos patrones cuando hemos tenido conocimiento de ellos ya sea teóricamente o por nuestra propia experiencia.

Tales secuencias u ordenamientos pueden estar conectados entre sí, sea causalmente, en cuyo caso uno antecede a otro constantemente en su aparición o disminución; pueden estar también conectados por otro mecanismo común que les da cierta simultaneidad. Tal simultaneidad puede deberse a que el agresor desencadena al mismo tiempo mecanismos diferentes, los cuales generan las manifestaciones que parecen distintas, pero que en su principio están conectadas. Ante eso, hemos podido separar los mecanismos que reconocemos porque los habíamos aprendido antes y cuyo reconocimiento nos ha permitido integrarlos en la interpretación.

En ocasiones, han sido las características cíclicas, con o sin remisiones espontáneas, las que se relacionaron con circunstancias o factores externos o internos, que propician su aparición, su incremento o su disminución. Pudimos señalar, por las propiedades de los ciclos, los modos de ser de esos procesos morbosos, si tienen un comportamiento benigno; la ubicación de las manifestaciones en cada etapa nos ha permitido comprender las posibilidades de limitación. Otras particularidades de tales ciclos han permitido realizar inferencias. Por otra parte, si tales ciclos resultan conocidos, gracias a conocimientos adquiridos mediante la experiencia o la teoría, habremos avanzado en el proceso de identificación.

Por otra parte, también hemos podido observar variaciones en el comportamiento de dichos ciclos, lo que nos ha permitido considerar la existencia de mecanismos adicionales que explican tales diferencias.

Las variaciones en la expresión de síntomas y signos no cíclicos, con respecto a la encontrada en padecimientos semejantes en otros casos, nos hablan de la participación de mecanismos adicionales a los propios del padecimiento.

Así hemos encontrado semejanzas y diferencias, en múltiples aspectos (síntomas, signos, relaciones, comportamientos, etc.), con respecto a diversas entidades patológicas que conocemos, con lo que hemos podido hacer algunas identificaciones y distinciones de contenidos, lo que nos ha hecho avanzar en nuestra investigación diagnóstica.

Luego hicimos afirmaciones acerca de lo que necesariamente se deduce, a partir de lo encontrado, así como afirmaciones que han surgido de la síntesis de los conocimientos previos con lo encontrado.

Las consideraciones necesariamente ciertas se relacionan lógicamente, lo cual contribuye con las identificaciones parciales, de las que se revisa si cuentan con los elementos necesarios y suficientes que las sustenten. Así se distingue lo encontrado de otros contenidos parecidos pero distintos.

Después hemos buscado, con base en lo identificado, la presencia de predisposiciones del paciente o de las circunstancias en que este se desenvuelve que propician el atentado. Algunos de ellos los identificamos como propiciadores y otros como determinantes. Consideramos las repercusiones orgánicas, psicológicas, familiares y sociales del proceso; así como las vivencias, estados psíquicos, limitaciones e incapacidades causadas por el proceso.

PASO 35. Inferencias deductivas

Al intentar avanzar en su indagación, el clínico ha alcanzado el conocimiento de diversos contenidos de la información. Pues bien, a partir de estos se han de obtener, por medio del razonamiento, pequeñas conclusiones que nos servirán para la construcción de nuestra interpretación.

Para tal fin, puede tomar algunos de tales contenidos, que pueden ser relacionados, y al hacerlo ponen de manifiesto, de manera clara y evidente, consecuencias que no lo eran cuando se consideraron por separado. Así pues, de los pequeños conocimientos firmes que adquirimos en el proceso de interpretación diagnóstica, hacemos una selección de los que se encuentran relacionados de alguna manera y exploramos, al establecer dicha relación, si de ella se desprende una nueva conclusión según las reglas de la deducción. La aplicación de las siguientes reglas al contenido de información obtenido, nos permite encontrar argumentos válidos para nuestro proceso de interpretación diagnóstica. Veamos.

PASO 36. Atender las reglas de la deducción clínica

- Si la presencia de un elemento diagnóstico (o varios) que es suficiente para que necesariamente exista en consecuencia algo, permite afirmar que este existe. *Ejemplo*:
  a) La ictericia implica la existencia de una retención de pigmentos biliares (pues no hay ictericia sin tal retencion).
  b) La presencia de una fractura completa de la tibia y el peroné es suficiente para que necesariamente exista como consecuencia una incapacidad para caminar. Por lo tanto, basta estar ante tal fractura para saber que el paciente no podrá caminar.

- Si la presencia de un elemento diagnóstico (o varios) es suficiente para que posteriormente exista, consecuente y necesariamente algo: si persisten las mismas circunstancias, eso existirá. *Ejemplo*:
  a) El paciente no tiene apetito (anorexia) y no come. Si eso persiste, se desnutrirá.
  b) Si un paciente tiene una hipertensión arterial severa que manifiesta una falta de aire (disnea) que progresa en intensidad en semanas, días u horas, al grado de aparecer en reposo y luego acostado (es decir que tal hipertensión hace fallar la capacidad de bombeo del ventrículo izquierdo), la persistencia de tal hipertensión severa llevará a una insuficiencia cardíaca izquierda.

c) La presencia de los datos suficientes para afirmar que la presión dentro del cráneo se encuentra aumentada (cefalea, náusea y vómito) y que aumenta progresiva y fuertemente en intensidad, permite afirmar que de continuar así, el cerebro se herniará.

d) Las consecuencias de una hematemesis abundante (vómito de sangre), de no cambiar las condiciones generará palidez.

- Si la presencia de un elemento diagnóstico (o varios) es necesaria pero no suficiente, para que necesariamente exista en consecuencia algo, podrá afirmarse que este existe solo cuando se hagan presentes los elementos suficientes que faltan. *Ejemplo*:

  a) La presencia de un dolor precordial: por sí sola no es suficiente para afirmar que necesariamente existe una falta de riego coronario agudo. Esto podrá afirmarse cuando tal dolor sea de carácter opresivo, si irradia al cuello o mandíbula y al borde cubital del brazo izquierdo y si ha aparecido después de esfuerzo.

  b) La falta de reflejos superficiales (cutáneo abdominales y cremasteriano) puede detectarse al explorar al paciente, sin embargo no es suficiente para afirmar que necesariamente se encuentra lesionada la vía piramidal. Solo podrá afirmarse si aparece también el reflejo plantar extensor o reflejo de Babinski (extensión del ortejo mayor, con apertura en abanico de los demás dedos, ante la estimulación de la planta del pie, de atrás adelante, en su borde lateral externo, siguiendo luego la base de los metatarsianos, lo cual por lo regular produce la flexión de los dedos) (Goic y Chamorro, 1987).

  c) La aparición unilateral y en conjunto de ptosis palpebral (caída del párpado), miosis (contracción de la pupila) y anhidrosis (disminución de la sudoración), se denomina *síndrome de Horner* y obedece a interrupción de la inervación simpática del ojo, debida a una lesión de la vía simpática cervical. Puede deberse a lesiones del sistema nervioso central, a lesiones preganglionares o posganglionares (González-Aguado *et al.*, 2012).

  d) La disminución de la sudoración, de tal forma que si la lesión es antes de los ganglios cervicales inferior (estrellado) y medio, o a nivel de la arteria carótida común, la pérdida de sudoración abarcará toda la hemicara. Si la lesión es distal a la bifurcación carotidea solo se perderá la sudoración en la frente y lado correspondiente de la nariz.

Así pues, si un paciente tiene ptosis palpebral, miosis y anhidrosis que afecta un lado de la cara, sabemos que se ha lesionado la vía simpática cervical por abajo del nivel de la carótida común pero solo podremos afirmar que está relacionada con una lesión en el vértice pulmonar cuando aparece, también, dolor en el hombro y en el brazo del mismo lado por lo que se conoce como *Síndrome de Pancoast*, donde el dolor aparece por irritación de la octava raíz cervical y las dos primeras torácicas (Khosravi Shahi, 2005).

- La ausencia de un elemento diagnóstico (o varios), que es absolutamente necesario para que consecuentemente algo exista, implica que este no existe. *Ejemplo*:
  a) Si los pulmones ventilan bien en sus bases y la percusión muestra un sonido claro podemos afirmar que no existe un derrame pleural clínicamente detectable, pues en tal caso el ruido respiratorio y el murmullo vesicular deberían estar disminuidos y la percusión mostrar un sonido opaco (matidez).
  b) Para afirmar la existencia de una oclusión completa de la arteria femoral de un miembro se requiere ausencia de pulsos más allá del sitio de la oclusión. Si estos están presentes no existe tal oclusión, aun cuando la extremidad tenga palidez, problemas de movilidad, alteraciones de la sensibilidad y dolor.
  c) El dolor abdominal no progresivo, diurno, que dura más de tres días por mes, durante seis meses, con diarreas que alternan con periodos de constipación y variación de la frecuencia y forma de las evacuaciones, en un paciente ansioso, sin sangrados ni alteraciones del peso corporal ni antecedentes de cáncer de colon, permite el diagnóstico de "síndrome de colon irritable"; sin embargo, si no hay dolor abdominal, no existe tal síndrome.

- La ausencia de una manifestación implica la ausencia de los elementos necesarios o los suficientes para generarla. *Ejemplo*:
  a) Si el paciente tiene una hemiplejia (parálisis de la mitad del cuerpo) derecha, pero no presenta afasia (comprende el lenguaje y se expresa) indica que la corteza fronto-témporo-parietal izquierda, relacionada con el lenguaje, no ha sido dañada.

b) La ausencia de disnea cuando se realizan grandes esfuerzos implica la ausencia de insuficiencia cardíaca izquierda.

c) La ausencia de eritema (enrojecimiento de la piel) en una lesión dérmica implica que los mecanismos de la inflamación no participan (Mascaró Ballester y Mascaro Galy, 2006: 6).

d) Veamos un caso clínico (modificado de Rosado y Sierra, 2015).

Ejemplo: Varón de 36 años de edad con disminución de las masas musculares y de la fuerza, lo que le dificulta la deambulación. Esta ha sido lentamente progresiva en ambas manos desde hace tres años, así como de los músculos de miembros inferiores (intensidad de 4/5). En el último año ptosis palpebral (caída del párpado) y debilidad de los músculos orbiculares. Fenómeno miotónico (dificultad para relajar los músculos) en manos, y no puede hacer movimientos rápidos o finos con las manos, ni cargar pesos. Visión borrosa por catarata incipiente bilateral, calvicie y atrofia testicular.

Este cuadro puede corresponder a una enfermedad de Steinert, sin embargo la ausencia de una precisión sobre si es hereditaria y si afecta las masas musculares proximales o distales no permite afirmarlo, debido a que la miopatía miotónica proximal produce síntomas semejantes. En este caso lo que no se puede generar aún es el diagnóstico, a pesar de que al completar los datos podría identificarse la enfermedad sospechada. Así, si se define que el ataque es distal, el diagnóstico será de enfermedad de Steinert. Si por el contrario es un atentado proximal, el diagnóstico será una miopatía mioclónica proximal (Grupo de Estudio de Enfermedades Neuromusculares Sociedad Española de Neurología, 2004).

- La presencia de un elemento diagnóstico implica todas sus consecuencias necesarias directas e indirectas, y su sola manifestación es suficiente para ello. *Ejemplo:*

a) La hipotensión arterial severa conlleva palidez, decaimiento, agotamiento por disminución del riego a los tejidos.

b) La presencia de fimosis importante (orificio del prepucio tan pequeño que no permite exponer el glande) implica la posibilidad del desarrollo de brotes de infección balano-prepucial y depósitos de esmegma (Celeno, 1996: 755).

c) Un pulso arterial con pausas de más de cinco segundos implicará la presencia de mareos, astenia (debilidad), adinamia (fatiga) o síncope (desvanecimiento o desmayo).

- Consideradas todas las posibilidades de identificación, la exclusión de alguna de ellas implica la posibilidad de las restantes. *Ejemplos:*

a) Hombre de 25 años de edad, con debilidad progresiva y flacidez de la musculatura pélvica y braquial, simétrica ascendente, con disminución o ausencia de reflejos de estiramiento muscular que progresa en las últimas 30 horas. Al analizar el caso se planteó como posibilidad diagnóstica un síndrome de Guillain Barré (Rebolledo *et al.*, 2018), o una parálisis periódica. El paciente se hospitaliza y el cuadro revierte en horas. Tal evolución elimina la posibilidad de Guillain Barré. Por lo que queda como posibilidad la parálisis periódica.

b) Masculino de 59 años, fumador, con fibrilación auricular crónica; hace 36 horas presenta súbitamente un dolor lumbar y en el flanco izquierdo, intenso, irradiado a genitales, acompañado de anorexia, náuseas y malestar general. T.A. 150/90 T 37.2 Dolor a la puño-percusión lumbar izquierda. El clínico sospecha cólico nefrítico, pero por la fibrilación auricular y el inicio súbito e intenso del dolor se pregunta si no es un infarto renal. Sabe que en este último caso hay destrucción de células renales y que estas liberan una enzima llamada *deshidrogenasa láctica*. Eso no ocurre en procesos que obstruyen la vía urinaria. La solicita al laboratorio y la encuentra 2652 U/L siendo lo normal de 50 a 150 U/L. Así, al no estar normal esta enzima deja como posibilidad el infarto renal excluyendo el cólico nefrítico. El diagnóstico se comprobó después por medio de un estudio tomográfico (modificado de Sastre *et al.*, 2007).

c) Al auscultar las arterias carótidas en cuello se percibe un soplo intenso bilateral durante la sístole. El clínico se pregunta si es producido por la irradiación de un soplo que nace en la estrechez de la válvula aórtica o se genera en las carótidas. Al auscultar el corazón en el foco aórtico no se detecta soplo, lo que excluye la primera posibilidad.

- Si al eliminar las posibilidades consideradas no queda ninguna, significa que no hemos considerado todas las posibilidades. *Ejemplos:*

a) Llega al servicio de urgencias pediátricas un niño de 5 años por presentar dolor abdominal de seis horas de evolución, de gran intensidad, tipo cólico, localizado en el centro y lado derecho del abdomen, continuo, irradiado a fosa iliaca derecha, sin causa aparente, sin relación con la micción, deposición o las posiciones de decúbito (acostado), se acompaña de febrícula y anorexia.

Los datos importantes de la exploración física fueron: temperatura axilar: 37.1 °C., frecuencia cardíaca: 90 x min, respiraciones 20 x min, presión arterial: 100/60 mm Hg. Facies de dolor. El abdomen, aunque blando y depresible, es doloroso a la palpación profunda en fosa iliaca derecha, donde hay, además, datos de irritación peritoneal, como el signo de rebote positivo (o *signo de Von Blumberg*, que consiste en que al descomprimir bruscamente una parte del abdomen se despierta dolor (también se conoce como *signo del rebote*).

En cambio, fueron dudosos el signo de McBurney que es el punto de máxima sensibilidad dolorosa en la apendicitis y que se encuentra en el tercio externo de una línea recta que va del ombligo a la espina iliaca anterior derecha, así como el signo de Rovsing-Meltzer, que consiste en dolor intenso al comprimir el punto de McBurney al mismo tiempo que se levanta el miembro inferior derecho extendido. Resto de la exploración física negativo. El laboratorio reporta elevación de leucocitos (13 300) con neutrófilos de 82.9 por ciento.

El médico estimó que puede tratarse de apendicitis o adenitis mesentérica; sin embargo, los síntomas y signos considerados no permiten concluir. Se practicó una ecografía abdominal y una tomografía computarizada de abdomen, las cuales no confirmaron apendicitis ni datos de adenitis mesentérica.

Ante la urgencia quirúrgica, el médico decidió operar y en la cirugía se encontró un divertículo de Meckel perforado, diagnóstico que no se había considerado antes, a pesar de que los estudios habían parecido eliminar las dos primeras posibilidades planteadas (modificado de Moreno Miranda, 2017).

b) Paciente de 63 años. Expuesto al sol muchas horas del día durante años, quien, desde hace un año, presenta en la mejilla derecha una alteración de la piel de color café, de apariencia homogénea, ovalada, de 2 cm de diámetro mayor, adherida a la piel, aplanada, escamosa y un poco elevada, a partir de la superficie. Le produce picazón. Sin embargo, no se trata de una lesión única, sino múltiple y estas han aparecido en muy corto tiempo, y en el lapso señalado, en el cuello, tórax y extremidades.

El médico hace los diagnósticos de queratosis seborreica, contra queratosis actínica, pero el modo de aparición y la multiplicidad de las lesiones no corresponden a esos diagnósticos, por eso debe considerar que puede no haber tomado en cuenta otros padecimientos.

El resultado de su búsqueda le permitió encontrar que dos cirujanos, el alemán Edmund Leser (1828-1916) y el francés Ulysse Trélat (1828-1890), describieron en 1890 que tal aparición es un signo que se asocia a la presencia de tumores cancerosos (ahora sabemos que son de diversa índole: del aparato digestivo, de mama, pulmón, hematopoyéticas o de vías urinarias) (Mantilla *et al.*, 2014).

Tal evolución facilitó la búsqueda oportuna de un tumor maligno que se encontró en el hígado (modificado de Li *et al.*, 2015).

c) Mujer de 66 años con sobrepeso. Tratada con éxito de un cáncer de mama a los 56. A los 61 años fractura de un brazo, en relación con osteoporosis, y a los 62 sufrió un cáncer papilar de tiroides que ameritó la extirpación de la glándula tiroides y la aplicación de yodo radiactivo (actualmente en tratamiento sustitutivo con hormona tiroidea).

La paciente sufre un impacto moderado en el hombro derecho, el cual aumenta de volumen, lo que se acompaña de dolor y limitación del movimiento. No hay otros datos de interés en la historia. El médico plantea el diagnóstico de fractura traumática del tercio externo de la clavícula derecha y pide estudio de rayos X, pero en este se reporta una imagen lítica. Eso elimina el único diagnóstico considerado por el médico, quien se vio obligado a contemplar otras posibilidades, entre ellas las metástasis cancerosas.

Sin embargo, los marcadores tumorales fueron negativos, lo mismo que la tomografía por emisión de positrones, lo que hacía difícil sostener el diagnóstico de metástasis. Se eliminaban de nuevo los supuestos diagnósticos propuestos.

El médico se percató de que no había considerado un diagnóstico y solicitó la medición de la hormona paratiroidea que resultó elevada. En ese momento se dio cuenta de que debía considerar otros diagnósticos que explicaran dicha elevación; solicitó los niveles de vitamina D y encontró que estaban reducidos, con lo que llega a una explicación del problema (modificado de Domínguez Gasca, 2018). Se trató de un hiperparatiroidismo secundario a deficiencia de vitamina E (López-Ramiro *et al.*, 2016).

- Las causas que ocasionan manifestaciones distintas se distinguen por estas. *Ejemplo*:

a) Paciente con antecedente de una fractura expuesta de la tibia izquierda, quien sufre dolor de espalda, localizado, de tres meses de evolución, el cual empeora por la noche, al deambular y con los cambios de posición. Se ha agregado en los últimos 15 días una disminución de la fuerza de los miembros inferiores. Dicho cuadro, que ha sido progresivo, está acompañado de anorexia, malestar general, sudores nocturnos, fiebre intermitente y pérdida de 2 kg de peso.

En la exploración hay un área muy sensible localizada a nivel de la cuarta vértebra torácica, un espasmo paraespinal sostenido y una disminución de reflejos y del tono muscular en los miembros inferiores.

El clínico, después de analizar el caso, descartó las enfermedades metabólicas, la artritis reumatoide, la espondilitis anquilosante y la artropatía espinal de Charcot. Se planteó, finalmente, dos posibilidades diagnósticas: osteomielitis (Francis X., 2017) o una lesión tumoral cancerosa. Buscó los tumores primarios, que con más frecuencia producen metástasis vertebrales (mama, pulmón y próstata) (Jorcano *et al.*, 2004), pero no los encontró. Entonces se preguntó: ¿qué datos son más propios de los procesos inflamatorios? Dado que la sedimentación globular y la proteína C reactiva se elevan en ese tipo de procesos (Palomino *et al.*, 2008), las solicitó y las encontró elevadas. El antecedente de fractura expuesta de la tibia y estas últimas manifestaciones lo inclinaron a la osteomielitis, pero dado que tal aumento no es exclusivo de los procesos inflamatorios se requirió la ratificación por medio de una resonancia magnética nuclear.

b) Paciente que desde hace dos días presenta dolor torácico, retroesternal y precordial izquierdo irradiado al cuello y nunca del mismo lado, que aumenta al estar acostado boca arriba, con la inspiración profunda, al deglutir o al toser y mejora al sentarse.

En la exploración física se ausculta un ligero frote, en el sitio donde se unen el segundo y el tercer espacios intercostales izquierdos con el borde esternal (foco pulmonar). Dicho frote cambia sus características auscultatorias de una exploración a otra; aumenta su intensidad al inclinar el cuerpo hacia delante y al apoyar con más fuerza la membrana del fonendoscopio sobre el pecho del paciente.

El clínico quiere saber si se trata de una pericarditis o de un soplo sistólico mitral o tricuspídeo; sin embargo, tal ruido de roce es independiente de los tonos cardíacos, no se irradia, varía en diferentes exploraciones, aumenta al inclinar el cuerpo hacia delante y al ejercer presión con la cápsula del estetoscopio (Surós, 1968: 257); características que le permiten al médico saber que se trata de un frote pericárdico.

El roce pericárdico podría confundirse con un soplo sistólico mitral o tricuspídeo, pero se puede hacer el diagnóstico de pericarditis aguda cuando hay dos de los siguientes datos: dolor torácico (como el descrito), frote pericárdico (aunque sea leve) o cambios en la repolarización en el electrocardiograma. Aunque el frote pericárdico franco puede ser suficiente (Sagristá *et al.*, 2000).

c) Mujer de 24 años de edad, con vida sexual activa, presentó su última regla ocho semanas atrás. Sin haber tenido cólicos abdominales, presenta sangrado uterino, en moderada cantidad que se acompaña de la expulsión de algunos fragmentos tisulares y coágulos. En la exploración física, el fondo uterino se encuentra a 5 cm por arriba del pubis y el cuello uterino no está totalmente cerrado.

El clínico se plantea dos posibilidades diagnósticas: la amenaza de aborto y un embarazo molar, considerando que el sangrado ha sido escaso y que con los coágulos hay algunos fragmentos tisulares, los cuales hacen sospechar que hay algunas vesículas. Para resolver el caso pidió los datos de la microscopía, que demostraron las vesículas características de la mola hidatiforme.

Ambos padecimientos se presentan con sangrado vaginal anormal en el primer trimestre del embarazo (Benson, 1966). Las vesículas de la mola hidatiforme expulsadas a través de la vagina pueden estar aplastadas y no tener la apariencia clásica de uvas, por lo que el estudio histológico es necesario en todos los casos para fundar un diagnóstico definitivo (Ngan *et al.*, 2018).

• Ante varias posibles causas, se podrán excluir aquellas en las que se demuestre la ausencia de las consecuencias necesarias. *Ejemplo*:

a) Mujer de 23 años de edad, tranquila, sin grandes problemas ni antecedentes traumáticos. Presenta un dolor en la cara posterior del cuello, a nivel de la columna cervical, el cual se inició desde hace un año y medio. Inicialmente era leve, pero ha ido progresando de manera continua y sin desaparecer. Además presenta, de forma intermitente, dolor y rigidez matutina de las muñecas. No refiere haber tenido fiebre, ni escalofríos, ni pérdida de peso. Tampoco ha sufrido una infección sistémica o algún procedimiento invasivo recientemente.

A la exploración física los movimientos de la columna cervical se encuentran restringidos. Al palpar las vértebras cervicales, cuarta y quinta, se despierta dolor. Los músculos no son dolorosos, ni presentan rigidez, ni puntos dolorosos "gatillo". Los ojos muestran enrojecimiento y están dolorosos.

Ante este cuadro el clínico se pregunta si el dolor tiene un origen intraarticular, periarticular, si es un trastorno degenerativo o un dolor debido a un proceso neurovascular (Block y Khandelwai, 2010). Desde luego, descarta los procesos degenerativos propios de edades avanzadas, como la espondilosis, los osteofitos o las compresiones por pérdida de la viscoelasticidad de los discos vertebrales. También elimina las lesiones traumáticas como el esguince cervical agudo, por falta de antecedentes.

Al no existir manifestaciones neurológicas, ni de los vasos, descartó procesos neurovasculares (tales como el síndrome de la salida toráxica, las radiculopatías, las mielopatías, hernias de disco, siringomielia, etc.). La probabilidad de infección fue difícil de sustentar sin fiebre, ni escalofríos, ni focos de infección o intervenciones recientes. Descartó padecimientos que se acompañan de manifestaciones sistémicas (como la polimiositis, la dermatomiositis y la polimialgia reumática). Consideró lesiones periarticulares crónicas, por uso excesivo, así como los síndromes miofasciales, que se eliminaron, ya que en estos los músculos se presentan dolorosos, con mayor tono y rigidez, además de mostrar puntos de activación o en gatillo, todo lo cual no aparecía en la paciente. La fibromialgia es el dolor miofascial más generalizado y por eso se consideró de la misma manera. El médico pensó que las molestias se debían a defectos posturales o estrés, pero no encontró las condiciones en las cuales estas se generan.

Estimó difícil la posibilidad de neoplasia, ya que no había deterioro del estado general y el padecimiento de la enferma ha tenido una larga evolución. Finalmente llegó a la consideración de espondilitis y en particular la producida por la artritis reumatoide.

Fue valorada por oftalmología, que reportó uveítis, y el laboratorio demostró el factor reumatoide bastante aumentado y los anticuerpos a antipéptidos citrulinados cíclicos elevados; todo lo cual apoyó el diagnóstico de artritis reumatoide.

- La presencia de una manifestación implica la presencia de todos sus contenidos. *Ejemplo*:
a) La irritación meníngea implica (Valle-Murillo y Amparo-Carillo, 2017) la presencia de rigidez de nuca (donde la contracción sostenida de los músculos de la nuca impide acercar la barbilla al esternón del enfermo). También implica que la maniobra para buscar la rigidez de nuca produzca dolor. Tales son sus contenidos.
Adicionalmente se puede encontrar que, en ocasiones, al hacer tal maniobra, el paciente flexiona los miembros inferiores (signo de Brudzinski). También es probable hallar que no se puede extender la articulación de la rodilla al elevar 90° la pierna a partir de la cadera (signo de Kérnig). Si se presentan estos últimos, también serán contenidos del síndrome de irritación meníngea, aunque no son estrictamente necesarios, como la rigidez de nuca y el dolor señalado.

- Varias manifestaciones pueden conjuntarse para su interpretación cuando eso implica una identificación parcial. *Ejemplo*:
a) El conjunto de manifestaciones: paciente alto, delgado, con brazos y piernas y dedos demasiado largos, paladar ojival, soplo cardíaco y defecto visual por luxación del cristalino, permiten la identificación parcial de lo que se conoce como *síndrome de Marfán* (Lahman y Obregón, 2010).

- La ausencia de alguna de las manifestaciones propias de un síndrome impiden afirmarlo. *Ejemplo*:
a) Para poder afirmar que se ha identificado el síndrome de Sjögren se requiere que haya ojos secos (xeroftalmia) y sequedad de la boca

(xerostomía) (Riega-Torres *et al.*, 2016). Estas están producidas por la disminución de las secreciones de las glándulas lagrimales y salivales, respectivamente. La ausencia de una de tales manifestaciones impide afirmar la existencia de este síndrome.

La ausencia de las manifestaciones necesarias y suficientes impide hacer diagnósticos parciales o integrales. *Ejemplo*:

a) Para hacer el diagnóstico de parkinsonismo se requiere bradicinesia y al menos una de las siguientes manifestaciones (Escamilla *et al.*, 2017): temblor de reposo cuatro a seis ciclos por segundo, rigidez muscular e inestabilidad postural.

Para afirmar un diagnóstico definitivo de enfermedad de Parkinson se requieren tres de las siguientes manifestaciones (Escamilla *et al.*, 2017):

1. Inicio unilateral
2. Temblor de reposo
3. Curso progresivo
4. Inicio asimétrico
5. Respuesta a la levodopa
6. Corea grave inducida por levodopa
7. Respuesta a levodopa sostenida durante cinco años
8. Curso clínico de más de 10 años

La falta de las manifestaciones suficientes en cualquiera de los dos casos impide hacer los diagnósticos mencionados.

b) El pterigión es la proliferación de tejido conectivo subconjuntival, que se acompaña de importante proliferación vascular y se manifiesta como un elemento carnoso, en la parte blanca del ojo, elevado, vascularizado, de crecimiento lento y que llega al limbo esclerocorneal (Díaz Palomer *et al.*, 2018; Secretaría de Salud, 2000). La ausencia de carnosidades en la parte blanca del ojo impide hacer el diagnóstico de pterigión.

- Los elementos diagnósticos pueden agruparse de diferentes maneras en la búsqueda de conjuntos que satisfagan los elementos necesarios y suficientes para una identificación diagnóstica parcial o total. *Ejemplo*:

a) Masculino de 30 años de edad, con historia de tromboflebitis reciente en miembro superior izquierdo. Refiere que fácilmente presenta moretones (equimosis) con traumatismos menores. Hace cinco semanas comenzó a mostrar debilidad, fatiga y falta de aire (disnea). Desde hace un mes notó un tinte amarillo en sus conjuntivas y mucosas (ictericia). En la exploración física se encontró pálido, ictérico, con petequias y equimosis.

El laboratorio mostró disminución de la hemoglobina y del hematocrito, lo mismo que del número de plaquetas. La bilirrubina indirecta se encontró aumentada.

Se le practicó una prueba de Coombs directa cuyo resultado fue positivo y la búsqueda de anticuerpos antifosfolípido resultó positiva.

Al hacer la agrupación de los datos, en la búsqueda de diagnósticos parciales se obtuvieron los siguientes:

Síndrome ictérico: por la agrupación de ictericia con elevación de la bilirrubina.

Síndrome anémico: por la agrupación de debilidad, fatiga, disnea, disminución de la hemoglobina y del hematocrito.

Síndrome hemolítico autoinmune: por la agrupación de anemia, ictericia, aumento de la bilirrubina indirecta y prueba de Coombs directa positiva.

Síndrome antifosfolípido: por la agrupación de trombosis venosa reciente y la presencia de anticuerpos antifosfolípido.

Síndrome de Fisher Evans (Cimá Castañeda *et al.*, 2016): por la agrupación de anemia hemolítica autoinmune y trombocitopenia.

• Una manifestación puede tener consecuencias cuando se añade otra expresión de la enfermedad. *Ejemplo*:

a) Una gran fluctuación encontrada en la exploración del hígado y un síndrome febril que manifiesten la presencia de un absceso hepático amibiano, podrán ocasionar la aparición de síntomas de irritación peritoneal, aumento de la temperatura y un deterioro del estado general del paciente (Quezada-Adame *et al.*, 2007) si la evolución del absceso es hacia la apertura del mismo a la cavidad abdominal.

b) Una disminución de la presión arterial debida a sepsis puede incrementarse en un enfermo que se complica con un sangrado del tubo digestivo alto y dar lugar a una disminución severa del flujo tisular.

- Las manifestaciones presentes en un padecimiento que guarden paralelismo en sus variaciones obedecen a una misma causa, es decir, si se presentan ambas o no; si aumentan ambas o no; si disminuyen ambas o no. *Ejemplo*:
  a) La elevación severa de las cifras de glucosa, en un paciente diabético que se descompensa, tienen expresiones paralelas con la cantidad de diuresis, la magnitud de la deshidratación, la caída de la presión y la aceleración del pulso.

- Las manifestaciones presentes en un padecimiento que no guarden paralelismo en sus variaciones obedecen a causas distintas. *Ejemplo*:
  a) Las manifestaciones de una neumonía bacteriana no guardarán paralelismo con las de una gastritis concomitante cuando ambos padecimientos estén presentes en un paciente. Así, la fiebre o la expectoración no serán paralelas a las agruras. Aunque, por un lado, la tos, la expectoración, la fiebre y la disnea pueden guardar paralelismo en función del proceso neumónico, y el dolor ardoroso epigástrico puede ser paralelo a la aparición de agruras como expresiones de la gastritis, la ausencia de una conducta paralela entre ellas mostrará su independencia.

PASO 37. Inferencias deductivas, inductivas y abductivas

Cuando las conclusiones se han obtenido a partir del conocimiento de los datos necesarios y suficientes y estos son indudables, lo mismo que su relación con conocimientos teóricos firmes, decimos que obtenemos inferencias deductivas, es decir, hechos probados. Con este tipo de inferencias ponemos en evidencia informaciones que, si bien estaban presentes, no se nos ponían de manifiesto con claridad suficiente a primera vista, antes de hacer las correspondientes deducciones.

Al lado de estas formas de inferir existen otras formas de razonamiento, que el clínico puede aplicar en su indagación diagnóstica, las cuales se acompañan de un margen de error, sea al generalizar —tal como sucede en los procesos inductivos—, sea al presuponer válidas solo algunas de las posibles explicaciones —como ocurre en el razonamiento abductivo—. Estos procedimientos permiten hacer inferencias que son de utilidad en la práctica; sin embargo, siempre requieren, para ser afirmadas como ciertas, ser sometidas a comprobación, pues se trata de aproximaciones falibles. Así pues, su valor radica en que hacen posible una aproximación. Su debilidad: ser inciertas.

PASO 38. Razonamiento inductivo aplicado al proceso diagnóstico clínico

El razonamiento inductivo da por válido admitir como verdadero algo que lo ha sido repetidamente en diversos casos particulares.

En el caso del proceso médico de investigación diagnóstica, el clínico identifica un contenido de información que se le presenta, con expresiones conocidas que aparecen de la misma manera en algunas circunstancias particulares de la patología. Puede ser que identifique la enfermedad por un solo síntoma o signo, como sucede con los llamados *signos patognomonicos*.

También puede ocurrir que identifique un conjunto de características que se presentan en una cantidad limitada de alteraciones específicas de la salud, lo que se conoce con el nombre de *síndromes*. Asimismo puede identificar la enfermedad por un conjunto de síntomas, que se reúnen específicamente cuando esta aparece. Esto sucede cuando el clínico se da cuenta de que está ante un patrón específico de manifestaciones que conoce porque corresponden a cierto tipo de patologías.

El clínico puede, incluso, hacer divisiones dicotómicas, según como se presente cierta característica distintiva, a fin de formar grupos de datos que progresivamente, al subdividirse en función de la presencia, o no, de otras particularidades, generen patrones que correspondan a patologías conocidas. Estas rutas diagnósticas se conocen como *árboles de decisiones* (Rodríguez de Castro *et al.*, 2017). Un árbol de decisiones implica un proceso inductivo, en tanto que acepta, de manera general, que los patrones que se forman corresponden siempre a ciertas anormalidades propias de algunas patologías.

PASO 39. Razonamiento abductivo aplicado al proceso diagnóstico clínico

El clínico considera en un momento dado que una de las posibles explicaciones de una alteración de la salud es la correcta, antes de haberlo comprobado. Se trata de dar por cierta una hipótesis con fundamento en la experiencia previa.

Peirce define la abducción así: El hecho sorprendente, C, se observa; pero si A fuese verdadero, C sería un asunto obvio; por lo tanto, hay razón para sospechar que A es verdadero (Niño, 2001: cap. 5).

Este tipo de inferencias, para tener éxito, requieren que el clínico conozca, de manera clara, situaciones en las cuales se presentaron conjuntos de manifestaciones semejantes a las que actualmente enfrenta, de tal manera que la elección que se hace entre las muy diversas alteraciones a las que pudiera corresponder el problema actual, se encuentra guiada por los conocimientos previos que a fuerza de repeticiones han creado memorias de largo plazo, que contienen datos, hechos y circunstancias, organizadas en un todo, que es evocado por la percepción del conjunto de información actual. Esto se conoce como *reconocimiento de patrones* (Rodríguez de Castro *et al.*, 2017).

Es cierto que esta manera de proceder permite al clínico centrarse en el estudio de la posibilidad diagnóstica específicamente elegida y después de tal abducción podrá proceder a analizar si es la solución correcta, y permanece firme y coherente al indagar las consecuencias de haber considerado que dicha posibilidad fuese la cierta. Esto es útil cuando las posibilidades diagnósticas se han reducido en número a unas cuantas opciones, pues entonces puede buscar información adicional para su corroboración o rechazo (Rodríguez de Castro *et al.*, 2017).

Cuando el clínico a través de los años ha ganado mucha experiencia, es decir, cuando ha formado múltiples patrones de reconocimiento de enfermedades, le será muy fácil hacer este tipo de reconocimientos rápidos; dicho de otro modo: sus inferencias abductivas serán más certeras. Es lo que se conoce como "el ojo clínico".

Este tipo de inferencias abductivas también aumenta sus posibilidades de acierto cuando el clínico se encuentra en un campo de acción específico de la medicina donde enfrenta cotidianamente numerosos casos semejantes, como sucede en algunas áreas muy especializadas, adonde son referidos pacientes seleccionados y donde las posibilidades diagnósticas son considerablemente restringidas.

Su aplicación es fundamental en los servicios de urgencias, donde el reconocimiento de un proceso grave, que evoluciona rápidamente y que puede poner en un serio riesgo al paciente, obliga al médico a actuar de forma inmediata. Debido a ello, en este tipo de servicios es muy importante el entrenamiento teórico y práctico para reconocer los padecimientos con la mayor celeridad posible, a diferencia de las enfermedades que exigen un análisis cuidadoso del problema y que no requieren solucionarse de inmediato.

Otro caso similar es aquel en el que el clínico trabaja con pacientes que están desarrollando una epidemia, y donde la aparición de algunas manifestaciones es suficiente para inferir, por abducción, que el sujeto es portador de la patología que se enfrenta.

Aún más, como parte de la cultura de la población general existe el conocimiento de tales patrones de enfermedad reconocibles, y muchas veces, sin necesidad de recurrir al médico, las personas infieren de manera abductiva su diagnóstico, como sucede con la gripe o en padecimientos muy comunes en una población específica. Sin embargo, en todos los casos, siempre habrá un margen de error, pues puede haber enfermedades que tengan gran parecido, lo que da lugar a equivocaciones si el clínico se conforma solo con lo aportado por sus inferencias abductivas y no practica enseguida un análisis crítico de las conclusiones obtenidas con este tipo de argumentos.

Ejemplo: El paciente tiene una coloración amarilla en la piel, mucosas y conjuntivas (ictericia). La hepatitis causa ictericia. Por lo tanto, voy a considerar que el paciente tiene hepatitis —hasta aquí el razonamiento abductivo—. Ahora puedo considerar la hepatitis como hipótesis y busco los datos que la confirmen o la descarten —este último proceso ya no es abductivo, sino hipotético-deductivo.

Ejemplo (modificado de Fica, 2003): El clínico ha llegado, por medio del razonamiento inductivo, a la conclusión de que las lesiones dérmicas del paciente corresponden a erisipela o a celulitis, en un enfermo cuyo proceso inflamatorio de la piel se presenta en placas, de inicio agudo, asociado a fiebre y malestar general. El clínico ha estudiado el problema y acepta como diagnósticos posibles la erisipela y la celulitis. Por abducción considera que se trata de una celulitis, y en ese momento pasa a practicar el diagnóstico hipotético-deductivo y se encuentra con que los bordes de la lesión no están bien definidos, a diferencia de lo que sucede en la erisipela, Además, no hay afección linfática. Eso lo lleva a determinar que el diagnóstico supuesto por abducción no corresponde al problema de su paciente; es así como toma su segunda opción obtenida por abducción y la somete a juicio por medio de razonamiento. El hemocultivo demostró estafilococo *aureus*.

Ejemplo (modificado de Sanseviero *et al.*, 2017): Mujer de 15 años que fue hospitalizada por cefalea intensa, vómito y dolor en la columna vertebral (raquialgia). La tomografía y la resonancia magnética mostraron leves alteraciones degenerativas articulares de la columna cervical (espondiloartrosis cervical), por lo que se trató con antiinflamatorios y se dio de alta. Dos meses después consulta por visión doble (diplopía) y dificultad para mover el ojo derecho. En el fondo de ojo, los vasos que emergen de la papila (sitio de donde salen los axones del nervio óptico) se ven congestionados y tortuosos. La presión ocular es normal. El diagnóstico por inferencia abductiva es pseudotumor cerebral; y le indicaron acetazolamida, sin éxito alguno.

Un nuevo examen físico y las pruebas de laboratorio (incluido el líquido cefalorraquídeo) y una resonancia magnética nuclear no agregaron datos que permitieran dilucidar el caso. Se hizo un análisis crítico de este y se vio que no se había considerado un problema hemorrágico intracraneal. Para indagar esta nueva alternativa se realizó una angiorresonancia que mostró alteraciones de la morfología de la bifurcación de la carótida interna. Luego, en una Angio-TC 3D del encéfalo se confirmó un aneurisma en dicho sitio. Se volvió a reevaluar críticamente el caso y se vio que en los estudios de neuroimagen previos se habían pasado por alto signos de hemorragia subaracnoidea. La paciente fue tratada y se recuperó.

En este caso se ve la posibilidad de error de los diagnósticos por inferencia abductiva, aun en servicios de especialidad, por lo que siempre se debe considerar la revisión crítica de todo diagnóstico hecho por inferencia abductiva.

PASO 40. La elaboración de juicios a partir de la información obtenida: juicios analíticos y juicios sintéticos

Llegado a este punto del proceso de interpretación diagnóstica nos preguntamos: ¿qué podemos hacer con la información obtenida? Las consideraciones hechas hasta este momento, fundamentadas en los hallazgos, las expresamos a manera de juicios, los cuales afirman o niegan lo estudiado.

Los juicios se denominan *analíticos* cuando simplemente expresan un contenido que es propio de aquello de lo que se habla. Afirmar, o negar algo, implica a su vez todo aquello que se encuentra contenido en lo enunciado por la aseveración.

Al momento que nombro un síntoma o un signo, lo que hago es identificarlo con algo conocido y que culturalmente hemos conceptualizado. Cada síntoma o signo contiene, necesariamente, ciertas características que reunidas son suficientes para distinguirlo de otros síntomas o signos. Pues bien, afirmar el signo o el síntoma equivale a afirmar la presencia de dichas características imprescindibles, y también negar todas aquellas propiedades que son contradictorias respecto a tal concepto. Todas esas aseveraciones constituyen juicios analíticos.

Así, por ejemplo: afirmar que me encuentro con un paciente ictérico (conjuntivas, mucosas y piel de color amarillo) implica una retención de pigmentos biliares. Estar ante un paciente que alucina implica disfunción cerebral. Encontrarse ante un paciente que no puede mover las piernas significa una alteración de los mecanismos que producen el movimiento. Afirmar que un enfermo tiene diplopía binocular (visión doble cuando se usan los dos ojos) implica una alteración del control del movimiento coordinado de los ojos. Un enfermo con ideación suicida implica gravedad en la enfermedad depresiva. La segregación racial implica un prejuicio con relación a los discriminados.

Así es como al conceptualizar cada cosa que identificamos en nuestra investigación diagnóstica, damos lugar a la posibilidad de exponer como existente todo aquello que necesariamente se encuentra contenido en el concepto.

Podemos, entonces, agregar una serie de consideraciones que se encuentran implícitas en lo evidenciado, lo cual nos permite hacer patente de manera más amplia las propiedades de lo que estudiamos.

Para hacer tales juicios analíticos el clínico se preguntará: ¿qué implica, necesariamente, esta manifestación detectada en mi proceso diagnóstico? Las implicaciones contenidas en el enunciado de una observación o conclusión pueden ser múltiples, pues se derivan de todas las propiedades: del sujeto, del predicado y de la relación que los une. Así, por ejemplo, si el paciente presenta un dolor continuo, en el abdomen superior, eso implica la irritación de terminales nerviosas de ciertas fibras nerviosas, una anormalidad, un daño de los tejidos, y la continuidad implica que el agente causal actúa sin cesar y por lo tanto, en el tiempo en que se ha considerado su manifestación, no ha sido contrarrestado de manera eficaz por la respuesta del organismo. Además, la localización permite inferir que el involucramiento de las vías nerviosas que participan es limitado. Todo esto se halla contenido en el enunciado.

Por otro lado, cuando identificamos dos o más contenidos en nuestra información, que corresponden a conceptos diferentes, pero donde la presencia de ambos nos permite definir un contenido que no corresponde necesariamente a ninguno de ellos por separado, pues tal nuevo contenido solo se hace patente en la conexión de ambos, habremos elaborado un juicio sintético.

A continuación veremos hasta dónde nos puede llevar nuestra investigación en este momento del proceso de interpretación diagnóstica.

Por ejemplo: en una mujer con embarazo de 38 semanas, la palpación del útero manifiesta una resistencia blanda, elástica y depresible. Dicha matriz permite encontrar, en su interior, desigualdades pequeñas que huyen a la exploración, y en la región opuesta a estas, otras partes de mayor consistencia "así, por ejemplo: un tumor voluminoso de forma regularmente redondeada; de consistencia uniforme en todos sus contornos nos indica el polo cefálico" (López Hermosa, 1911).

Examinemos las palabras que expresan los hallazgos clínicos:

- *Embarazo* corresponde al concepto de *periodo de gestación*.
- *Útero* corresponde al concepto de *órgano de la preñez de la mujer*.
- *Tumor* corresponde al concepto de *abultamiento* e implica la presencia de un tejido que no forma parte habitual del organismo.
- *Voluminoso* corresponde al concepto de algo grande.
- *Forma* corresponde al concepto de *configuración de un cuerpo*.
- *Regularmente* corresponde al concepto de *forma repetida y sin interrupciones*.
- *Redondeada* corresponde al concepto similar a lo *esférico*.
- *Consistencia* corresponde al concepto de *característica del material que tiende a permanecer*.
- *Uniforme* corresponde al concepto de *forma que no varia*.

El juicio sintético es: "en una mujer, la presencia en el interior del órgano de la preñez, de un tejido que no es una parte habitual de la persona, esférico, grande, cuya configuración se repite sin interrupciones y cuyo material, tocado en diferentes sitios es similar, en un periodo de gestación de 38 semanas, llena las condiciones necesarias y suficientes para identificar algo que corresponde al concepto de la cabeza del bebé en un útero gestante de 38 semanas".

Ejemplo: Llega a urgencias un varón de 56 años. Inició hace cinco días con dolor perianal, urente y sensación de masa en dicha región, ambas manifestaciones progresan cada día. Hay, además, febrícula y malestar general. Luego se agrava en las últimas 24 horas y se agrega un aumento del volumen testicular. A la exploración física: pulso 120 x min, respiraciones 20 x min, presión arterial:

140/100, temperatura 37.5 °C. A la palpación, la región inguinal izquierda crepita. Hay aumento de volumen escrotal con datos de tétrada de Celsius (dolor, calor, rubor, tumefacción) y lesiones dérmicas de 3 cm de diámetro en el rafé escrotal y de 1 cm en la piel del ano. Tacto rectal con material purulento (Águila Gómez *et al.*, 2016).

En este caso se recuerda al médico romano Aulo Cornelio Celsius, quien describió cuatro signos clásicos de la inflamación: rubor, dolor, calor y tumor. Su presencia es suficiente para que el clínico afirme que se encuentra ante un proceso inflamatorio.

Por lo tanto, en un razonamiento sintético, podemos inferir que el paciente sufre de un proceso inflamatorio agudo, progresivo, purulento que afecta la región perianal y genital. Este caso se debió a un absceso perianal que se extendió a la bolsa escrotal, originada en la piel por E. *Coli* y *Peptoestreptococcus* y que cumpliría, por sus características, con lo enunciado en el concepto de *gangrena de Fournier* y, por lo tanto, ese fue el diagnóstico.

Veamos la aplicación de juicios analíticos y sintéticos en otro caso; solo se anotan los datos con interés clínico encontrados (Fernández-Sobrino, 2002).

Ejemplo: Ingresa a urgencias un paciente masculino de 28 años, sin antecedentes de interés, con historia de haber presentado tres días antes un dolor abdominal difuso cuya intensidad fue de + a ++ /++++, que disminuyó al ingerir antiespasmódicos. Después de dos días de estar asintomático aparece, sin factor desencadenante aparente, un dolor abdominal, en cuadrante superior izquierdo, con intensidad de +++, que se incrementa en decúbito dorsal y disminuye al sentarse, con irradiación a región lumbar y hombro izquierdo, acompañado lipotimia y náusea pero sin vómito.

A la exploración física se encuentra inquieto, con facies de dolor y sentado por no tolerar el decúbito dorsal. Tórax con movimientos de amplexión y amplexación disminuidos, campos pulmonares con hipoventilación basal bilateral. Abdomen con distensión leve, peristalsis presente, con dolor en hipocondrio izquierdo a la palpación media y profunda, el cual se incrementa en decúbito dorsal, sin masas y visceromegalias palpables. Giordano positivo izquierdo.

Implicaciones por juicios analíticos: Acudir a urgencias implica que se consideró premura de atención. Sin antecedentes implica que se trata de un trastorno nuevo. Dolor abdominal difuso implica irritación de terminales sensitivas abdominales del dolor. Sin factor desencadenante implica descartar procesos traumáticos Aparición brusca e intensa implica un proceso de magnitud considerable que evoluciona rápidamente. Ubicación en cuadrante superior izquierdo sugiere los órganos de la región. El aumento con los cambios de posición implica que se despierta al presionar tejidos más o menos profundos.

PASO 41. Advertir implicaciones por juicios sintéticos
Joven con reciente irritación intensa y brusca de las terminales sensitivas de los tejidos ubicados en el cuadrante superior izquierdo del abdomen y en particular de tejidos más o menos profundos que se incrementa en días.

Si se sintetiza con conocimientos teóricos es compatible con irritación del plexo celiaco y de sus conexiones; posiblemente con respuesta vagal e irritación diafragmática del nervio frénico.

El diagnóstico final fue un hematoma subcapsular esplénico que empujaba al diafragma izquierdo hacia arriba y hemoperitoneo, que se resolvió quirúrgicamente, sin haber podido explicar la causa de la ruptura.

Veamos otro caso: Hombre, 70 años, padres diabéticos, madre muerta por cáncer de hígado (al igual que una hermana), alcohólico y fumador, durante 40 años y hasta hace 10 años. Hace seis días viajaba en autobús más de ocho horas y al llegar a su destino presenta malestar general. Al día siguiente: fiebre de 38 °C, astenia y adinamia. Un día más tarde: 38.5 °C y empeoramiento del estado general. Un médico le prescribe un antibiótico potente de amplio espectro, durante tres días; sin embargo, continúa empeorando y la fiebre alcanza 38.5 °C. Al séptimo día: frecuencia cardíaca de 100 x min, temperatura 37 °C (sin antipiréticos). Exploración física normal. Glucosa 106 mg%. Biometría normal, salvo que cuenta con 19% de monocitos (es decir: 1460; con normal de 250 a 900). Proteína C reactiva ultrasensible aumentada. Hierro sérico muy disminuido, con una capacidad de fijación del hierro normal. Orina normal. Reacciones febriles normales.

Juicios analíticos del caso: Con los datos clínicos y sus juicios analíticos podemos inferir que se trata de un paciente con predisposición familiar a la diabetes y al cáncer de hígado, y con propensión personal a daños causados por alcoholismo y tabaquismo crónico; cursa con un padecimiento agudo, progresivo, intenso, que afecta el estado general, el cual primero aumenta la temperatura corporal durante varios días de manera progresiva, sin ceder a un antibiótico potente, y después de seis días se autolimita, lo que elimina la posibilidad de una bacteria resistente al tratamiento.

Juicios sintéticos del caso: Si recurrimos a la teoría y buscamos los mecanismos que elevan la fiebre intensamente de manera transitoria, por factores internos del organismo, encontramos que puede estar generada por el aumento de prostaglandina 2, lo que a su vez se debe a factores proinflamatorios (interleucinas 1, 6 y factor de necrosis tumoral) que resultan de la activación de monocitos, en respuesta a procesos infecciosos, inmunitarios o trastornos sanguíneos.

El paciente tiene una elevación de los monocitos importante y presenta un proceso compatible con una infección aguda que se autolimita. Una causa de aumento de la proteína C reactiva ultrasensible son los procesos inflamatorios e infecciosos y el hierro sérico disminuye también en esos casos. En síntesis, se trata de un cuadro compatible con un proceso infeccioso viral.

PASO 42. Aplicación de juicios en tres niveles básicos del proceso de interpretación diagnóstica

El primer nivel está constituido por los datos más simples que componen el cuadro clínico, lo que incluye signos y síntomas.

El segundo nivel lo conforman las inferencias directas obtenidas a partir de los anteriores.

El tercer nivel está sustentado por pequeños conjuntos de tales elementos que presentan, cuando se agrupan, la propiedad de tener significación específica y aportar identificaciones parciales. Estos se conocen con el nombre de *síndromes*.

En párrafos anteriores hemos estudiado las dos primeras. Ahora nos encargaremos de los síndromes.

PASO 43. Integración de síndromes

La integración de síndromes es el proceso que sintetiza, en un sistema de relaciones coherentes, los diversos conjuntos de datos, que identifican aspectos parciales del padecimiento, que llamamos *síndromes*.

Ejemplo de integración de síndromes (modificado de Benchimoi-Barbosa *et al.*, 2008): Hombre de 53 años que, en los últimos 18 meses, presenta mareo y episodios diarios de amaurosis fugaz bilateral que duran hasta 1 min.

Antecedentes: Dos familiares con enfermedad arterial coronaria. Se sabe hipertenso y dislipidémico.

En la exploración física: pulsos carotideos ausentes, pero con un soplo holosistólico en ambos lados del cuello. Los exámenes neurológicos y oftalmológicos fueron normales. La presión arterial en la parte superior del brazo derecho era de 180/90 y en el izquierdo, 170/90.

Integración de juicios analíticos: Varón de edad mediana, con antecedentes familiares de daños vasculares. Con predisposición personal a daños en la circulación arterial por hipertensión y mal control de las grasas circulantes, quien presenta un padecimiento adquirido y crónico que altera simultáneamente, de manera continua e intermitente, la sensación de estabilidad corporal y la visión bilateral. Esta última en forma grave, transitoria y de corta duración, sin secuelas, ni alteraciones visuales demostrables por la exploración del médico durante la remisión de los síntomas. Este cuadro se presenta junto con ausencia del llenado y vaciamiento de dos de los vasos principales que llevan la sangre a la cabeza.

Síndromes encontrados: Amaurosis fugaz; es decir, pérdida de la visión, continua y recurrente (Magalini y Sctascia, 1981: 39). Significado clínico conocido del síndrome: disminución transitoria del riego que por ser bilateral afecta la vía visual por detrás del quiasma óptico.

Otros conceptos teóricos: Soplo sistólico significa flujo de la sangre turbulento, audible durante la contracción cardíaca.

Juicio sintético: Paciente con disminución de la circulación cerebral transitoria que afecta más intensamente las regiones retroquiasmáticas, en presencia de la falta de circulación en los vasos carotideos, pero con flujo turbulento en otros vasos del cuello.

Una ecografía dúplex: oclusión en el origen de ambas carótidas comunes. La circulación provenía de vertebrales y por flujo inverso de tiroideas superiores a carótidas.

Otro ejemplo (Arriagada *et al.*, 2017): requiere más conocimiento de los síndromes.

Llega a urgencias una mujer de 46 años de edad, sin antecedentes de enfermedades. No precisa la fecha de la última regla. Sus síntomas aparecen desde hace un mes, caracterizados por tos, con desgarro hemoptoico (expectoración con sangre), metrorragia (hemorragia uterina no menstrual), disminución del apetito y el peso. Hay disnea (sed de aire) al hacer pequeños esfuerzos, ortopnea (dificultad para respirar acostada) y disnea paroxística nocturna (que surge en forma súbita en la noche). Al llegar a consulta se ve pálida, con presión de 190/96 mmHg y taquicárdica. En el abdomen se encuentra una masa hipogástrica de consistencia firme, no dolorosa. Las extremidades inferiores presentan edema bilateral simétrico moderado. A la especuloscopía (exploración del canal vaginal), el cuello uterino es de aspecto sano. Hay escaso sangrado activo. Al tacto vaginal se palpa masa firme, inmóvil, de aproximadamente 20 cm de altura. Ya ingresada, presentó una crisis hipertensiva, asociada a disnea, cefalea y taquicardia. La medición de proteínas en orina de 24 horas fue de 744 mg (el valor normal es de menos de 100 mg por día).

Integración de juicios analíticos: Padecimiento agudo, adquirido, persistente y severo, que ataca al estado general y nutricional, con alteración del control de la presión —que se eleva—, y que se acompaña de una dificultad respiratoria, la cual se agrava en semanas e irrita las vías respiratorias y genera ruptura de algunos pequeños vasos sanguíneos, en dichas vías, con aumento de la frecuencia cardíaca. Tal padecimiento se agrava cuando la presión se eleva considerablemente, y no se acompaña en la exploración física de signos de daño pulmonar. Aparece en una mujer que presenta una tumoración de apariencia sólida, muy grande, en el bajo vientre, que no irrita terminales sensitivas del dolor, cuyo útero sangra anormalmente desde el interior y que se acompaña de una reciente retención de líquidos que afecta sus miembros inferiores por igual. Además, se acompaña de palidez.

Síndromes: Síndrome de insuficiencia cardíaca aguda izquierda (Aguirre Tejedo et al., 2012): que es la incapacidad del corazón para bombear adecuadamente la sangre proveniente de los pulmones, los cuales se congestionan, y produce una dificultad respiratoria rápidamente progresiva, con aumento de la frecuencia cardíaca. La congestión puede romper pequeños vasos pulmonares —esta se agrava si se agregan crisis hipertensivas.

Síndrome anémico: por la palidez en presencia de sangrado activo.

Síndrome de preeclampsia: por la hipertensión reciente y severa con retención hídrica, con elevación importante de las proteínas en orina (más de 300 mg), en una mujer cuya fecha de última regla se desconoce, pero el útero se encuentra ocupado por una tumoración.

Juicios sintéticos: Paciente con preeclampsia, cuya severa hipertensión arterial ha propiciado una insuficiencia cardíaca izquierda aguda, progresiva, de un mes de evolución y en quien el embarazo corresponde más a una tumoración que a un producto normal. Que deteriora su estado general y que genera sangrado y anemia.

Los estudios de laboratorio y gabinete mostraron: Rayos X de tórax con congestión pulmonar. Ecotomografía abdominal: útero de 15 x 8.5 cm con imagen intrauterina de ecorrefringencia aumentada, áreas anecogénicas irregulares, compatible con mola hidatiforme. Niveles de fracción beta de hormona gonadotrofina coriónica humana (bhCG) > 15 000 (se eleva en embarazo normal, molar o en el coriocarcinoma). Hematocrito: 26.6 %, hemoglobina 9.2 g/L, plaquetas 119 000.

El diagnóstico final fue una mola hidatiforme (embarazo molar), preeclampsia, insuficiencia cardíaca izquierda y síndrome anémico, que se resolvieron.

Como hemos visto, los llamados *síndromes clínicos* corresponden a conceptos que resultan de la síntesis de síntomas o signos que responden a un mecanismo de alteración común, el cual puede desencadenarse por diversas causas (etiologías).

Dichos síndromes resultan del conocimiento teórico adquirido y se nos ofrecen como pequeños conjuntos de diagnóstico parcial. Muchas veces estos síndromes han sido bautizados con el nombre del médico que los puso en evidencia, dado que se trata de contribuciones teóricas importantes para el proceso diagnóstico.

Ejemplo con un caso más (basado en Montoya-Montoya *et al.*, 2018). Paciente de 9 años con hematuria intermitente (sangre en la orina) y proteinuria persistente. Con hipertensión arterial. Remitido a nefrología pediátrica, donde además le encuentran, al llegar, lesiones exantemáticas, palpables, de color eritematoso violáceo, en la piel del dorso, cara, glúteos, extremidades inferiores y superiores —que remitieron espontáneamente—, asociadas a dolor abdominal. Hay disminución de la audición (hipoacusia) neurosensorial izquierda. Niega otros síntomas. Se decide mantener en observación al paciente. En la vigilancia trimestral presenta dos episodios de hematuria macroscópica, las que aparecieron en el curso de infecciones respiratorias.

Integración de juicios analíticos: Padecimiento que se inicia a edad temprana, crónico, persistente. La presencia de proteinuria implica que hay un trastorno que provoca una pérdida anormal de proteínas en el aparato urinario, y la presencia de sangre implica que hay trasvasación de sangre hacia la orina, en alguna parte de dicho aparato. Se trata de un padecimiento que se agudiza después de infecciones respiratorias y que, en un inicio, también lo hizo cuando cursaba con un proceso inflamatorio en piel, generalizado y autolimitado (no se señaló si afectó mucosas), acompañado de dolor abdominal y de aumento de la presión arterial.

La teoría nos señala, para la proteinuria, alguna de las siguientes causas posibles: *a*) exceso de proteínas que llegan al filtro renal, *b*) alteración de la barrera de filtración, *c*) falta de reabsorción de las proteínas filtradas. En los tres casos la alteración se encuentra a nivel renal, por lo que hay una alteración renal que posiblemente sea también la causa de la hematuria.

Síndromes: Síndrome nefrítico: por la hematuria con proteinuria e hipertensión arterial.

Dudoso síndrome de Alport: enfermedad hereditaria con sordera y daño renal, hematuria, proteinuria (dudoso porque la hipoacusia no es bilateral).

PASO 44. Integración con juicios sintéticos

Síndrome nefrítico moderado, crónico, que aparece en la infancia y se reactiva después de infecciones de vías respiratorias.

El diagnóstico establecido por biopsia renal fue: compatible con nefropatía IgA con factores de buen pronóstico. Se descartó el síndrome de Alport (negatividad de la inmunofluorescencia para fracciones alfa 1, alfa 3 y alfa 5 del colágeno IV, tanto en la piel como en la biopsia renal).

Continúa el *ejemplo* de caso: Sin embargo, fue después de actividad física moderada cuando se presentó el último episodio de hematuria y se acompañó de dolor en flanco izquierdo irradiado.

El juicio analítico señala una irritación de las vías sensitivas dolorosas unilateral. Los juicios sintéticos nos dicen que en esta ocasión la hematuria se asoció a un daño no bilateral, lo que implica una diferencia con la nefropatía IgA que es bilateral. Esto llevó a indagar una causa unilateral que por angiorresonancia magnética abdominal contrastada, mostró que la vena renal izquierda se encontraba comprimida entre la aorta y la arteria mesentérica superior, asociado a la dilatación de la misma con el aumento del calibre de la vena renal gonadal izquierda, así como la disminución del ángulo entre la aorta y la arteria mesentérica superior (Síndrome del cascanueces: sangrado, por congestión del riñón, ocasionada por compresión de la vena renal).

Otro *ejemplo* (modificado de Pritsiolas Vernaza y Calvo García, 2018): mujer de 24 años, portadora de lupus eritematoso sistémico (enfermedad autoinmune), que ha lesionado el riñón y que muestra, en la biopsia de este, una glomeruloesclerosis focal y segmentaria (cicatrices parciales en algunos glomérulos), que ha recibido tratamiento con 5 mg de prednisona, hidroxicloroquina 400 mg al día y ciclosporina 100 mg al día.

A consecuencia de una agudización, comienza a presentar fatiga, pérdida del apetito y retención de líquidos en la cara y en las piernas. Además, la orina era muy espumosa y en el examen de esta aumentaron notablemente las proteínas. El servicio de nefrología decidió aumentar la dosis de prednisona a 20 mg y le aplicaron diuréticos para desalojar líquidos, con lo que mejoró. A las dos semanas fue dada de alta con la dosis diaria de 20 mg de prednisona, más sus medicamentos de base.

La paciente, por error, duplicó la dosis indicada de prednisona. Permaneció dos semanas bien, pero, en la última semana, presentó progresivamente euforia, hiperquinesia (ordenaba, barría y limpiaba la casa varias veces al día). Tenía verborrea, humor expansivo, gastaba dinero de manera exagerada e innecesariamente y tenía un entusiasmo intenso por viajar (dromomanía). Además, comenzó a presentar ideas paranoides (decía que le habían hecho brujerías y que sus padres la querían matar), ideas de grandeza y alucinaciones auditivas.

Los laboratorios, al buscar datos de actividad de su enfermedad de base, no presentaron alteraciones.

De los juicios analíticos se obtiene: Disminución de los controles de realidad por alteración cerebral aguda, adquirida, que afecta las áreas responsables del pensamiento y el juicio, deterioro de la autocrítica, con afectación de las funciones que controlan el humor, el sueño y la programación mesurada de las expresiones verbales y conductuales, en una mujer cuya enfermedad de base se encuentra controlada, pero que se ha excedido en la dosis de prednisona.

Si se consideran los síndromes del caso tenemos: Síndrome maniaco (Delgalarrondo, 2018): de acuerdo con el DSM 5 se requiere que la mayor parte del día y por lo menos una semana presente alteraciones del humor o euforia y, al menos, tres de las manifestaciones siguientes: alteraciones del pensamiento, distractibilidad, aumento de actividad dirigida a algo o agitación psicomotora, conductas indiscriminadas, labilidad afectiva, arrogancia, agresividad sin un foco específico, desinhibición social o sexual.

Síndrome psicótico (Figueroa *et al.*, 2010): Alteraciones del pensamiento, ideas de referencia y paranoicas, alucinaciones.

Consideraciones teóricas: La teoría médica nos dice que tanto los controles de realidad como el juicio, el pensamiento, la autocrítica, el control del habla y la conducta corresponden a la corteza prefrontal, y que el estado de ánimo es controlado por los sistemas monoaminérgicos que actúan sobre la corteza cerebral

De los juicios sintéticos se obtiene: Síndrome maniaco y psicótico debido a una alteración adquirida y aguda de la actividad prefontal y de los sistemas monoaminérgicos que actúan sobre la corteza cerebral, que no depende de su padecimiento de base y donde el factor asociado que requiere consideración como posible agente causal es la duplicación de la dosis de prednisona.

El diagnóstico psiquiátrico fue: cuadro psicótico (Figueroa *et al.*, 2010) con síntomas maniacos. Se redujo la dosis de prednisona a 5 mg al día, con lo que el cuadro remitió.

PASO 45. Pasar a la etapa de las relaciones sintéticas

Después de haber hecho un análisis de los elementos básicos de la información, de acuerdo con las propiedades básicas de los mismos, por medio del estudio de sus "categorías", y de haber aplicado una investigación lógica y teórica, a fin de obtener las posibles inferencias que se desprenden de dichos contenidos, y tras resumir tales hallazgos para situarnos en el contexto del problema diagnóstico que tratamos de resolver, nos enfrentamos, de nuevo, a la necesidad de establecer las conexiones entre los hallazgos obtenidos. Es decir: tenemos que esclarecer las relaciones existentes, que se encuentran contenidas en la información hasta aquí desarrollada.

Relaciones de tiempo

El estudio de las relaciones de tiempo es lo que conocemos como la *historia natural de la enfermedad*.

La aparición de los síntomas y signos sigue una secuencia en el tiempo. El orden de aparición de las manifestaciones señala lo que antecede y lo que sucede. Señalan cuál es el desarrollo de la enfermedad, la velocidad con que se produce, el tiempo en que alcanzan el acmé, la continuidad, la duración de cada síntoma y la de las etapas del proceso, la duración de los periodos en los que estos no se manifiestan. Asimismo, la antigüedad de las manifestaciones y su evolución en el tiempo.

El lapso en que se desarrolla la secuencia de sucesos varía en diferentes enfermedades. Así, hay algunas que se desarrollan en periodos cortos y las llamamos *agudas* —menos de un mes—, otras que llevan más de tres meses de duración y las llamamos *crónicas* y, por último, otras de duración intermedia —*subagudas*—. Tal división es un poco arbitraria, pues una enfermedad crónica, en su inicio podría ser calificada de aguda y asimismo un proceso crónico puede manifestarse por agudizaciones de corta duración; sin embargo, la duración sirve, las más de las veces, para distinguir una forma de comportamiento del proceso.

Al considerar las relaciones de tiempo, también se atenderán las relaciones de tiempo entre varias manifestaciones. Se verán las que se continúan en el tiempo, las que son simultáneas, así como aquellas que se encuentran distantes en el tiempo. Se verá cuáles alteraciones se desarrollan en esos lapsos guardando un paralelismo. También se tienen en cuenta las relaciones en tiempo que presentan las manifestaciones con respecto a los sucesos o circunstancias en las cuales se produce el proceso.

Significado: Lo que antecede puede, o no, ser condición o causa de lo que después sucede, o tan solo una consecuencia del proceso morboso que origina diversos cambios en el organismo que no son interdependientes.

Si el dato que antecede tiene relaciones causales directas con el que le sucede, dicha secuencia se repetirá durante el proceso. Si se trata de una condición, tal sucesión solo se producirá cuando estén presentes los factores necesarios y suficientes para que ocurra. En los demás casos no aparecerá dicha secuencia.

Las manifestaciones iniciales dependen en ocasiones del sitio inicialmente afectado, como sucede en las enfermedades traumáticas. En otras ocasiones representan las respuestas iniciales ante la agresión, como sucede con los síntomas generales que acompañan a los procesos infecciosos, tóxicos, autoinmunes y cancerosos. En otros casos señala el sitio más vulnerable a la agresión, como sucede con las enfermedades degenerativas.

Ejemplo (modificado de Vidal Tallet *et al.*, 2018; modificado de Muinelo Segade y Villa Sexto, 2017): Una niña de 10 años de edad, con desarrollo normal, que inicia su padecimiento tres años atrás, con la aparición, cada tres semanas, de fiebre de 39.5 °C, con duración de cuatro días, la cual, cuando se presenta, se acompaña de inflamación faríngea con exudados mucosos, aftas orales y el aumento de tamaño de los ganglios cervicales, que son dolorosos y alcanzan 2 cm de diámetro; todo lo cual se acompaña de dolor abdominal, sin presentar malestar general u otras alteraciones. Entre los episodios permanece asintomática y con buen estado general. En el momento de su estudio no presentaba signos de alarma que hicieran pensar en deficiencias inmunológicas primarias ni alteraciones leucocitarias. Al administrarle una sola dosis de prednisona, 1 mg por kg de peso, desaparecieron las alteraciones y los cuadros se espaciaron para aparecer cada ocho semanas.

Las relaciones de tiempo nos indican que se trata de un padecimiento crónico, caracterizado por recidivas agudas de corta duración, autolimitado, con un ritmo de aparición de cada tres semanas y con cuatro días de duración y en el que se desarrolla, simultáneamente, un proceso inflamatorio que afecta la boca, la faringe y los ganglios cervicales.

Tales características en conjunto llevaron a considerar el diagnóstico de síndrome de fiebre periódica, estomatitis aftosa, faringitis y adenitis cervical

(Salada-Burbano *et al.*, 2017), el cual se caracteriza por responder rápidamente a la administración de pocas dosis de corticoesteroides.

Relaciones de necesidad

Las manifestaciones de enfermedad pueden compartir la necesidad de algún factor común, en cuya ausencia ninguna de tales manifestaciones se presentaría. Tales relaciones de necesidad se hacen aparentes al considerar las posibles causas y procesos comunes que ocurren en el curso del desarrollo de cada síntoma o signo. El conocimiento previo del que disponemos nos aporta la identificación de ese factor común que es necesario para que aparezcan tales manifestaciones.

La presencia de vómito y diarrea se relacionan necesariamente con una alteración del aparato digestivo.

La presencia de aumento de volumen, temperatura, enrojecimiento y dolor en una región corporal, se encuentran necesariamente relacionados con inflamación.

La presencia de hormigueos, adormecimientos, dolores punzantes y disminución de la sensibilidad y de la fuerza muscular en los pies se relacionan necesariamente con alteración de los nervios periféricos que inervan dichas áreas corporales.

La incapacidad para mover la articulación de la cadera que aparece inmediatamente después de una caída, con dolor en la cadera, con rotación del pie hacia afuera (la punta del pie mira hacia afuera del cuerpo) del lado afectado y hematomas en la cadera necesariamente se relacionan con una fractura de la cadera (Silverman y Varaona, 2010: 365).

La presencia en una mujer de 40 años, con antecedentes familiares de cáncer tiroideo, de un nódulo solitario, sólido, de crecimiento continuo, en la cara anterior del cuello, sobre la tráquea, muy cercana al cartílago tiroides, por debajo de la piel, sin modificaciones de la temperatura local, y la presencia de crecimiento de los ganglios de la cadena yugular, se relacionan necesariamente con la posibilidad de cáncer tiroideo.

La aparición, en la piel de un adulto, de una mancha de color predominantemente negro, pero irregular, que crece cambiando de forma, cuyo contorno es asimétrico y sus bordes irregulares, con erosiones o costras y que, además, presenta propagación del pigmento en su periferia y aparición de lunares satélites a la lesión, se relaciona necesariamente con la posibilidad de un melanoma (Marks y Motley, 2012: 233).

Relaciones de suficiencia

Las relaciones de suficiencia se refieren a la presencia de un elemento o de un conjunto de elementos diagnósticos conocidos, que nos permite identificar con seguridad algo conocido. Eso que conocemos tiene valor para el proceso de interpretación del diagnóstico y, por ello, su determinación resulta importante.

Lo que se identifica puede ser simplemente un síntoma o un signo y, en muchas ocasiones, sucede que es el mismo paciente quien lo identifica y señala al clínico. Así ocurre, por ejemplo, cuando le dice que tiene dolor en algún sitio o cuando le señala una lesión o una deformación que ha notado. En otras ocasiones es el clínico quien, al explorar al paciente, identifica manifestaciones que por sí solas son suficientes para identificar un signo. Así sucede con la palidez o con la cianosis (coloración azulada de la piel o las mucosas), o cuando encuentra que los reflejos osteotendinosos están exaltados (hiperreflexia), entre muchos otros casos.

También puede identificar pequeños conjuntos de datos que, aun cuando impiden identificar la enfermedad, sí lo facultan para identificar mecanismos de alteración participantes. Tales conjuntos, como ya se señaló, se denominan síndromes y constituyen numerosas aportaciones de los clínicos que nos precedieron. El clínico los ha aprendido y los reconoce en los cuadros clínicos que se le presentan. Son verdaderos escalones que permiten ascender en el proceso de identificación diagnóstica, y construyen un camino que va de lo simple a lo complejo en la comprensión del problema que se analiza.

Cuando ya se ha aprendido que varios elementos diagnósticos que se encuentran relacionados son característicos de determinada entidad de carácter diagnóstico (síntomas, síndromes o entidades morbosas) la presencia de las mismas es suficiente para señalar que nos encontramos ante esa entidad diagnóstica.

Ejemplo (Palma López, 2009): paciente femenina de 9 años de edad, con retraso en el desarrollo físico, la cual cuando se emociona presenta: disnea, palpitaciones y fatiga. Se encuentra pálida y en la auscultación cardíaca presenta un soplo intenso que permanece a lo largo de todo el ciclo cardíaco. Este aumenta al final de la sístole y al inicio de la diástole, y disminuye al final de esta última. Parece un "ruido de maquinaria" que se escucha sobre todo en el foco aórtico y se acompaña de frémito en dicho foco (soplo descrito por Gibson). El ruido de cierre de la válvula pulmonar se encuentra acentuado (segundo ruido). La presión del pulso (diferencia entre la presión sistólica y la diastólica) es elevada (más de 50 mm de Hg). El pulso arterial presenta gran expansión en cada pulsación, seguida de rápido colapso de la arteria (Pulso de Corrigan). El conjunto de estos datos es suficiente para afirmar que la paciente cursa con un síndrome de conducto arterioso permeable (Magalini y Scrascia, 1981: 238).

Ejemplo: paciente de 76 años que inicia su padecimiento, cuatro semanas atrás, con dolor moderado en la parte baja de la región lumbar, de intensidad progresiva, inicialmente intermitente, al que se agregó un dolor perineal y de los miembros inferiores, con predominio en la cara anterior de los muslos. Dos días después apareció disminución de la fuerza de los músculos de las nalgas, los extensores de las piernas y los aductores y los extensores de los pies, lo que le generó dificultad para caminar. Al tercer día notó hormigueos y adormecimientos en la entrepierna y perdió el control de esfínteres fecales y urinarios. En la exploración física se encontraron disminuidos los reflejos rotulianos y aquíleos.

El clínico, por sus conocimientos, se da cuenta de que todas esas funciones están controladas por las raíces nerviosas que corresponden al nivel segundo lumbar y las de más abajo. Pero también sabe que dicho conjunto de manifestaciones es suficiente para afirmar que el paciente presenta un síndrome llamado de la *cauda equina* (Magalini y Scrascia, 1981: 149), que se debe a la compresión de las raíces nerviosas que continúan descendiendo en el raquis, hasta alcanzar más abajo su salida por debajo del nivel donde termina la médula espinal.

Ejemplo (modificado de Duhalde *et al.*, 2004): se trata de un hombre de 89 años de edad, quien fumó 10 cigarrillos diarios durante 40 años, sin otros antecedentes patológicos; y quien consulta por presentar, desde hace 20 años, un abultamiento en la cara interna del muslo derecho, la cual ha aumentado de volumen en los últimos cuatro meses y se ha acompañado de la aparición de un dolor leve en la misma localización. A la exploración, se encontró una dilatación pulsátil, de la cara interna del muslo derecho, que es ligeramente dolorosa a la palpación y que al auscultarla muestra un soplo.

Un abultamiento pulsátil en el trayecto de la arteria femoral superficial que se acompaña de soplo permite considerar una dilatación de dicha arteria, que se incluye turbulencia en el flujo de la sangre, en el momento que esta entra al área dilatada, y es suficiente para pensar en la posibilidad de un aneurisma de dicha arteria.

La cronicidad, acompañada de crecimiento en los últimos cuatro meses, asociada a lo anterior, así como a la presencia de dolor leve espontáneo y provocado a la palpación de la misma, es suficiente para considerar que, posiblemente, la pared de dicho aneurisma está sufriendo una dilatación y que, por alguna razón, esta se deteriora rápidamente; además, tal dilatación irrita las terminales nerviosas sensitivas.

El ecodoppler mostró un aneurisma de arteria femoral superficial derecha de 4.5 x 5 cm y el estudio de AngioTAC y la arteriografía lo confirmaron, agregando además la presencia de un trombo mural. Esto se resolvió quirúrgicamente y la biopsia de la pieza operatoria mostró una dilatación aneurismática de la arteria de origen arteriosclerótico.

En otro caso: La presencia de tos productiva que dura, al menos, tres meses, con episodios recurrentes durante, por lo menos, dos años consecutivos es suficiente para identificar una bronquitis crónica, es decir, una inflamación crónica de las vías respiratorias bajas (Grupo de Trabajo de GesEPOC, 2012).

Si en la espirometría el cociente entre el volumen espiratorio forzado en el primer segundo (FEV1), dividido entre la capacidad vital forzada (FVC), es decir: (FEV1/FVC), es menor a 0.7, después de haber administrado un medicamento broncodilatador, eso es suficiente para afirmar que hay una obstrucción del flujo aéreo. Si además tiene más de seis meses, es suficiente para afirmar que la obstrucción es crónica. Si ambas cosas se agregan, serán suficientes para identificar una enfermedad pulmonar obstructiva crónica (Peces-Barba *et al.*, 2008).

En otro caso: Paciente de 76 años de edad que, desde hace ocho años, presenta temblor en la mano izquierda, que se hace aparente cuando esta se encuentra en reposo, el cual tiene una frecuencia de cinco ciclos por segundo que afecta principalmente los dedos, que parecen estar contando monedas y que desaparece cuando realiza movimientos voluntarios. Al mover pasivamente el brazo y la mano, del mismo lado, se encuentra rigidez. Sus movimientos son lentos y torpes, tiene dificultad para iniciar el movimiento voluntario, su cara es poco expresiva (hipomimia).

Al caminar lo hace inclinado hacia delante y con los brazos pegados a su cuerpo y le falta balanceo. Los codos y las rodillas se encuentran parcialmente flexionados. Al momento de girar lo hace con dificultad y con pequeños y numerosos pasos.

Con esto el clínico encuentra signos suficientes para considerar que el paciente tiene alteraciones del sistema de coordinación del movimiento extrapiramidal. El clínico decide explorar lo que sucede cuando aumenta la actividad dopaminérgica, indicándole levodopa, 250 mg por vía oral, y los signos disminuyen. Así el clínico infiere que tiene los síntomas suficientes para considerar la enfermedad de Parkinson (Tapia-Núñez y Chaná-Cuevas, 2004).

Relaciones de identidad

Las relaciones de identidad pueden dase entre contenidos que se repiten en el conjunto de manifestaciones que presenta el enfermo. Podría suceder que la misma alteración aparezca en diferentes partes del organismo, o que un elemento diagnóstico simple o complejo se repita a lo largo del tiempo. Tales identidades pueden ser de forma, de propiedades o de funciones, de los conjuntos de elementos que contiene el cuadro clínico.

Otra manera de que ocurran las relaciones de identidad es aquella en la que el clínico encuentra un conjunto de elementos diagnósticos, el cual comparte, específicamente, ciertas características con respecto a algo que ya conoce, lo que constituye cierto grado de identificación diagnóstica.

Al relacionarse diferentes elementos diagnósticos, bien puede ser que la relación de identidad se presente solo para ciertas características. Así, puede haber identidad en el tiempo de aparición, en su intensidad, su duración, su evolución, etc. Lo que debe tenerse en cuenta.

Ejemplo: mujer de 35 años que inicia su padecimiento a los 33 años de edad, caracterizado por brotes agudos, que duran varias semanas, seguidos de periodos de varios meses sin ellos. Al principio, los periodos entre los brotes eran asintomáticos, pero luego estos fueron dejando deficiencias funcionales. Dichos eventos están favorecidos por el calor y la exposición al sol.

Al principio notó debilidad en las piernas y alteraciones de la sensibilidad como hormigueos y piquetes. En los últimos seis meses siente descargas eléctricas cuando inclina el cuello hacia delante (Signo de Lhermitte). Después de la disminución de la fuerza, que se hacía en cada episodio más intensa, se agregaron contracciones musculares y dificultades para caminar y para coordinar pequeños movimientos. En el último evento, que se inició hace dos semanas, se agregó deterioro y luego pérdida de la visión del ojo izquierdo. El caso de la paciente satisface las relaciones de identidad para el diagnóstico de esclerosis múltiple (García Merinoa *et al.*, 2017), de acuerdo con los criterios de McDonald (Thompson *et al.*, 2017).

Relaciones de semejanza
En muchas ocasiones existe identidad entre diversos contenidos que se presentan en el cuadro clínico, pero al mismo tiempo aparecen diferencias entre estos. En tal caso se trata de una relación de semejanza. Eso sucede también cuando identificamos, en el cuadro clínico, conjuntos de datos semejantes, mas no idénticos a otros ya conocidos.

Ejemplo: se trata de un hombre de 65 años de edad, quien acude a consulta por la presencia de un nódulo mamario retroareolar izquierdo que ha crecido continuamente desde hace dos meses. El paciente tiene antecedentes familiares de cáncer de mama y de haber estado expuesto a radiaciones. Al explorarlo se encuentra que el pezón está invertido. Todos estos datos son semejantes a los que se presentan en el cáncer de mama de las mujeres (Camejo *et al.*, 2018).

Ejemplo: Paciente de 71 años, con lesiones en la piel: crónicas, recidivantes, de 1 a 2 cm de diámetro, redondeadas, rojizas, que palidecen a la presión, secas, escamosas, de bordes irregulares, que le producen picazón y que predominan en brazos y piernas y que también han atacado la palma de la mano derecha. La piel que rodea a las lesiones está sana. Con estos datos el clínico considera que se trata de una enfermedad semejante a la dermatosis numular.

"Erupción de placas eccematosas redondeadas (discoides) casi exclusivamente en las extremidades… antebrazos y cara dorsal de las manos en mujeres… bien delimitadas y miden 1-3 cm… Pueden estar inflamadas, con vesiculación y exudación, y frecuentemente están liquenizadas e hiperqueratósicas. El prurito puede ser intenso y las escoriaciones suelen ser prominentes. Generalmente, la dermatitis numular tiene un curso muy crónico" (Bolognia *et al.*, 2018: 234).

Las lesiones son semejantes a las que se presentan también en la dermatitis atópica, en la cual aparecen máculas o pápulas enrojecidas, y que, cuando hay mucho rascado engrosan la piel (liquenificación), pero que se presentan en las fosas antecubital y poplítea y sobre los párpados, cuello, muñecas y pezones. Se asocian a resequedad de la piel (serosis) generalizada, son mucho menos frecuentes en personas mayores y tienen tendencia familiar (Rincón Pérez *et al.*, 2018).

La dermatitis por contacto es semejante, debido a que es un proceso inflamatorio, sin embargo, se presenta específicamente en los sitios de la piel que están en contacto con un agente irritante.

La psoriasis es semejante y también tiene un componente inflamatorio, que produce manchas rojas de la piel. En esta se acumulan las células que proliferan con mayor rapidez que lo normal, y que se descaman como hojuelas muy finas plateadas cuando se les rasca y al hacerlo se producen sangrados puntiformes —signo de Auspitz— (Achenbach, 2015).

La tiña *corporis* puede ser semejante y presentar enrojecimiento y prurito, aunque en general existe un perímetro engrosado y un centro más claro (Gubelin *et al.*, 2011).

El clínico, al reconocer las alteraciones que se asemejan a lo que su paciente presenta, puede delimitar las posibilidades diagnósticas.

Relaciones de diferencia

Cuando se comparan dos contenidos presentes en la información clínica disponible y se demuestra que poseen distinta forma, propiedades o funciones.

Eso permite hacer una distinción con respecto a aquello que pudiera ser parecido.

Así, hay relaciones de diferencia que permiten distinguir los síntomas, los síndromes e incluso los diagnósticos en sus diversos niveles de integración. Por otro lado, hay diferencias de comportamiento que ayudan a distinguir la simultaneidad de procesos de diferente naturaleza.

Ejemplo: niño de 9 años, con movimientos rápidos de los músculos faciales, acompañados de parpadeo y contracción, que se repiten de la misma manera y que están anticipados por una necesidad imperiosa de realizarlos. Estos se acompañan, siempre, de la emisión de una tos ligera que parecería querer aclarar la garganta. Todo ello se inició dos años antes. Tales sucesos se repiten varias veces al día, y nunca han desaparecido por más de tres días.

El clínico hace la diferencia entre los signos, y define que se trata de tics —se definen por la presencia de contracciones musculares que generan movimientos involuntarios y repetitivos, o de sonidos producidos por la persona— (Tijero-Merino *et al.*, 2009; Metzinger *et al.*, 2018). La duración le permite afirmar que no son esporádicos pues han durado más de un año, pero a pesar de la persistencia, los tics no tienen, como en el caso del paciente, ambos componentes (sonidos y contracciones) por lo que, junto con la cronicidad, la persistencia y la cotidianeidad, considera que se trata de un síndrome de Tourette (APA, 2016; OPS, 2003; OMS CIE10).

El clínico debió indagar después si se trataba de una alteración primaria o si el proceso era secundario, es decir, debido a otra enfermedad, ya fuese genética, degenerativa, por acumulación, infecciosa, tóxica, vascular o secundaria a fármacos, traumática, etcétera.

Ejemplo: La fractura de fémur clásica, que se presenta cuando personas de edad avanzada, después de haber sufrido una agresión en la cadera, como sucede en una caída al suelo, manifiestan dolor intenso de esta y dificultad para caminar. Y quienes al ser explorados muestran un acortamiento y rotación externa del miembro lesionado, asociado a dificultad para hacer la rotación y la flexión de dicha extremidad (Muñoz *et al.*, 2008).

Sin embargo, la fractura, en algunos casos, se puede presentar en un enfermo que deambula de manera normal y solo refiere un vago dolor en las nalgas, rodillas, muslos, ingle o espalda. Además, debemos considerar que si bien es conveniente, ante un dolor de cadera consecutivo a un traumatismo mayor, plantear la posibilidad de una fractura, hasta no probar lo contrario hay que buscar las diferencias con otro tipo de lesiones que pueden presentar signos y síntomas similares a los ocurridos en tal tipo de fracturas, como la fractura de acetábulo, la de la rama púbica, la del trocánter mayor y otras alteraciones como las fracturas de estrés, la bursitis trocantérica y la contusión del tejido adyacente a la cadera.

Ejemplo: Niño de 11 años de edad que se cae de un árbol y llega al hospital con dolor, limitación parcial de los movimientos de la cadera, claudicación y limitación para la movilización de la articulación de la cadera (Flores Navarro, 2012). El diagnóstico no parecía evidente, por lo que el clínico tuvo que buscar las diferencias con otros diagnósticos que incluyen Legg-Calvé-Perthes, deslizamiento epifisario femoral capital, fracturas por estrés, artritis séptica, artritis reumatoide juvenil y sinovitis tóxica (Carrillo-Muñoz, 2009).

Legg-Calvé-Perthes se refiere a una disminución de la irrigación de la cabeza femoral, que produce síntomas semejantes, pero se diferencia en que es un proceso que dura varios años. El deslizamiento epifisario femoral capital alude al desplazamiento de la cabeza femoral, en relación con el cuello del fémur, que puede resultar de un traumatismo o desarrollarse en semanas o meses. Pero en ellos hay, además, dolor de rodilla y se instala en semanas posteriores al traumatismo (Llanos *et al.*, 2005). Las fracturas por estrés se refieren a un exceso de carga sostenido durante largo tiempo en la articulación.

La artritis séptica cursa con fiebre y datos de inflamación con afectación sistémica. La artritis reumatoide juvenil es un proceso inflamatorio que afecta varias articulaciones. Es recurrente y dura semanas (Guraieb-Ibarrola y Guraieb-Chahín, 2006).

La sinovitis tóxica aparece después de enfermedades virales de las vías respiratorias, una o dos semanas antes. Sin antecedente de traumatismo. Hay dolor de cadera, pero irradia a la pierna y a la rodilla. La marcha es antiálgica pero se presentan grandes limitaciones en los arcos de movimiento (Robin *apud* Gigante, 2007).

Finalmente, los estudios mostraron una fractura transfisaria equivalente a una epifisiolistesis de la cabeza femoral —la cabeza del fémur se desliza a través del disco de crecimiento— donde la epífisis mantiene su relación con el acetábulo (Clasificación Delbet y Colonna tipo I, véase Velázquez Aréstegui *et al.*, 2016).

Relaciones de ordenamiento

Los síntomas y signos aparecen de modo ordenado; siguiendo una secuencia en el tiempo. Por otro lado, afectan al organismo siguiendo un orden espacial. También hay un ordenamiento en la aparición de perturbaciones funcionales.

La manera de presentarse, siguiendo un orden, o en conformidad con secuencias de tiempo pueden ser muy orientadoras, cuando han sido ya reco-

nocidas y aprendidas antes, pero también son señales de las estructuras o funciones que se alteran siguiendo un patrón que orienta en la comprensión de
los mecanismos participantes en el proceso. De ese modo, al estudiar un caso,
debemos reflexionar acerca de dichos ordenamientos, de las manifestaciones,
que aparecen en el tiempo y los ciclos que pudiesen repetirse en diferentes
ataques de la misma enfermedad.

Ejemplo (Tejeda-Melano *et al.*, 2016): Mujer de 49 años de edad, misionera reli-
giosa en África, específicamente en Guinea Ecuatorial —zona palúdica—, desde
los 35 años. Ha sufrido múltiples cuadros de paludismo, el último de los cuales
se inició veintiún días antes de su llegada a México, y para el que recibió tratamiento con las tres primeras dosis de artesunato, pero el tratamiento no comple-
tó los siete días.

Veinticinco días después del inicio del cuadro palúdico, presentó fiebre, dolores articulares y falta de fuerza. Tres días más tarde presenta fiebre y escalofríos
intensos, con somnolencia y sopor, cuadro que se repite tres días después. Así
continuó durante otros tres días, y luego se deterioró su estado general y comenzó a presentar periodos de estupor, que alternaban con otros de lucidez. Sus
médicos le indicaron dosis adecuadas de cloroquina, pero no hubo respuesta,
por lo que fue hospitalizada. Ahí, al explorarla se encontró estuporosa, pálida,
con aumento de la frecuencia respiratoria. Su presión arterial de 90/60 y la frecuencia cardíaca de 120 x minuto. El hígado estaba aumentado de tamaño y
posiblemente el bazo (aunque había dudas).

Aquí podemos ver la agudización cíclica del padecimiento que junto con
los antecedentes (provenir de una zona palúdica y haber tenido un tratamiento
incompleto de un brote, tres semanas atrás) orientó claramente a los clínicos en
la búsqueda del *plasmodium*.

El estudio de gota gruesa con hematozoario de Laverán mostró 1.9% en
1 000 eritrocitos, lo cual fundamentó el diagnóstico de paludismo importado,
por *P. falciparum* resistente a cloroquina. Se reporta examen de gota gruesa con
tinción de Giemsa positivo a *P. falciparum* + + + y *P. vivax* + y se inicia tratamiento con sulfato de quinina 250 mg; posteriormente con primaquina, y la paciente
mejora.

Relaciones de interacción

Los síntomas y signos pueden aparecer en el curso de la misma enfermedad
y complicar el cuadro clínico, como sucede con un paciente con daño renal

crónico quien después de la aplicación de un medio de contraste en el curso de un estudio de imagen responde con un deterioro de la función renal que agrava todo su cuadro.

En otras ocasiones, la interacción de síntomas o signos puede deberse a la presencia simultánea de dos alteraciones diferentes, como puede suceder con el paciente bronquítico crónico y enfisematoso que se expone a humos durante un incendio o al que se le agrega una infección de vías aéreas que da lugar a una neumonía.

Otro caso sería el del enfermo que retiene líquidos debido a una insuficiencia cardíaca, pero que además tiene una desnutrición severa que le favorece los edemas, por deficiencia protéica y particularmente de albúmina, que se encarga de mantener los líquidos en el interior de la circulación. O, en el mismo caso, cuando el enfermo comienza a ingerir mayores cantidades de sal, las cuales favorecen la retención de líquidos.

Un ejemplo más sería el caso de un enfermo anticoagulado que hace una crisis hipertensiva y una hemorragia cerebral. O el enfermo ateroscleroso que sufre de una insuficiencia vascular arterial severa, la cual se complica en el curso de una deshidratación.

Entre las muchas interacciones que se pueden descubrir al analizar un caso clínico, hemos escogido algunas para ejemplificar el problema.

Ejemplo: Paciente de 80 años que se sabe hipertenso arterial desde hace 20 años y nunca siguió su tratamiento, por lo que ya ha tenido episodios de insuficiencia cardíaca izquierda desde hace dos años, caracterizados por disnea, que se incrementa cuando sufre recaídas de su insuficiencia cardíaca. Desde hace dos meses comienza a sentir fatiga con ejercicios de menor intensidad (de los acostumbrados) que se asocia con mareos y con palpitaciones. Acude a consulta, donde se le encuentra un pulso muy irregular y, en el cual, la separación de los latidos es completamente variable. Lo mismo pasa con la amplitud del pulso que varía de forma constante.

En este caso se ha agregado la fibrilación auricular —responsable de las características del pulso, de los mareos y de las palpitaciones—, a la insuficiencia cardíaca —responsable de la disnea que aumenta cuando se descompensa—. Ambas cosas interactúan, agravando la insuficiencia cardíaca —pues desaparece el aporte de sangre que hacen las aurículas al final del llenado ventricular—. Así, resulta que la presencia de fibrilación auricular aumenta el riesgo de insuficiencia cardíaca (Lawson y Mamas, 2018). Por otro lado se sabe que cuando se encuentra fibrilación auricular en pacientes con daño coronario, el riesgo de morir aumenta (Aguilar-Zapata *et al.*, 2014).

Ejemplo (modificado de Arellano-Aguilar *et al.*, 2018): Mujer de 72 años, con antecedente de madre muerta por cáncer de pulmón. Hace siete meses inicia con tos seca, que ha sido persistente y progresiva. Tres meses después se agrega debilidad en los músculos de la cintura pélvica, que un mes más tarde se generaliza y se acompaña de estreñimiento y dificultad para deglutir, lo que la hace dejar de comer. Desde el tercer mes de su padecimiento notó pérdida de peso, que se acentuó al dejar de comer por la disfagia. Al momento actual ha perdido 10 kg.

La debilidad muscular es tan intensa que no le permite ponerse en pie o dar paso sin sostén. La fuerza de sus músculos es de 20-40% de lo normal y sus reflejos osteo-tendinosos están disminuidos.

La exploración del tórax mostró tiros intercostales y una disminución de los movimientos de ampliación y amplexación, sin otros datos anormales.

En este caso interactuaban dos procesos. Uno de ellos es un ataque al estado general, con pérdida de peso muy importante que se acompaña, desde el inicio, de una tos crónica que señala la involucración de las vías respiratorias. Así, resulta que por las retracciones intercostales durante la inspiración y la disminución de la excursión de los movimientos respiratorios nos vemos orientados a buscar una alteración intratorácica progresiva y agresiva.

Además, hay otro proceso que interfiere con la respuesta motora, progresivo, que se expresa primero en las grandes masas musculares de la cintura pélvica, pero que es creciente y se generaliza, afectando al sistema esquelético y posiblemente también al vegetativo (dada la aparición del estreñimiento).

Es decir que se trata de un padecimiento grave, progresivo, de origen posiblemente intratorácico, que se acompaña de una expresión distante del aparato respiratorio. Lo primero orientó a los clínicos hacia la idea de un padecimiento neoplásico pulmonar que tiene expresión a distancia en el sistema muscular.

El conocimiento teórico les permitió considerar la debilidad muscular como posible efecto a distancia de un cáncer pulmonar, descrito en 1957 por Eaton y Lambert (Lora y Navarro, 2001).

En efecto, el laboratorio mostró elevación del calcio sérico con niveles normales de hormona paratiroidea y los estudios de imagen mostraron lesiones neoplásicas múltiples en pulmón y en otros órganos. Los estudios de electromiografía confirmaron una disminución de la estimulación muscular por disfunción de los nervios, la cual en presencia de elevación importante de los anticuerpos contra los canales de calcio dependientes de voltaje permitió el diagnóstico de síndrome de Eaton Lamber en una paciente con cáncer pulmonar (Cuervo Millán y Carrillo Bayona, 2004).

Ejemplo (modificado de Vázquez-Minero *et al.*, 2018): Mujer, hace 15 años se cayó de una altura de 5 m. Permaneció asintomática, pero ahora, a los 39 años, y en el curso de los tres últimos meses, manifiesta dolor epigástrico, con disnea, la cual progresa hasta estar presente en reposo. Presenta tos seca persistente. Pierde además 10 kg de peso y aparecen edemas en los cuatro miembros y en la cara.

En la exploración se encuentra disminución de los movimientos respiratorios a nivel subescapular izquierdo, de las vibraciones vocales, del murmullo vesicular y de la transmisión de la voz, además de matidez y la presencia de ruidos intestinales del mismo lado. Todo esto hacía suponer al clínico que órganos huecos del abdomen habían pasado, progresivamente, al hemitórax izquierdo, comprimiendo el pulmón e interfiriendo con las funciones respiratorias y nutricionales. Y, dado el antecedente, se consideró que podría tratarse de una hernia del diafragma postraumática.

Los estudios de imagen mostraron elevado el diafragma izquierdo y asas intestinales, estómago y bazo dentro del tórax, con colapso pulmonar y derrame pleural, por lo que fue operada por hernia diafragmática postraumática.

En el postoperatorio la frecuencia respiratoria estaba un poco aumentada (a 24 por minuto), la región subescapular izquierda presentaba disminuida la excursión de sus movimientos, las vibraciones vocales estaban disminuidas, la percusión submate y el murmullo vesicular ausente, lo que a primera vista podría haberse confundido con un derrame pleural. Sin embargo, y a diferencia de este, en la zona superior de la matidez no se encontró aumento de la sonoridad de la voz y, asimismo, el límite superior de la matidez no era, como en los derrames, en forma curva cuya concavidad mira hacia arriba y adentro (curva de Damoiseau-Ellis), por lo que se planteó el diagnóstico de un síndrome de atelectasia pulmonar agregado (como complicación de la cirugía).

El colapso segmentario de los alveolos, es decir, las atelectasias pulmonares son complicaciones frecuentes después de intervenciones quirúrgicas torácicas o abdominales, sobre todo después de cirugías de urgencia (Rama-Maceiras, 2010). Se trata de territorios pulmonares perfundidos, pero no ventilados, capaces de genera hipoxemia y aumentar las complicaciones, sobre todo en pacientes obesos, cuya presión abdominal se encuentra aumentada.

Relaciones de magnitud
Cuando la intensidad con la que se expresa una manifestación guarda una relación paralela con la intensidad de otra, es posible que existan relaciones causales entre ambas. Pero también puede haber una relación de magnitud

inversa entre ellas, lo que sugiere que los mecanismos involucrados generan, directa o indirectamente, consecuencias inversas.

Respecto al primer caso, podemos considerar lo que sucede en el síndrome de insuficiencia cardíaca aguda, es decir, la nueva aparición de un deterioro gradual o rápido de la función cardíaca, que amerita hospitalizacion; de acuerdo con el estudio de Framingham, tiene por lo menos dos signos mayores y uno menor (González Hormostay *et al.*, 2017).

Sin considerar los signos radiográficos de ese criterio (cardiomegalia, congestión pulmonar o edema intersticial), tenemos que si la insuficiencia cardíaca es izquierda, los criterios puramente clínicos mayores son: la aparición de estertores crepitantes (en general basales bilaterales), disnea paroxística nocturna, ritmo de galope (tercer ruido) y, desde luego, edema agudo pulmonar (González Hormostay *et al.*, 2017). Los criterios menores son tos nocturna o disnea a esfuerzos ordinarios, frecuencia cardíaca mayor a 120, disminución, en un tercio, de la capacidad funcional, o derrame pleural.

Si es derecha, los criterios puramente clínicos son la ingurgitación yugular, el reflujo hepato-yugular, el ritmo de galope (tercer ruido), aumento de la presión venosa central y la pérdida de peso en tres días (4.5 kg), en respuesta al tratamiento. Los criterios menores son: edema maleolar bilateral, hepatomegalia, frecuencia cardíaca mayor a 120, derrame pleural (González Hormostay *et al.*, 2017).

Ejemplo: se trata de un paciente masculino de 75 años de edad, quien presenta disnea a esfuerzos ordinarios, la cual, ayer por la noche, progresó a una disnea que lo hizo levantarse y permanecer sentado para poder recuperar la respiración. Llama al médico, quien al explorarlo encuentra estertores crepitantes en ambas bases pulmonares y una presión arterial elevada de 160/100.

El médico le aplica un medicamento antihipertensivo (antagonista de los receptores de la angiotensina, AT1) y diuréticos, con lo que los estertores comienzan a disminuir y paralelamente empieza a respirar mejor. El galeno se retira cuando el enfermo ha mejorado; sin embargo, el paciente atribuye sus molestias a un coraje y decide no continuar el tratamiento. Con ello, los síntomas referidos vuelven a aparecer, guardando paralelismo en sus magnitudes. Ante tal situación, los familiares vuelven a llamar al médico, quien lo interna en el hospital, reinstaura el tratamiento y le explica al paciente la importancia del mismo. El paciente mejora nuevamente y, en forma paralela, los síntomas referidos desaparecen simultáneamente con el tratamiento hospitalario y el enfermo es dado de alta con claras indicaciones.

En este caso se puede ver que el paralelismo en magnitudes, entre el síntoma disnea y los estertores crepitantes de las bases pulmonares, pues responden a una causa común, que es la insuficiencia cardíaca izquierda, y que de acuerdo con la mejoría o el empeoramiento de la misma ambos modifican en paralelo su magnitud.

Ejemplo: Podríamos decir que un paciente que se encuentra en un área rural, retirada de las poblaciones y que presenta disnea que aumenta al acostarse y en el cual el médico en servicio social le detecta estertores crepitantes escasos en las bases pulmonares, puede indagar la respuesta del corazón ante una sobrecarga transitoria de volumen, elevando las piernas mientras ausculta los estertores referidos. Si estos aumentan con tal maniobra, el médico podrá considerar que hay una falla de bombeo cardíaco que se torna evidente al aportar un mayor volumen sanguíneo al corazón. En este caso, el paralelismo entre los datos de auscultación y la maniobra permiten la orientación diagnóstica.

PASO 46. Reconocer los tipos de implicaciones

En cada paso dado, el clínico ha hecho inferencias deductivas, inductivas o abductivas. Sin embargo, existe un tipo de conocimientos que se encuentran ocultos a primera vista, es decir, se hallan presentes, pero sin ser obvios en la información disponible. Estos pueden hacerse evidentes al analizar con cuidado los elementos de juicio disponibles, ya sea de manera separada o cuando se conjuntan dichos elementos de juicio.

Al procesar racionalmente la información, se pueden poner en evidencia tales conocimientos, a manera de pequeñas o grandes conclusiones, llamadas *implicaciones racionales*.

Existe otro modo de poner en evidencia la información que no se presenta con claridad, sino después de procesarla por medio de su asociación con conocimientos previamente adquiridos, es decir, con conocimientos culturales o teóricos. Las conclusiones así obtenidas se denominan *implicaciones teóricas*.

PASO 47. Implicaciones racionales

Son las conclusiones obtenidas a partir de la consideración de los elementos de información. Se obtienen tan solo al señalar, en el contenido de la información, los elementos necesarios y suficientes para poder afirmar la presencia de un conocimiento. Este se encontraba ya, implícito, en la información obtenida, pero no era obvio y pudo alcanzarse mediante la aplicación de la razón, aun sin considerar la teoría médica.

Las implicaciones racionales son extremadamente importantes al momento de estudiar un problema diagnóstico, ya que delimitan el campo de estudio donde habrá que identificar el padecimiento. Así, por ejemplo, si se sabe que el padecimiento es de presentación súbita quedan descartados todas aquellas afecciones que siempre aparecen de manera lenta y gradual; si el padecimiento es progresivo, descarta todos aquellos males que, cuando no se complican, están desencadenados por una causa que actúa de una vez por todas, y el problema queda establecido. Una enfermedad que se manifiesta por agudizaciones y remisiones orientará la búsqueda hacia aquellos padecimientos que generan tal comportamiento. Si la enfermedad es local o difusa, también nos ayudará a buscar el diagnóstico entre las entidades que así lo hacen. Si es un padecimiento familiar o esporádico, si se presenta como parte de una epidemia o en una zona endémica, también servirá de orientación en nuestra indagación clínica.

En consecuencia, la búsqueda de implicaciones lógicas siempre ha de presidir la de implicaciones teóricas y estas solo serán importantes cuando satisfagan las propiedades y características que se han puesto en evidencia antes mediante las inferencias lógicas. Hacerlo a la inversa equivaldría a perderse en la teoría.

PASO 48. Implicaciones racionales a partir de datos aislados

Cada síntoma o signo requiere necesariamente, para existir, una serie de condiciones. Por eso su presencia implica la existencia de tales condiciones. Asimismo, tanto los síntomas como los signos pueden por sí mismos tener consecuencias. En tal caso, su presencia implicará la posibilidad de tales consecuencias.

Ejemplo del primer caso sería la opacidad del cristalino, que implica modificaciones en la naturaleza estructural de los componentes de dicha lente. En el segundo, implica ver borroso, necesidad de luz más brillante para leer, etcétera.

PASO 49. Implicaciones racionales a partir de la consideración de varios datos obtenidos

Son deducciones que surgen al considerar la presencia de dos o más datos. Ejemplo de esto sería la presencia de mucosas secas, sensación de sed, disminución del volumen urinario, lo cual implica disminución de los líquidos del organismo: deshidratación.

PASO 50. Implicaciones teóricas

Resultan de la aplicación de los conocimientos teóricos a los contenidos de información clínica obtenida.

Por ejemplo: una persona tiene ardor al orinar. La teoría médica nos dice que el dolor, ardor o molestia al orinar (disuria) es la manifestación de la irritación de la uretra, o del trígono vesical (mucosa de la vejiga que se encuentra en el triángulo formado por los orificios de los ureteros al desembocar en la vejiga y el orificio vesical donde se inicia la uretra). Así, la implicación resultante es que hay irritación de alguna de esas estructuras.

Ejemplo (modificado de Castillo Ramírez *et al.*, 2018): masculino de 57 años de edad, portador de anemia perniciosa desde hace 10 años —se le encontraron niveles séricos bajos de vitamina B_{12}, anemia macrocítica y al hacerle una endoscopia del tubo digestivo alto, esta fue normal—. Mejoró con cianocobalamina parenteral por un tiempo, pues luego la suspendió. Además tenía diagnóstico de intestino irritable.

Inicia su padecimiento un mes antes con pérdida del apetito y de peso (5 kg) en ese lapso. Tres semanas atrás disminuyó la consistencia de sus heces y presentó dolor abdominal difuso cuya intensidad era de + a ++ (sobre ++++), que disminuía al evacuar. También tuvo náuseas. Refiere dos o tres evacuaciones al día, las cuales contienen restos de alimentos no digeridos (lienteria). Además, cuando ingiere mucha grasa, esta aparece en las heces (esteatorrea). Todo esto se ha acompañado, progresivamente, de debilidad muscular generalizada con predominio en miembros pélvicos.

Los dos últimos días aparecieron calambres, espasmos musculares y parestesias distales en las cuatro extremidades, por lo que acude a un servicio de urgencias, donde los únicos datos positivos que le encuentran son: pálidez, contracciones musculares repentinas intensas, que duran varios minutos y que afectan sobre todo las piernas. El abdomen ligeramente distendido, con dolor moderado al comprimirlo, y un peristaltismo aumentado. Además, al percutir el nervio facial a 2 cm por delante del lóbulo de la oreja y a 1 cm por debajo del arco cigomático se despertaban contracturas de los músculos faciales del mismo lado (signo de Chvostec). Asimismo, al comprimir con el baumanómetro el brazo por arriba de la presión sistólica se producía una contracción de la muñeca y de los flexores metacarpofalángicos, con flexión del pulgar sobre la palma pero con hiperextensión de los dedos asociado a sensación de calambres (signo de Trousseau).

El clínico consideró que el cuadro podría deberse a hipocalcemia.

Implicaciones lógicas del caso: Es un padecimiento que aparece en una persona de la sexta década de la vida, quien ya siendo adulto (a los 47 años) desarrolló falta de absorción de la vitamina B_{12}. Cuando abandonaba las inyecciones de B_{12} aparecía anemia. Además, el paciente tenía molestias intestinales crónicas (le habían hecho el diagnóstico de intestino irritable).

Su enfermedad actualmente se presenta como un proceso agudo (un mes), que de manera rápida y progresiva deteriora el estado general del organismo —debilidad muscular, pérdida de peso—, en relación con una falta de entrada de nutrientes al organismo, debida a falta de digestión de los mismos —alimentos no digeridos en la evacuación y presencia de grasa en la misma—, secundario a alteraciones del aparato digestivo —disminución de la consistencia de las evacuaciones, distensión abdominal, con dolor abdominal difuso, moderado y aumento del peristaltismo.

El carácter difuso del mismo indica un dolor visceral (Duque *et al.*, 2018), que por estar relacionado, por simultaneidad de aparición, con las alteraciones de la digestión de alimentos, y por disminuir con las evacuaciones, nos manda al tubo digestivo.

En síntesis: proceso agudo, con manifestaciones inicialmente digestivas de progresión rápida, con falta de digestión de nutrientes, que no entran al organismo y que lo deterioran severamente, dando lugar a alteraciones de la excitabilidad neuromuscular.

Implicaciones teóricas del caso: La anemia macrocítica, que padece desde hace 10 años, se debe a que sus niveles de B_{12} en la sangre son bajos, pues no absorbe esta vitamina, ya que si se le administra por vía parenteral el problema se corrige. Tal falta de absorción no se debe a atrofia gástrica (endoscopías sin atrofia gástrica) y tampoco a que produzca anticuerpos contra el factor intrínseco de Castle, que es la proteína sintetizada por las células parietales del estómago que ayudan a absorber la B_{12} en el íleon intestinal, gracias al receptor "cubam".

En cuanto al padecimiento actual, la búsqueda de inferencias teóricas debe limitarse a aquellas que satisfagan lo evidenciado por medio de las inferencias lógicas. Es decir, a un proceso agudo, con manifestaciones inicialmente digestivas de progresión rápida, con falta de digestión de nutrientes, que no entran al organismo y que lo deterioran severamente dando lugar a alteraciones de la excitabilidad neuromuscular.

La malabsorción está teóricamente fundamentada ya que, como señalan Pineda *et al.* (2014: 117): "Clásicamente, la malabsorción se caracteriza por pérdida de peso, distensión abdominal, meteorismo, heces grasosas y fétidas y manifestaciones propias de déficit de vitaminas y nutrientes esenciales".

La deficiencia de digestión y asimilación de carbohidratos, proteínas y grasas, y la disminución de la absorción de nutrientes, deteriora el estado general y explica todo aquello que tal deficiencia genere directa o indirectamente: pérdida de peso, debilidad de las extremidades, carencias vitamínicas, como de vitaminas A y D, y de minerales como el calcio, lo que secundariamente altera la excitabilidad neuromuscular.

La lientería, conocida desde hace siglos (Museo Arxiu Bibilotecas Episcopales Sermrarti, 1846), es la presencia de alimentos no digeridos en las evacuaciones, que puede deberse a alteraciones propias de la mucosa gastroduodenal, a falta de jugos pancreáticos o a la presencia de parásitos, como sucede en la giardiasis (Robalino Lasso, 2018). La esteatorrea es el aumento visible de grasa en las heces, cuyas causas más frecuentes son insuficiencia pancreática exocrina, enteropatía y déficit de sales biliares (García Luna y López Gallardo, 2007).

La investigación teórica, dirigida a delimitar la localización del trastorno de absorción, que responda a lo obtenido por medio de las inferencias teóricas, nos permite clasificarla, de acuerdo con Pineda *et al.* (2014) en:

1) la luz del intestino por mala digestión: *a)* disminución biliar, *b)* insuficiencia pancreática exocrina (por pérdida funcional de más de 90%).

2) en la mucosa: *a)* por daño epitelial causado por antiinflamatorios no esteroideos, colestiramina o cochicina, *b)* parasitosis; posibles diagnósticos: *i)* daño inmunológico: mastocitosis sistémica, gastroenteritis eosinofílica, *ii)* enfermedad celiaca, *iii)* esprúe tropical, *iv)* dermatitis herpetiforme, *v)* enfermedad de Whipple, *vi)* abetalipoproteinemia.

3) por fuera del intestino (posmucoso), linfangiectasia que por obstrucción impide el transporte de grasas y aminoácidos: *a)* congénita: no por la edad de aparición, *b)* adquirida (tumores que alteran el drenaje linfático).

La malabsorción de origen en la luz del tubo digestivo (luminal) aumenta la cantidad de grasa observada en las heces, pero no hay mucha flatulencia ya que la amilasa salival y la gástrica ayudan a la digestión y posterior absorción de los carbohidratos. La malabsorción por alteración en la mucosa se acompaña de mayor deterioro al estado general, pérdida del apetito y malestar. La mayor cantidad de grasa y gas hacen flotar las heces en el agua (Mora Arbeláez *et al.*, 2013).

Si tomamos en cuenta las inferencias lógicas, habrá que orientar la teoría a: mala digestión por insuficiencia pancreática exocrina (véase que no se considera la biliar, pues las heces no están decoloradas, ni sobrececimiento bacteriano, por la magnitud de la agresión).

Alteraciones de la mucosa: enfermedad celiaca, enfermedad de Whipple, gastroenteritis eosinofílica (Álvarez García *et al.*, 2004).

La enfermedad inflamatoria intestinal en su variante enfermedad de Crohn es una enfermedad crónica, que se presenta por brotes repetidos (Ballesteros Pomar *et al.*, 2020), que no ha tenido previamente el paciente. El linfoma intestinal no tiene un cuadro clínico típico ni datos de exploración específicos, por lo que debe tenerse en cuenta (Facundo Navia y Manrique, 2017). La sarcoidosis (Mora Arbeláez *et al.*, 2013) tiene una evolución menos agresiva.

Véase que no se tuvieron en cuenta efectos de fármacos ni parásitos, ni la dermatitis herpetiforme (por ausencia de lesiones en piel), ni la mastocitosis sistémica, pues no hay alteraciones atribuibles a exceso de histamina fuera del tubo digestivo (Molina-Garrido *et al.*, 2008). Tampoco se consideró el esprúe tropical por no haber antecedente de haber ido a zonas tropicales.

Alteraciones posmucosa: obstrucciones linfáticas, como las linfangiectasias adquiridas.

No se consideró pericarditis constrictiva por no haber congestión derecha ni izquierda. Tampoco había datos de falla cardíaca, ni fibrosis retroperitoneal (Martínez-Arroyo *et al.*, 2009), pues no había dolor lumbar (sordo, profundo, continuo) (Saavedra Ramírez *et al.*, 2009), ni trastornos circulatorios, ni edema en piernas, ni sangrado intestinal. Tampoco se consideró la tuberculosis abdominal por ser un padecimiento crónico, ni la abetalipoproteinemia que aparece desde la infancia (Junaid y Patel, 2018).

Los tumores malignos retroperitoneales (Daza Carreño *et al.*, 2013) que se generan a partir de diferentes tejidos —teratomas, sarcomas, neuroblastomas, paraganglioma, gangloneuroma, neurofibroma, seminomas, histiocitoma, quemodectoma, tumores linfoblásticos, del estroma, métastasis, etc. (Cheng-Hua, 2018)—, pueden producir dolor y síntomas por compresión del aparato digestivo, además de síntomas generales, y hay que tenerlos en cuenta, debido a que pueden interrumpir la circulación linfática y comprometer los ganglios aórticos y celiacos, generando linfangiectasia.

Problemas mixtos, tales como tirotoxicosis o insuficiencia adrenal no se consideran por salir del perfil de las inferencias lógicas.

Así, resulta que las alteraciones que requieren revisión son: *a)* insuficiencia pancreática exocrina (por pérdida funcional de más de 90%), *b)* enfermedad celiaca, *c)* enfermedad de Whipple: infección debida a la bacteria *Trophery-mawhippleii* en la que, en general, hay manifestaciones extraintestinales. Sin embargo, hay formas que solo expresan malabsorción (Valdés Álvarez y Nievas Sánchez, 2018), *d)* gastroenteritis eosinofílica, que requiere demostración de elevación severa de eosinófilos en la sangre y en la biopsia (Álvarez García *et al.*, 2004), *e)* el linfoma intestinal y la linfangiectasia (Daza Carreño *et al.*, 2013) adquirida —tumores que alteran el drenaje linfático.

Para dilucidar el diagnóstico se buscaron anticuerpos antitransglutaminasa IgG< 2 U/mL, IgA 12 U/mL (positivo). Son anticuerpos que se presentan en la enfermedad celiaca y que atacan la enzima transglutaminasa tisular del intestino.

Para ratificar el diagnóstico se pidió una panendoscopia, la cual reportó eritema gástrico, En duodeno e íleon: inflamación crónica, con atrofia moderada de las vellosidades intestinales, con aumento de linfocitos intraepiteliales, sugestivos de enfermedad celiaca Marsh 3B (atrofia de las vellosidades). Se distingue del esprúe tropical en que en la biopsia se presenta predominio de infiltrado monocitario (De Benedictis-Serrano *et al.*, 2018).

Por otro lado, con los signos sugerentes de hipocalcema el clínico solicitó la determinación de calcio en la sangre, donde se reportaron cifras bastante bajas de calcio (5.6 mg/dl. Normales: 8.7 a 10.2). La hiperexcitabilidad neuromuscular remitió con la administración de calcio intravenoso en infusión.

Para averiguar la causa de la hipocalcemia, se pidió la medición de la hormona paratiroidea, la cual estaba por arriba de lo normal (245 pg/mL. Normal: 10 a 60), lo que indicaba una respuesta adecuada de las paratiroides, ante la baja de calcio.

Se midieron los niveles de D 25-hidroxivitamina D que fueron muy bajos (menos de 4 ng/mL).

El paciente mejoró con dieta sin gluten y reposición de B$_{12}$, calcio y vitamina D. *Ejemplo*: mujer de 65 años. Refiere que una hermana, un primo y dos sobrinos tienen siempre anemia. Toda su vida ha estado expuesta al humo de leña.

Ausencia de caracteres sexuales femeninos secundarios (falta de desarrollo de mamas). Menarca a los 12 años, con sangrados que duraban dos días, cada noventa días. La paciente fue previamente diagnosticada de hemocromatosis (depósitos anormalmente elevados de hierro en el organismo), debida a transfusiones múltiples. También se le diagnosticó insuficiencia cardíaca. Le quitaron el bazo (esplenectomía) a fin de prolongar la sobrevivencia de los eritrocitos. Tuvo, hace años, una fractura cubital derecha al caer de su propia altura.

Hace una semana iba en un camión que, al frenar bruscamente, la hizo caer al suelo. En ese momento escuchó un "chasquido" en la columna lumbar, acompañado de un dolor punzante muy intenso (8/10), en la misma localización y simultáneamente ya no pudo caminar ni ponerse de pie.

Su estatura es de 1.42 m y su peso, 32 kg.

Se detectó, por rayos X, la presencia de una fractura en la tercera vértebra lumbar, por lo cual fue hospitalizada, pero no tolera una fijación externa (por medio de un corsé), ya que le genera dificultad respiratoria. Además, la paciente desarrolla, de manera aguda, insuficiencia cardíaca global, que compromete aún más la respiración.

Estudios practicados durante la hospitalización demostraron osteoporosis del cuello femoral, de la columna y de la cadera.

Implicaciones lógicas del caso: Por la edad: enfermedad compatible con la tercera edad, que se generó o se hizo aparente tardíamente. Por los antecedentes familiares de anemia: hay factores que predisponen a esa familia a la anemia. Por la aspiración del humo de leña durante toda su vida, es una persona con riesgo de enfermedades pulmonares. Por la falta de crecimiento de las mamas indica deficiencia de los mecanismos que aseguran el desarrollo sexual. Pero también, una estatura de 1.42 m y un peso de 32 kg implican una falta de desarrollo y un deterioro en el estado nutricional.

La historia de múltiples transfusiones implica un padecimiento crónico que interfiere con la producción, o duración, de los glóbulos rojos, es decir, una anemia crónica que ha ocasionado sobrecarga de hierro, lo que implica que la intensidad con la que se transfunde es importante y, por lo tanto, que fácilmente se reproduce la anemia.

La razón de la esplenectomía implica que tiene una enfermedad hematológica que requiere aumentar el tiempo de sobrevivencia de los glóbulos rojos.

Tuvo fractura cubital derecha al caer de su propia altura, lo que implica abrir la posibilidad de fragilidad ósea.

Haber quedado imposibilitada para ponerse de pie y para caminar implica una pérdida brusca del movimiento que, por el antecedente de la caída, fue resultado de un traumatismo, que dañó principalmente la región lumbar de acuerdo con la localización del dolor, y lo hizo con gran intensidad, dada la magnitud de este. La presencia del chasquido que escuchó en la columna lumbar simultáneo al impacto, implica el daño a una estructura sólida lumbar, y la pérdida funcional inmediata implica la asociación entre estos dos. La intolerancia al corsé supone la presencia de compromiso respiratorio importante.

La rápida presentación de una insuficiencia cardíaca global aguda, en una paciente que ya había sufrido de la misma, ha de considerarse una agudización de una falla crónica y por lo tanto de un daño del músculo cardíaco, persistente y que se agrava con facilidad.

La osteoporosis en diferentes huesos implica problemas que afectan en general a los huesos y que han propiciado la fragilidad ósea, la cual explica que con caídas no muy severas se presenten fracturas.

En síntesis: Paciente con anemia crónica severa, con antecedentes de varios familiares con anemia. La severidad de la anemia se puso en evidencia al presentar, como consecuencia de sobrecarga de hierro, por múltiples transfusiones, depósitos anormales de ese metal en sus órganos (por lo que le diagnosticaron hemosiderosis) y también por el intento de retirarle el bazo a fin de disminuir la destrucción de los glóbulos rojos.

Su desarrollo físico fue limitado y también el de sus características sexuales secundarias, con alteración de sus ciclos menstruales. Malnutrida, con huesos frágiles que se fracturan con traumatismos no muy intensos. Además expuesta, durante muchos años, a los daños que el humo de la leña puede provocar en los pulmones.

En la tercera edad, con un traumatismo lumbar, presenta daño a una estructura sólida, que genera dolor intenso lumbar que imposibilita el movimiento de las piernas. Hay un daño cardíaco, adquirido y crónico que la hace caer en insuficiencia cardíaca, de la que presentó un nuevo evento, como complicación del traumatismo lumbar.

Implicaciones teóricas del caso: Por la exposición al humo de leña durante toda su vida es una persona con riesgo de enfermedad pulmonar obstructiva crónica, de tuberculosis y de cánceres pulmonares (García-Sancho *et al.*, 2012); por la falta de desarrollo de las mamas hay una falla en el inicio y progresión de la maduración sexual, es decir, una pubertad retrasada (Merino, 2013) con posible alteración del eje hipotálamo-hipófisis-ovario. El hecho de que las menstruaciones tengan intervalos de noventa días se conoce como *oligomenorrea*, que se relaciona con prolongación de la fase folicular —no se inicia, o no se completa la maduración del nuevo folículo (Escobar *et al.*, 2010). La duración de las menstruaciones de dos días se denomina *hipomenorrea* y se relaciona con deficiencia en la fase folicular.

Las causas de las alteraciones menstruales pueden deberse a alteraciones del sistema nervioso central, de los ovarios, el endometrio, los genitales, alteraciones endocrinas o metabólicas (hipotiroidismo o diabetes) o inmunitarias. Las del sistema nervioso central orientan a considerar que tiene alterada la síntesis de factor liberador de gonadotrofina, o de luteotrópica, o del folículo-estimulante. En todas las patologías de origen ovárico está afectada la síntesis estrogénica de la unidad folicular (Schiavoni Ermani, 2000).

La hemocromatosis secundaria a transfusiones múltiples puede llevar a la insuficiencia cardíaca (Martí *et al.*, 2002). Es frecuente que pacientes con anemias debidas a eritropoyesis ineficaz (como sucede en la talasemia mayor o en la anemia sideroblástica) presenten ese tipo de complicaciones (Martí *et al.*, 2002). Las anemias diseritropoyéticas congénitas presentan hepatoesplenomegalia y litiasis vesicular, datos que no muestra la paciente (Feliu Torres y Pepe, 2017). Habría que tener en cuenta las enfermedades que cursan con fragilidad de los glóbulos rojos como la esferocitosis —pero esta tiene requerimientos menores de transfusiones y mejora con la esplenectomía (Attie *et al.*, 2012)—, o con destrucción extravascular de los mismos, pero en tal caso hubiera mejorado con la esplenectomía, o intravascular, pero en ese caso hubiese tenido orinas rojas por hemoglobinuria (García Rodríguez *et al.*, 2008).

Ante un traumatismo lumbar que súbitamente imposibilita el movimiento de los miembros inferiores, con chasquido lumbar audible, y que se acompaña de dolor intenso, se plantea con fuerza la posibilidad de fractura vertebral lumbar. Además, a diferencia de las fracturas lumbares osteoporóticas, donde el muro posterior del cuerpo vertebral y el arco posterior se respetan, en las traumáticas estas se ven afectadas y generan manifestaciones neurológicas (Díaz Curiel, 2005). Recordamos que la médula espinal, en adultos, llega hasta la primera vértebra lumbar, por lo que lesiones vertebrales más bajas generan compromiso de los nervios que componen la "cola de caballo". Este es el caso de la paciente, ya que los rayos X mostraron la fractura a nivel de L3.

Los pilares del diafragma se insertan a los lados de las vértebras lumbares, por lo que la fractura a nivel L3 contribuyó a comprometer la respiración, lo que junto con su insuficiencia cardíaca crónica impidió la aplicación de un corsé como medida previa a una cirugía.

Una falla crónica de la bomba cardíaca, en este caso particular, está favorecida por la anemia crónica severa, pero también por la hemocromatosis (Umaña-Giraldo *et al.*, 2017), sobre todo si se considera que la paciente no tiene lesiones valvulares, ni isquémicas, y tampoco es hipertensa arterial, ni diabética, ni alcohólica. Aunque habrá que tener en cuenta otras enfermedades que generan insuficiencia cardíaca crónica como las alteraciones tiroideas, la enfermedad de Chagas, la sarcoidosis, las miocarditis, las enfermedades autoinmunes, o las debidas a errores del metabolismo, o las enfermedades carenciales, como la deficiencia de tiamina.

La osteoporosis tiene relación con la edad, con el hipogonadismo (González *et al.*, 2009) y con el deterioro nutricional, dado su muy bajo peso —índice de masa corporal 15.8— (Schurman *et al.*, 2013). En este caso, independientemente de que haya otros factores asociados.

Al estudiar las causas de estatura muy baja (Chiarpenello, 2018), podemos descartar, entre los síndromes genéticos sin anomalías cromosómicas, el síndrome de Seckel, pues la paciente no tiene microcefalia ni retraso mental. También podemos eliminar el síndrome de Silver Rusel, pues la paciente no presenta clinodactilia ni asimetría corporal, y también el síndrome de Noonan, pues la cardiopatía de la paciente no es de nacimiento.

Si consideramos los síndromes genéticos con anomalías cromosómicas, la paciente carece de las características del síndrome de Down. Por otro lado, al no ser obesa ni tener discapacidad cognitiva se descarta el síndrome de PraderWilli y, en cuanto al síndrome de Turner, hay que considerarlo entre las posibilidades, pues aunque no tiene el cuello palmeado, ni otros caracteres como la implantación baja del pelo en el dorso, ni la separación aumentada de los pezones, sí tiene disgenesia gonadal asociada.

Por otro lado, no existen deformaciones que sustenten enfermedades como la de Hurler (cuya vida además es corta) o la de Morquio. Las displasias esqueléticas, como la acondroplasia o la hipoacondroplasia, cursan con acortamiento de las extremidades que no tiene la enferma. Por otro lado, la osteogénesis imperfecta cursa con escleróticas azules, que no tiene la paciente (Herreros *et al.*, 2008).

Entre las causas no endocrinológicas puede haber participación de la desnutrición o de enfermedades hematológicas (que la paciente sí tiene). En cuanto a causas pulmonares o cardíacas, hay que recordar que estas aparecieron después del desarrollo de la paciente.

No hay datos para sostener alteraciones gastrointestinales, ni infecciosas, ni oncológicas, ni renales, ni secuelas de traumas craneales, quimio o radioterapia.

Al analizar los retardos del crecimiento de causa endocrina, vemos que no hay datos de aumento de actividad corticosuprarrenal ni pubertad precoz ni diabetes. El pseudohipoparatiroidismo (falta de respuesta a la hormona paratiroidea) cursa con signos de hipocalcemia que la paciente no tiene. Puede haber deficiencia de hormona de crecimiento.

Así, debemos limitar las posibles causas del retardo del crecimiento de la paciente a enfermedades hematológicas, desnutrición, síndrome de Turner o deficiencia de la hormona de crecimiento.

En síntesis: paciente desnutrida, con anemia crónica por probable eritropoyesis ineficaz, no congénita, que ha afectado el desarrollo físico, y que por requerimientos transfusionales altos ha desarrollado hemosiderosis, la cual ha afectado al miocardio ocasionando episodios repetidos de insuficiencia cardíaca, que reaparece de nuevo como complicación de su padecimiento actual.

Posible alteración del eje hipotálamo-hipófisis-ovario, con prolongación de la fase folicular de los ciclos menstruales y con afectación de la síntesis estrogénica.

Osteoporosis severa propiciada por hipogonadismo y deterioro nutricional, que provoca fracturas y actualmente con una fractura traumática de L3, con deterioro neurológico motriz de miembros inferiores secundario.

Propensa a enfermedad pulmonar obstructiva crónica. Se requiere tener en consideración al síndrome de Turner.

Las inferencias nos han permitido avanzar hasta considerar: paciente desnutrida, con anemia crónica con antecedentes familiares de anemia (hermana, primo y dos sobrinos) por probable eritropoyesis ineficaz que ha afectado el desarrollo físico y por requerimientos transfusionales altos ha surgido una hemosiderosis, la cual ha afectado al miocardio, ocasionando episodios repetidos de insuficiencia cardíaca, que reaparece como complicación de su padecimiento actual.

Posible alteración del eje hipotálamo-hipófisis-ovario con prolongación de la fase folicular de sus ciclos menstruales. Con afectación de la síntesis estrogénica y del desarrollo de los caracteres sexuales secundarios.

Osteoporosis severa propiciada por hipogonadismo y deterioro nutricional, que propicia fracturas y actualmente con una fractura traumática de L3, con deterioro neurológico motriz de miembros inferiores secundario.

No hay manifestaciones de enfermedad pulmonar obstructiva crónica y el síndrome de Turner, si bien puede producir hipogonadismo y osteoporosis, no genera anemia. En cambio, la talasemia sí se acompaña de retraso en el crecimiento, hipogonadismo por disgenesia gonadal y osteoporosis.

La electroforesis de la hemoglobina fue compatible con talasemia mayor.

Ejemplo: mujer de 68 años, que recibe desde hace años valproato de sodio 800 mg/día y risperidona 2 mg/día por esquizofrenia. Tabaquismo intenso durante más de 30 años. Tos seca, desde hace 10 años.

Desde hace dos meses apareció pérdida importante del apetito (anorexia), de tal modo que ha perdido 5 kg. Además, siente que le faltan fuerzas (astenia) y que se cansa con mucha facilidad (adinamia). Desde hace dos meses también la tos ha progresado moderadamente, en frecuencia, duración e intensidad, con escasa expectoración, transparente, que en la última semana se acompañó de rasgos de sangre. Además, desde hace mes y medio comenzó a sentir falta de aire (disnea), la cual ha progresado rápidamente, pues en la actualidad aparece con pequeños esfuerzos. Por todo esto consultó a un médico, quien le encontró algunos estertores crepitantes, húmedos, de poca intensidad, leves, inspiratorios y espiratorios, no muy finos, en la región interescapulovertebral derecha, que no se modificaban con los cambios de posición y que coincidían con la presencia de algunas sibilancias espiratorias. Midió la saturación de oxígeno y la encontró en 88%. Ante ello, le prescribió broncodilatadores, dos tratamientos con antibióticos —piperacilina, tazobactam pensando en gérmenes no habituales (Nieto-Condesido, 2017)— y el antiviral oseltamivir, sin notar mejoría alguna. Luego le dio corticoesteroides pero seguía empeorando de manera acelerada, por lo que decidió dar corticoesteroides a dosis elevadas, aunque sin obtener respuesta.

Inferencias lógicas: El padecimiento se produce en una paciente que, al ser esquizofrénica, es tratada de manera crónica con medicamentos, por lo que hay que considerar si estos pueden tener efectos dañinos a largo plazo. Se trata de un padecimiento del aparato respiratorio subagudo, que se hizo presente en la tercera edad. En una paciente que, por su tabaquismo crónico, es propensa a afecciones de las vías respiratorias y quien cursa con irritación de las vías aéreas manifiesta desde hace 10 años.

Desde hace dos meses las condiciones de dicho aparato mostraron cambios, dado que la tos se intensificó. Tales cambios se acompañan de compromiso funcional respiratorio, que no depende de la contracción exagerada de los bronquios o bronquiolos, ni de infección, ni de inflamación de los mismos, ya que los dilatadores bronquiales no la ayudan, ni los antiinflamatorios corticoides, ni los antibióticos, ni el uso de medicamentos contra la influenza.

Además, la superficie bronquial, o la alveolar, han permitido la extravasación de sangre que se expulsa con la tos de manera inconstante, por lo que dicha extravasación es de poca magnitud.

El padecimiento solo muestra localización parcial, con las manifestaciones encontradas en la región interescapulovertebral derecha, que no se presentaban en otras regiones pulmonares.

Es una afección progresiva que aumenta el esfuerzo respiratorio y tiene que ver con cambios que permanecen, pues no revierten y que, en cambio, progresan con rapidez.

Es un padecimiento extenuante, pues afecta fuertemente los mecanismos que participan en el apetito, reduciendo la ingesta de alimentos de manera muy severa, dando lugar a desnutrición y a la pérdida de las reservas energéticas del organismo.

En síntesis: Padecimiento broncopulmonar rápidamente progresivo, de alta agresividad, consuntivo, no inflamatorio ni infeccioso, sin broncoconstricción, con sangrado de las vías respiratorias bajas e irritación del árbol bronquial, en una persona de la tercera edad, con agresión respiratoria crónica por tabaquismo.

Inferencias teóricas: El valproato es hepatotóxico, puede provocar pancreatitis y reacciones de hipersensibilidad (Pietrafesa *et al.*, 2016) —como toxicodermias o como la necrólisis epidérmica tóxica (Cardona *et al.*, 2018)—. Se han descrito: hemorragia alveolar difusa y derrame pleural con eosinofilia. Al respecto, del Valle y colaboradores (2011) describen una paciente que recibía valproato y risperidona, y que desarrolló una neumopatía intersticial fatal. La risperidona puede producir leucopenia (Singh y Kodela, 2009) y favorecer infecciones respiratorias y neumonías, sobre todo considerando tanto que es una fumadora con posible daño bronquial crónico como la tos que padecía desde años atrás. Se han descrito casos aislados de fibrosis pulmonar (Thornton *et al.*, 2009), que coinciden con el uso de risperidona.

El hecho de que padezca tos seca, crónica, que en 10 años se presentó sin variaciones, es posible que tenga relación con su intenso y antiguo tabaquismo, aunque puede obedecer a otras causas, cuyas manifestaciones no fueron anotadas, en caso de haber existido. Sería el caso de la tos debida a irritación de las vías respiratorias por reflujo gastroesofágico o la debida a escurrimientos de moco nasal que irrita, al descender, las vías respiratorias bajas (Moreno Boltón y Cartajena Salinas, 1997).

El reflejo tusígeno se inicia en las fibras sensoriales de las células epiteliales ciliadas de la vía respiratoria de la faringe, la laringe, la carina, la bifurcación de los bronquios y los bronquiolos terminales. Por medio del nervio neumogástrico llega al bulbo raquídeo y su vía eferente, también vagal, viaja a la laringe, la tráquea, los bronquios, el diafragma y los músculos intercostales (Barría *et al.*, 2018).

La presencia de hemoptoicos, asociados a los cambios recientes de la tos, señalan que el originen de los nuevos síntomas se encuentra en las vías respiratorias bajas.

Una tos que se origina en las vías respiratorias puede deberse a absceso pulmonar, inflamación alérgica, aspiración, asma, bronquiectasias, bronquitis, enfermedad pulmonar obstructiva crónica, fibrosis quística, fármacos (como los inhibidores de la enzima convertidora de angiotensina), *bronquitis eosinofílica, enfermedad pulmonar intersticial, infección por Bordetella pertussis*, tumores pulmonares primarios o metastásicos, sarcoidosis y tuberculosis (Barría *et al.*, 2018).

Atendiendo a lo obtenido por la síntesis de las inferencias lógicas, podemos quitar las causas infecciosas (bacterianas y virales), los trastornos inflamatorios, los asociados a broncoespasmo o por fármacos, así como aquellas que no son consuntivas y también la insuficiencia cardíaca, pues en esta la disnea aumenta con el decúbito y no hay pérdida de peso tan rápida y severa.

Si consideramos que, a diferencia de lo sucedido en la paciente, en las bronquiectasias hay infecciones bronquiales de repetición, la expectoración es fétida y purulenta, que presentan halitosis, y que la tos aparece, sobre todo al acostarse, esta causa se vuelve improbable. Además, en las dilataciones bronquiales, la auscultación muestra estertores más toscos, que se modifican con los cambios de posición (Sánchez, 2003), y puede haber aumento de la intensidad y claridad de la resonancia vocal (broncofonía), lo cual también aparece en las consolidaciones.

La fibrosis quística también se presenta con infecciones pulmonares recurrentes y expectoración espesa. La bronquitis eosinofílica no tiene la gravedad y fuerza consuntiva del padecimiento de la paciente y responde a los corticoesteroides —tanto inhalados como orales (Quirse, 2009) o parenterales—, lo que no sucedió en este caso. La infección por *Bordetella pertussis* en el adulto puede expresarse simplemente por tos persistente (Osses *et al.*, 2010); sin embargo, no produce el ataque al estado general que la paciente presentó.

Las sibilancias espiratorias son sonidos de tono definido, continuos, como silbidos, debidos a la resistencia que pone un conducto bronquial, cuyo calibre se ha reducido, a la salida del aire, y donde las paredes opuestas de la vía aérea se tocan para generar una vibración al paso del aire (Ingianna Acuña y Suárez Mejido, 1991).

Si consideramos las sibilancias espiratorias confinadas al lado derecho y específicamente en la región inter-escápulo-vertebral derecha, podemos afirmar que, aunque el broncoespasmo no era el causante de la disnea, sí existían zonas confinadas de estrechamiento de la luz bronquial en el padecimiento. En la misma región, tales sibilancias se encontraron acompañadas de algunos estertores crepitantes, húmedos, de poca intensidad, leves, inspiratorios y espiratorios, no muy finos, que indican la presencia de secreciones en bronquios pequeños (Torregrosa Bertet y De Frutos Gallego, s.f.), las cuales generan burbujas no muy grandes, que se revientan tanto a la entrada como a la salida del aire (Sánchez, 2003).

La saturación a 88% a su llegada al hospital indica que la dificultad respiratoria estaba aún parcialmente compensada, pero el empeoramiento rápido e intenso indica que poco a poco se agregaron complicaciones.

Quedarían por analizar: la enfermedad pulmonar intersticial, los tumores pulmonares primarios o metastásicos, la sarcoidosis (Mussetti *et al.*, 2006) y la tuberculosis. En cuanto a la enfermedad pulmonar intersticial difusa (Tapia *et al.*, 2006) y considerando la evolución, se plantean las posibilidades de neumonía intersticial subaguda, agudización de una sarcoidosis, una neumonía en organización criptogénica, bronquiolitis obliterante con neumonía en organización, así como las asociadas a enfermedades reumatológicas, que no es el caso de la paciente.

La fibrosis pulmonar idiopática es un padecimiento que en general es crónico; sin embargo, existen formas de presentación aguda, que se agravan rápidamente e incluso pueden ocasionar la muerte, como es el caso de la neumonía intersticial aguda idiopática, antes conocida como *síndrome de HammanRich* (Jareño Esteban, 2009). No obstante, en la enfermedad pulmonar intersticial los estertores son secos (como cuando se separa el velcro) y casi siempre son más aparentes en las bases pulmonares (Sánchez, 2003).

En 1985, Epler y sus colaboradores describieron la bronquiolitis obliterante con neumonía en organización que después se denominó *neumonía en organización* (Hunter *et al.*, 2016). La neumonía en organización criptogénica es un proceso inflamatorio, febril (Hunter *et al.*, 2016), agudo, con consolidación, negativa para bacterias, virus o tuberculosis, que no responde a tratamiento antibiótico ni antiviral y que muestra una respuesta favorable a los corticoesteroides. Se presenta sobre todo entre los 50 y 70 años o en edades más avanzadas (Olivares *et al.*, 2014).

También hay que tener en cuenta que la neumonía organizada fibrinoide aguda, que es una forma poco común de la neumonía intersticial idiopática, en un proceso progresivo, febril y puede no ser difusa, sino en parches. Sin embargo, no hubo la respuesta esperada a las dosis altas de corticoesteroides (Nieto-Codesido *et al.*, 2017).

La neumonitis por hipersensibilidad (Mejía *et al.*, 2007) es una forma de neumonitis intersticial, generalmente aguda o subaguda, que tiende a la cronicidad, y que se debe a la exposición de partículas orgánicas que actúan como alérgenos. En este caso no se encuentra la exposición mencionada, y es poco sostenible si tomamos en cuenta que estos casos mejoran con esteroides, lo que no sucedió con la paciente.

La sarcoidosis en general tiene una progresión crónica, con un curso favorable y está relacionada con un aumento de la respuesta inflamatoria (Herrera Uribe *et al.*, 2018) y macrofágica (Byrne *et al.*, 2016). Es un proceso crónico, pero puede haber casos con evolución muy rápida. A pesar de que los corticoides sirven para su tratamiento (Baughman *et al.*, 2016), la paciente no tuvo respuesta a los mismos, aun a dosis altas; sin embargo, 10% de los pacientes no responden a estos (Prasse, 2016).

La tuberculosis puede presentar astenia y pérdida de peso, ataque al estado general, tos, disnea y hemoptoicos, pero además se acompaña, aunque no siempre, de fiebre vespertina y diaforesis (sudoraciones) nocturnas (Armas Pérez *et al.*, 1996).

Síntesis de las inferencias teóricas: Padecimiento subagudo, progresivo, que se manifiesta primordialmente en las vías respiratorias bajas, que en la región interescapulovertebral derecha manifiesta la presencia de secreciones en bronquios pequeños y estrechamiento de la luz branquial, localizado a la región interescápulovertebral derecha.

En este caso se debe considerar: *a)* tumores pulmonares primarios o metastásicos, *b)* tuberculosis y *c)* enfermedad pulmonar intersticial: *i)* neumonía intersticial subaguda, *ii)* por risperidona, neumopatía intersticial fatal por valproato, *ii)* fibrosis pulmonar idiopática en forma de presentación aguda, que se agrava con rapidez; *d)* sarcoidosis agudización.

Síntesis de inferencias lógico-teóricas: Padecimiento subagudo, agresivo, rápidamente progresivo, consuntivo, en paciente fumadora, de la tercera edad, que se manifiesta primordialmente en las vías respiratorias bajas, con pequeño sangrado en las mismas, y que en la región interescapulovertebral derecha manifiesta secreciones en bronquios pequeños y estrechamiento de la luz bronquial localizado en la misma región.

En este caso hay que considerar: *a)* tumores pulmonares primarios o metastásicos, *b)* tuberculosis y *c)* enfermedad pulmonar intersticial: *i)* neumonía intersticial subaguda, *ii)* por risperidona, neumopatía intersticial fatal por valproato, *iii)* fibrosis pulmonar idiopática en forma de presentación aguda, que se agrava rápidamente; *d)* sarcoidosis agudización.

Si se toma en cuenta el estrechamiento y las secreciones en bronquios pequeños que tienden a focalizar, se considerará la presencia de un componente que de alguna manera estrecha tales vías.

La radiografía torácica mostró un ensanchamiento del mediastino superior e infiltrados reticulares finos bilaterales. La tomografía mostró adenopatías mediastinales, infiltrados bilaterales con imagen de vidrio esmerilado y engrosamiento septal.

La imagen tomográfica en vidrio esmerilado se presenta en neumonitis por hipersensibilidad, neumonía organizativa, neumonía por *Pneumocystis* y en la hemorragia alveolar difusa (Jalilie, 2005). Las dos primeras fueron ya consideradas y no corresponden al cuadro clínico. La hemorragia alveolar difusa obedece a vasculitis de los pequeños vasos pulmonares, de origen inmunitario —aunque la paciente no tenía manifestaciones de enfermedad sistémica— o debidas a fármacos o infecciones (Gómez-Román, 2008). A veces no responden al tratamiento esteroide y se agravan. La sarcoidosis puede generar vasculitis y dar crecimientos ganglionares (Mussetti *et al.*, 2006), y presentar la imagen de vidrio despulido.

La fibrobroncoscopía mostró engrosamiento leve del bronquio derecho. El lavado bronquial reportó adenocarcinoma y la biopsia transbronquial mostró granulomas compatibles con sarcoidosis.

PASO 51. Establecer una estrategia en el análisis del caso antes de hacer la búsqueda de implicaciones lógicas y teóricas

En un caso problema que se estudia, el clínico se encuentra con diversos elementos de diagnóstico de los que puede disponer para hacer su investigación. Sin embargo, a fin de abreviar el camino de búsqueda y no perderse en un mar de posibilidades, ha de establecer un orden de estudio, para su análisis lógico y teórico, de los datos, escogiendo en primer lugar a aquellos datos, hechos o circunstancias (como los signos, síntomas y síndromes) que por un lado sean específicos de un menor número de enfermedades y que, por otro, ofrezcan más posibilidades de distinción semiológica.

Si tuviésemos que identificar a un individuo cuyos datos son: hombre de 50 años, de cabello negro, boca con labios gruesos, moreno y que mide 1.20 m de estatura; vemos claramente que el dato que es abarcado por menos personas con las características señaladas es la corta estatura y desde luego ese dato sería el primero que habríamos de seguir en nuestra indagación.

Lo mismo podríamos decir si tratáramos de identificar el diagnóstico de un hombre de 70 años, blanco, francés, que cursó con encanecimiento prematuro, es estreñido, tiene un ojo café y uno azul (heterocromia) y defectos en la audición (hipoacusia). En tal caso iniciaríamos la investigación estudiando la heterocromia e inmediatamente después la hipoacusia, y así al estudiar ambas nos daríamos cuenta de que estamos ante un paciente con síndrome de Waardenburg (Pingault *et al.*, 2010).

El ejemplo ideal, para ser elegido en primer lugar, son los signos patognomónicos. Pongamos por ejemplo el signo de Darier, que consiste en la aparición de eritema, edema y prurito cuando el clínico rasca una lesión de la piel. Eso significa que las células cebadas (mastocitos) han liberado sus gránulos que contienen sustancias inflamatorias, tan solo por el efecto de la fricción (degranulación), lo cual es un signo patognomónico de las mastocitosis (González-Guerra y López-Bran, 2018). En tal caso habría tan solo que continuar la investigación para distinguir entre unas cuantas formas clínicas de mastocitosis (Maldonano-Colín, 2015).

Después de los signos patognomónicos, se estudiarán aquellos que se presentan en un menor número de enfermedades y finalmente aquellos que son bastante inespecíficos. Para respetar tal selección, se dará prioridad a aquellos que poseen mayor riqueza semiológica, es decir, donde el elemento diagnóstico que se evalúa presenta más propiedades distintivas que permiten identificar la pertenencia a un conjunto más pequeño de posibilidades diagnósticas.

A fin de ejemplificar lo señalado, presentaremos un caso sin seguir tal estrategia, y nos daremos cuenta del aumento de dificultades a las que se enfrentaría el clínico al proceder de tal manera.

Ejemplo de un caso que no sigue la estrategia adecuada para su estudio: masculino de 66 años, que desconoce sus antecedentes familiares por haber sido hijo adoptado. En su vida ha tenido ocho parejas sexuales, sin enfermedades sexuales. Transfusión sanguínea a los 2 años de edad. Historia de dos hernioplastías (umblical a los 2 años, e inguinal a los 30). Por semana, fuma tres cigarrillos y bebe cuatro litros de cerveza.

Desde hace cuarenta días presenta: pérdida del apetito y en un mes ha bajado 10 kg de peso. Mal estado general, astenia, adinamia y fiebres hasta de 40 °C. Por las noches suda y siente picazón (prurito), la cual, aunque es generalizada, predomina en los miembros inferiores. Desde el inicio de los síntomas notó la presencia de ganglios en el cuello, los cuales duelen cuando toma cerveza. Estos persisten hasta el momento en que el médico ve al paciente.

Peso 60 kg, talla 1.76 cm, bastante delgado (índice de masa corporal 19.36) pulso 65 por minuto, respiraciones 16 por minuto, presión arterial 110/80, temperatura 36.8 °C.

A la exploración se identifica palidez de piel y mucosas. En la cara lateral izquierda del cuello se encuentran cuatro ganglios, profundos, de consistencia aumentada y con cierta elasticidad, sin fluctuaciones, no son dolorosos ni están adheridos a planos profundos y miden en promedio 2.5 cm. En la axila izquierda hay cinco ganglios con características semejantes.

Inferencias lógicas: Padecimiento subagudo, muy agresivo, que compromete intensamente el estado nutricional, el cual no solo se explica por la falta de ingesta de alimentos, sino que se acompaña de una acelerada pérdida de los componentes del organismo; que eleva los controles de temperatura intensamente, los cuales revierten, temporalmente, ya que al momento de la consulta la fiebre ha cedido. Además, el proceso se acompaña de crecimiento ganglionar en dos regiones no contiguas.

Inferencias teóricas: Al escoger, en este caso, el síntoma o signo que ha de estudiarse primero, se determina una ruta de investigación, la cual puede ser muy laboriosa o, por el contrario, conducir de manera más rápida y adecuada a una buena interpretación.

Si se escoge la pérdida de peso, tan rápida, el número de posibilidades es menor que si se escoge el estudio de los crecimientos ganglionares. En cambio, si lo que se decide investigar primero es la fiebre, la cantidad de posibilidades será mucho mayor.

Para ilustrarlo tomaremos el más laborioso y largo camino de investigación que este caso nos ofrece: la fiebre.

Se trata de una fiebre que, por haber durado más de quince días, se considera prolongada. No se puede calificar de origen desconocido, pues este concepto se aplica cuando después de tres semanas de estudiar al paciente no se ha llegado a un diagnóstico (Palafox Castelán y Martín del Campo Hurtado, 2011), y el paciente no había sido estudiado desde que se inició el cuadro clínico.

La fiebre puede estar provocada por procesos infecciosos, inflamatorios, neoplásicos o inmunológicos (Palafox Castelán y Martín del Campo Hurtado, 2011). Las tres causas más comunes de fiebre prolongada son las infecciosas, seguida por las neoplásicas y, en tercer lugar, las autoinmunes (Real Delor y Fridman D'Alessandro, 2016).

Las causas específicas de fiebre de origen desconocido más mencionadas son la tuberculosis, la endocarditis, el linfoma, los tumores sólidos, la enfermedad de Still del adulto, las vasculitis, el lupus eritematoso sistémico y las enfermedades granulomatosas (Loja Oropeza *et al.*, 2002).

Infecciosas: Algunas causas de fiebre no corresponden al caso que nos ocupa, por no existir manifestaciones que necesariamente aparecen en tales circunstancias. Así sucede con el paludismo, que tiene periodos febriles muy característicos (Tejeda-Melano *et al.*, 2016); la colecistitis, por ausencia del dolor abdominal; el eritema multiforme, por la ausencia de lesiones en piel y mucosas (Harr y French, 2010); los tumores cerebrales, los eventos vasculares cerebrales y la encefalitis, por la ausencia de síntomas o signos neurológicos;

el hipertiroidismo, por tener una frecuencia de pulso normal y no presentar temblores, ni diarreas; el feocromocitoma, por la ausencia de elevaciones de la presión (Martínez Navarro *et al.*, 2018); la tromboembolia pulmonar, por la falta de disnea o cianosis de instalación súbita; la disección aórtica, por la falta de dolor intenso, repentino torácico (Freille *et al.*, 2018) o abdominal; la drepanocitosis, por su curso crónico, con episodios dolorosos y anemia; el infarto del miocardio, por ausencia de dolor con características de anginoso; la pielonefritis, por la ausencia de manifestaciones renales o urinarias.

Al estudiar la fiebre es importante identificar los síntomas que la acompañan, a fin de orientarse en la detección del origen de la misma. También hay que buscar, para tal fin, la expresión desproporcionada de un síntoma o signo acompañante (por ejemplo, una gran pérdida de peso) (Lifshitz, 2007).

Entre las fiebres de origen infeccioso que duran más de tres semanas se encuentra la brucelosis (Pila Pérez *et al.*, 2002), la cual puede cursar con adenopatías (Castro e tal., 2005), es capaz de producir pérdida de peso, pero no tan importante. Sin embargo, en este caso aparecen dolores musculares (mialgias) y articulares (artralgias) (SS, 2013), por eso aunque no concuerda la intensidad de la fiebre, ni la ausencia de dolores musculares y articulares, es uno de los diagnósticos que hay que tener en consideración.

La tuberculosis es un proceso crónico, aunque hay formas de presentación aguda (Calvo Bonachera *et al.*, 2016). Esta se presenta con datos respiratorios y con fiebres no tan intensas. Por otro lado, no existen, en este caso, antecedentes de contacto con tuberculosos, expulsores de bacilos tuberculosos (signo de Combe). También son enfermedades crónicas la sarcoidosis y la cirrosis (de la que no existen, además, otros datos), la enfermedad de Crohn (de la que no se encuentran sus síntomas digestivos), por eso no se sostienen tales diagnósticos.

Endocarditis bacteriana: Es una inflamación infecciosa del endocardio parietal o valvular (estructuras cardíacas en contacto con sus cavidades), que afecta las válvulas, sobre todo mitral y aórtica, las cuerdas tendinosas o el endocardio. Produce ataque al estado general, puede haber fiebre, soplos, falla cardíaca, sepsis, embolias o falla renal aguda (Bascones-Martínez *et al.*, 2012). Era una enfermedad que se producía en pacientes con secuelas de fiebre reumática, por el estreptococo *viridans*; en la actualidad, se presenta en pacientes de edad avanzada, con polipatologías y microorganismos más agresivos (Tornos, 2002). En ella, las fiebres son de 38 °C o más. Este síntoma se manifiesta más en las personas mayores y su aparición, junto con la presencia de soplos, tiene mucho peso diagnóstico (Wouters *et al.*, 1991). Sin embargo, a pesar de que este paciente no presentó soplos, la endocarditis bacteriana puede cursar sin ellos (Flores *et al.*, 2017), por lo que si no se consideran otros datos del cuadro clínico del enfermo, habría que dejar anotada esta posibilidad diagnóstica.

Sepsis hematógena (Vesga y Toro, 1994): En esta alteración, el paciente podría cursar con fiebre, cuya duración es muy variable y en ocasiones no cede y persiste hasta la muerte del paciente; sin embargo, varía con los sitios afectados y el agente etiológico. Por ejemplo, cuando por diseminación hematógena se produce una artritis séptica de la articulación acromio-clavicular, la fiebre se presenta en casi todos los casos (Martínez-Morillo *et al.*, 2014). La ausencia de focos de siembra bacteriana no permite sostener este diagnóstico.

Meningococcemia: Esta entidad, en su forma aguda, se puede presentar con o sin meningitis. Se inicia con tos seca y cefalea, seguida por escalofríos, fiebre, dolores musculares y articulares. La forma fulminante se presenta con lesiones petequiales y purpúricas que evolucionan en horas. Pueden aparecer signos meníngeos o focales, crisis convulsivas o deterioro del estado de alerta. Como se ve, no corresponde al cuadro presentado por el paciente.

Si hay meningitis con meningococemia aparecen cefalea, rigidez de nuca, letargia y mareo. La alteración del estado mental y el estado de coma pueden estar presentes. Las petequias, que aparecen dentro de máculas blanquecinas, predominan en axilas, flancos, muñecas y tobillos. Puede haber placas hemorrágicas en áreas de presión, las cuales se pueden necrosar en su centro (Herrera Gomar y Méndez-Sánchez, 2004). La ausencia de datos meníngeos no permite afirmar este diagnóstico.

La forma crónica de la meningococcemia no ataca las meninges, sino que se presenta como episodios, que duran meses, de fiebre elevada, lesiones cutáneas con eritema, máculas, pápulas, nódulos y petequias polimorfas (que predominan en las zonas de extensión de miembros y en la cara anterior del tórax) y, con frecuencia, con compromiso doloroso de cualquier articulación, con tendosinovitis (salvo las témporo-mandibulares y espinales) que dura semanas y genera dolor. Puede haber cefalea, anorexia, pérdida de peso, exantemas o esplenomegalia (Martínez *et al.*, 2008). En este caso no se requiere la presencia de signos meníngeos, pero el cuadro clínico es distinto.

Tifoidea: Al cuadro inflamatorio general se agregan molestias abdominales, como dolor, diarrea y fiebre continua (Carrada Bravo, 2007), que aumenta progresivamente hasta los 40 °C. Hay, además, cefalea intensa. Puede resolverse en dos semanas o continuar y focalizarse al mes. También llega a generar perforaciones intestinales, sangrado del tubo digestivo, miocarditis y coagulación intravascular. Los ganglios que afecta son los mesentéricos. Por lo señalado, este tampoco es el problema del enfermo.

La mononucleosis infecciosa, que se debe al virus de Epstein Barr, puede ocasionar fiebre de 39° o 40° C, pero su duración en general no supera las cuatro semanas. Suele cursar con inflamación faríngea y esplenomegalia, que el paciente no presenta (Guglielmo *et al.*, 2011). Por lo dicho, y aun sin considerar las características de las adenopatías, no se contempla este diagnóstico.

Entre otras enfermedades producidas por el virus de Epstein Barr se encuentra el linfoma de Burkitt (donde el ataque generalmente es mandibular). Este es más frecuente en niños, aunque llega a presentarse en adultos (Diviné *et al.*, 2006). También se asocia con el linfoma Hodgkin y no Hodgkin, con los linfomas de células T y con la leucoplasia vellosa oral. Los cuadros linfoproliferativos se manifiestan con un cuadro parecido a la mononucleosis infecciosa. Las células B de los pacientes con el síndrome de inmunodeficiencia adquirida están de 10 a 20 veces más infectadas por este virus que las de las personas sanas (Cohen, 2000). La fiebre persistente y sin causa aparente es una de las manifestaciones que sugieren linfoma, por lo que se tendrá en cuenta esta posibilidad diagnóstica.

Citomegalovirus: La infección por citomegalovirus produce síntomas similares a la mononucleosis infecciosa (Guías de referencia rápida, s.f.), pero sin faringitis significativa. En general cursa con hepato y esplenomegalia, pero su evolución es benigna. Las formas graves no se presentan en personas inmunocompetentes (Ramírez-Quintero, 2018), sino en inmunodeficientes, como aquellos afectados por el virus de la inmunodeficiencia humana, en quienes ataca diversos órganos internos.

VIH: Después de años de haber contraído la infección llega a aparecer, sin que existan otros síntomas, una linfadenopatía que evoluciona en meses, que puede atacar varias regiones ganglionares contiguas, y en la que los ganglios aumentan su consistencia, sin ser leñosos, y son móviles y no dolorosos. Posteriormente aparece una fase sintomática del SIDA, con fiebre capaz de durar más de un mes y pérdida de peso, que puede rebasar el 10% del peso corporal. Los ganglios pueden disminuir de tamaño y aparecer síntomas digestivos, respiratorios, hematológicos, dermatológicos o neurológicos.

Finalmente, en la fase de SIDA los pacientes adquieren con facilidad infecciones por gérmenes oportunistas o desarrollan linfomas (Lamotte Castillo, 2014). Como se ve, se trata de una evolución muy diferente a la que nuestro paciente presenta, pues la evolución muy rápida y acompañada de síntomas intensos no estuvo precedida por unas adenomegalias asintomáticas de larga evolución. Por lo tanto, aunque no se descarta el diagnóstico, sí se considera que presenta algunas inconsistencias.

Infecciones localizadas: Abscesos intraabdominales o pélvicos: Los abscesos del abdomen y el retroperitoneo se manifiestan con malestar general, fiebre, escalofríos y dolor abdominal continuo y duradero, localizado o generalizado —que también puede ser en el tórax—, anorexia y pérdida de peso. Se generan a partir de una infección o una inflamación abdominal, una perforación de una víscera hueca, por cáncer, diverticulitis o enfermedad inflamatoria intestinal. Pueden estar localizados o diseminarse (Guerra Macías, 2014). Se sitúan en fosas o recesos con declive. Pueden estar dentro de las vísceras —abscesos hepáticos, pancreáticos, esplénicos o renales— o a su alrededor —pericolecístico, periapendicular y pericólico, así como entre las asas adyacentes del intestino— (Suárez, 2004). Nuestro paciente no presentó dolor abdominal ni datos inflamatorios del abdomen. La ausencia de esos datos contrasta con el predominio de las manifestaciones ganglionares, por eso estas patologías no se tendrán en mucha consideración, lo cual se haría si se agregaran datos clínicos que apuntaran en esa dirección.

Abscesos perirrenales: Sus manifestaciones son poco específicas, puede existir dolor abdominal y en el flanco, que a veces irradia a la ingle o a la pierna (si la infección se extiende al psoas). Se sospecha en pielonefritis y fiebre que dura más de cinco días y aún más si hay resistencia al tratamiento antimicrobiano. Cuando hay absceso del psoas el paciente cojea con la pierna del lado afectado, la cual se encuentra flexionada y rotada (Ávila-Boza y Guido-Ortiz, 2014). El cuadro clínico del paciente no corresponde a lo descrito.

La fiebre por arañazo de gato es una infección generada por la *Bartonella henselae*. En el sitio del rasguño se produce una pápula —pequeña elevación de la piel, de bordes bien limitados, con contenido sólido— seguida del aumento de volumen de ganglios, con características inflamatorias —como los axilares o submandibulares—. Produce fiebres prolongadas, sudores nocturnos y ataque al estado general e incluso puede haber pérdida de algunos kilogramos de peso, y tarda en autolimitarse el proceso entre dos y tres meses, por lo que podía haberse considerado como posible diagnóstico (Santarcángelo *et al.*, 2013); sin embargo, las características de los ganglios no corresponden a esta descripción, no hubo pápula ni el antecedente de haber sido arañado por un gato.

La sífilis primaria se caracteriza por la úlcera genital y aumento de tamaño de los ganglios inguinales. En la forma secundaria, que aparece dos a ocho semanas después de la aparición del chancro, la fiebre es ligera, hay faringitis, anorexia, artralgias y linfadenopatías generalizadas, además de que puede ser atacado cualquier órgano (Contreras *et al.*, 2008). En este caso no hubo el antecedente de úlcera genital, la fiebre es intensa, no hubo ataque faríngeo y las linfadenopatías no son generalizadas.

Enfermedad de Castleman: Enfermedad atribuida al virus 8 del herpes humano y asociada a infección por VIH, que se manifiesta a cualquier edad, con ataque al estado general, fiebre y pérdida de peso, hipertrofia única o múltiple de los ganglios linfáticos. Puede favorecer la aparición de linfomas B (Sepúlveda *et al.*, 2007). Aunque puede afectar los ganglios del cuello, se presenta con más frecuencia en tórax, ganglios mediastinales, hiliares e infraclaviculares. Sin embargo, estos pacientes casi nunca manifiestan síntomas generales, por lo que este diagnóstico es difícil de sostener (Sobrevilla *et al.*, 1009).

Tiroiditis subaguda: Es una reacción inmunitaria que genera inflamación tiroidea a consecuencia de una infección viral de las vías respiratorias superiores y que se manifiesta por una glándula tiroides inflamada durante semanas o meses, que produce dolor en el cuello, el cual puede irradiarse a la mandíbula y a los oídos, acompañado de fiebre y malestar general (Zabala-del Arcoa *et al.*, 1018). En ocasiones da datos de hipertiroidismo, por liberación excesiva de tiroxina. Al tacto de la tiroides se despierta malestar. Puede dificultar la deglución y producir ronquera (García de Francisco y Prieto Zancudo, 2001). La tiroiditis subaguda granulomatosa de Quervain se presenta con aumento de volumen doloroso en la cara anterior del cuello, con síntomas generales: fiebre, de alrededor de los 38° C, dolores músculo-articulares y ataque al estado general. Manifiesta datos de tirotoxicosis durante dos a seis semanas (Cortez Mijares *et al.*, 2012).

Infectoparasitarias: La toxoplasmosis es una infección causada por *toxoplasma gondii*, generalmente asintomática y autolimitada, que cuando se manifiesta puede hacerlo de una manera parecida a la mononucleosis, con malestar general, cefalea y fiebre que acompañan a un crecimiento de los ganglios del cuello. Si la persona está inmunodeprimida —enfermos con SIDA, leucémicos, pacientes con tratamientos inmunosupresores o con enfermedades del tejido conjuntivo— puede haber alteraciones cerebrales, pulmonares o retinianas (Hill y Dubey, 2002). La fiebre, en estos casos, puede ser intermitente, sube a 38.5°C y a 40°C, es difícil de controlar, y después de periodos de más de 10 días alterna con periodos afebriles (Pino *et al.*, 2009). En pacientes inmunocomprometidos puede presentar muchas complicaciones: pulmonares, cardíacas, hepáticas o del sistema nervioso central, y ser mortal. Por lo dicho, si se tratara de una toxoplasmosis aguda, esta tendría que darse en un paciente inmunodeprimido. Sin embargo, la magnitud del ataque contrasta con la falta de las complicaciones a órganos, a las que se hizo referencia.

La fasciolosis hepática aguda, en su forma clásica (Marcos Raymundo *et al.*, 2002), se acompaña de hepatomegalia, dolor abdominal, fiebre y urticaria (Apt *et al.*, 2002). Dada la falta de síntomas abdominales y considerando que la fiebre en la fasciolosis aguda es de alrededor de 38 °C (Escalona *et al.*, 2012) es un diagnóstico que no se puede sostener.

Metabólicas: Insuficiencia suprarrenal aguda (Martínez *et al.*, 2010): Se manifiesta con hipotensión arterial e hipoglucemia, que son más acentuadas si el proceso es agudo. Además hay crisis con dolores musculares y articulares, diarrea, náuseas, vómito y dolor abdominal (Rica *et al.*, 2011). Nada de esto presentó nuestro paciente.

Neutropenia cíclica: Se observa en pacientes que presentan fácilmente infecciones, cuadros febriles, fatiga, úlceras orales, impétigo, aumento de ganglios linfáticos, periodontitis, estomatitis (Oliva Olvera *et al.*, 2015). El cuadro carece del antecedente de infecciones de repetición, por lo que no corresponde a nuestro caso.

El hipertiroidismo no es sostenible dada la frecuencia cardíaca y el hecho de que el paciente tenía una temperatura normal a la exploración. Además de no haber diarrea, temblor ni palpitaciones.

Inmunológicas, alérgicas y autoinflamatorias: Fiebre del Mediterráneo: Al igual que otras enfermedades autoinflamatorias hay una regulación inadecuada del proceso inflamatorio, por lo que el paciente sufre fiebre —a veces muy intensa— recurrente, periódica, dolor e inflamación articular, serositis aséptica, erupciones o úlceras cutáneas, dolores abdominales, de pecho, diarreas y estreñimientos. Puede dar adenopatías; sin embargo, su comienzo es antes de los 20 años de edad y es episódica (Carrera Polanco, 2014).

Angeítis: Inflamación y necrosis de los vasos (Chanussot-Deprez *et al.*, 2018), como proceso autoinmunitario. Puede ser primaria o secundaria a infecciones, la presencia de proteínas extrañas, sustancias químicas como insecticidas, medicamentos como aspirina, fenacetina, fenotiazina, penicilina, sulfonamidas, yodo, tetraciclina, enfermedades autoinmunes, tumores o hepatitis viral (Méndez e Iglesias, 1980). Se manifiesta por signos de deficiencia de riego sanguíneo en los tejidos afectados. En la piel puede haber cianosis, *líbido reticularis*, úlceras que no se curan y también signos de inflamación de los vasos de la piel, con eritema (enrojecimientos), púrpura palpable, petequias, vesículas, pústulas o bien nódulos, en el caso de que los vasos afectados sean de un calibre un poco mayor. En nuestro caso no se encuentran las manifestaciones descritas.

Lupus eritematoso sistémico (Gómez-Puerta y Cervera, 2008): Inflamación crónica, autoinmune, que se manifiesta por brotes agudos, cuya intensidad varía en cada enfermo, intercalada con periodos de remisión, con ataque a diversos órganos y al estado general, fiebre, pérdida de peso, aumento de la sensibilidad a la exposición solar, con frecuente ataque a la piel —sobre todo de mejillas y el puente de la nariz, las mucosas (que ulcera) y las articulaciones—. Puede atacar ganglios, riñones, cerebro, pulmón, corazón, tubo digestivo. El lupus eritematoso sistémico, después de los 65 años, se presenta con manifestaciones bastante inespecíficas y con un curso más benigno (Bosch *et al.*, 2012). Es de considerarse la enfermedad de Kikuchi-Fujimoto o linfadenitis necrotizante histiocítica, enfermedad autolimitada que cursa con fiebre y linfadenopatías y síntomas constitucionales. No es muy frecuente, pero se puede asociar a lupus eritematoso sistémico; sin embargo, el curso de ese padecimiento es benigno y se autolimita en dos o tres meses (Jiménez Sáenz *et al.*, 2001); por todo lo mencionado podemos omitir estas posibilidades diagnósticas.

Artritis reumatoide (Oliva-Gutiérrez *et al.*, 2012): Es una enfermedad inflamatoria, sistémica, autoinmune, crónica, que ataca con más frecuencia las membranas sinoviales, con predominio de las articulaciones más móviles, causa dolor, aumento de temperatura local, enrojecimiento, rigidez y deterioro funcional. El reposo genera rigidez y también es capaz de incrementar la inflamación. Puede producir inflamaciones en la piel, ojos, glándulas salivales, pulmones, vasos sanguíneos, corazón, riñones, tejido nervioso, médula ósea. Puede generar ataque al estado general, anorexia, pérdida de peso y astenia. Los aumentos de temperatura son de poca magnitud. Por lo anterior no se considera este padecimiento entre los diagnósticos posibles de nuestra indagación.

Enfermedad de Still del adulto (Olivéa *et al.*, 2001): Inflamación de inicio agudo, con fiebre en agujas (> 39 °C) en general, con dos picos diarios de predominio vespertino, que pueden ser intermitentes o remitentes y que se acompañan de inflamación poliarticular, simétrica (primero migratoria y luego fija), de grandes y pequeñas articulaciones, con sinovitis y rigidez matutina; con un exantema tenue, maculopapular, asalmonado en el tronco y extremidades. Puede haber inflamación faríngea, no bacteriana, mialgias, adenopatías blandas y móviles, con o sin espleno o hepatomegalia. Puede haber distensión del intestino delgado y dolor abdominal, pancreatitis, infiltrados pulmonares y derrames pleurales, inflamaciones cardíacas, neurológicas, oculares. Dado que no se encuentran en nuestro caso estas manifestaciones, no se considera este diagnóstico.

Enfermedad de Behcet (Solís Cartas *et al.*, 2016): Es una vasculitis crónica (en ocasiones autolimitada) y recurrente, de arterias (de cualquier calibre) y venas, multisistémica, que se manifiesta por llagas bucales dolorosas, inflamación de la úvea (iris, cuerpo ciliar y coroides), nódulos, erupciones y lesiones en la piel y llagas genitales. Inflamación de grandes articulaciones distales de los miembros, que remiten después de una a tres semanas. Inflamaciones del tubo digestivo, el encéfalo y la médula espinal. Las exacerbaciones pueden estar acompañadas de fiebre recurrente. Este cuadro es diferente de lo que a nuestro enfermo sucede.

Eritema multiforme (Gavaldá-Esteve *et al.*, 2004): Reacción alérgica de rápida evolución, diseminada, simétrica, febril, con ataque al estado general, inflamación de piel con afectación en pliegues, cara, palmas o plantas (eritema y bullas) lesiones concéntricas en diana (eritema en anillo con centro pálido), vesículas y ampollas en mucosas que se autolimitan en menos de seis semanas. Estas, cuando se frotan las capas superficiales de la piel, no se desprenden (signo de Nikolsky negativo). Se distingue del síndrome Stevens-Johnson donde la autolimitación lleva meses, el cuadro es mucho más grave, ataca órganos internos y el signo de Nikolsky es positivo, y que además a veces no se autolimita, sino que progresa hacia la muerte. En nuestro caso no se presenta el ataque a piel y mucosas característico del eritema multiforme.

Eritema nodoso (Ibáñez Rubio, 2014): Nódulos inflamatorios de la piel, subcutáneos, violáceos, de 1-5 cm, profundos, dolorosos, con predominio en la cara anterior de las piernas, aunque pueden aparecer en los muslos o en las extremidades superiores. Presentan la evolución de colores parecida a lo que sucede con las equimosis, y desaparecen en dos a ocho semanas sin dejar cicatrices (Varas *et al.*, 2016). Pueden acompañarse de ataque moderado al estado general, fiebre, mialgias, artralgias, eritema. Las características descritas difieren totalmente del padecimiento de nuestro paciente.

Arteritis de la temporal: Llamada *enfermedad de Horton* o arteritis de células gigantes. Es una inflamación granulomatosa y necrotizante de las arterias medianas y grandes, con predilección por las arterias temporal superficial, oftálmica, ciliar posterior y la parte proximal de las arterias vertebrales (Acosta-Mérida y Hernández, 2012). Se manifiesta por cefalea temporal, pulsátil, intensa, constante, con aumento de la sensibilidad del cuero cabelludo, que puede acompañarse, en algunos casos, de fiebre de poca magnitud, malestar general y, sobre todo, de la pérdida de la visión repentina y permanente. También puede haber cansancio al masticar. Al palpar las arterias temporales superficiales puede no haber pulsos, o encontrar nódulos. En el caso que estudiamos, no existe el ataque vascular que constituye el centro de este diagnóstico.

Polimialgia reumática (Servioli y Facal, 2015): Inflamación simétrica músculo-articular, con dolor y rigidez con predominio en las cinturas escapular y pélvica, que puede afectar el cuello, la parte baja de la espalda y los muslos, que disminuye la fuerza y reduce la amplitud de los movimientos. Se presenta sobre todo a partir de los 50 años. Se acompaña de febrículas vespertinas (López Palma *et al.*, 2018), malestar general, anorexia y pérdida de peso.

A diferencia de lo señalado, nuestro paciente cursa con fiebres intensas y un gran ataque, y muy severo, al estado general, que se desarrolla en un episodio agudo, sin la rigidez matinal característica de la polimialgia reumática (Estrada Castrillón *et al.*, 2016).

La neumonitis por hipersensibilidad es una forma de neumonitis intersticial, generalmente aguda o subaguda, que tiende a la cronicidad. Es una forma de enfermedad pulmonar intersticial difusa de causa conocida (Fisterra, 2013), pues se debe a la exposición de partículas orgánicas que actúan como alérgenos. La forma aguda puede acompañarse de fiebre intensa (Mejía *et al.*, 2007). En este caso no se encuentra la exposición a partículas orgánicas.

Enfermedad mixta del tejido conectivo (Trejo Ayala y Montúfar, 2013): Alteración sistémica, autoinmune, que combina signos de lupus eritematoso sistémico, esclerodermia, polimiositis y artritis reumatoide. Para Alarcón Segovia y Villarreal (*apud* Mendoza Amatller y Antezana, 2005), aunque se pueden presentar diversos datos de colagenopatías, el diagnóstico se fundamenta con tres de los siguientes signos: artritis, miositis, edema de manos, fenómeno de Raynaud o esclerodactilia, siempre que estén asociados títulos elevados de autoanticuerpos (anti-U-ribonucleoproteína). De acuerdo con Kasukawa y sus colaboradores (*apud*, Valls *et al.*, 2013), se puede diagnosticar si se presenta el fenómeno de Raynaud o edema de las manos, asociado a un signo de lupus eritematoso, más un signo de esclerodermia y uno de polimiositis (además de la elevación de los autoanticuerpos anti U1 ribonucleoproteína). Puesto que tales signos se encuentran ausentes, este diagnóstico no es sostenible.

Poliarteritis nodosa (SS, 2011) *o panarteritis nudosa*: Inflamación vascular diseminada, necrotizante, que se presenta con intensidad variable entre los individuos, que afecta focalmente algunos segmentos de las arterias musculares de mediano y pequeño calibre, pero no de los vasos más finos. Ataca múltiples órganos y la isquemia genera muchas de sus expresiones. Se manifiesta por afectación del estado general, astenia, hipodinamia, anorexia, pérdida de peso. En algunos casos hay fiebre, dolores musculares, articulares, abdominales, dolores neuropáticos asimétricos.

Existen formas con afectación puramente cutánea, la cual se manifiesta por nódulos y úlceras cutáneas en miembros inferiores, con predominio en maléolos (nivel de evidencia 4) (SS, 2011). Puede formar pápulas, vesículas y bullas, y también puede presentar *livedo reticularis* que no desaparece a la presión.

Las manifestaciones clínicas, en adultos, son síntomas generales, alteraciones neurológicas, afectación cutánea, dolor abdominal, hipertensión arterial, fiebre, pérdida de peso, mialgias y artralgias (nivel de evidencia 2+). Son frecuentes la neuropatía sensitiva o motora, la mononeuritis múltiple (sobre todo la que involucra al nervio peroneo), el daño renal y la afectación de los vasos mesentéricos (nivel de evidencia 4). Como puede verse, el padecimiento del paciente no corresponde a lo señalado.

Fiebre reumática: Enfermedad inflamatoria mesenquimatosa que posiblemente resulta de la formación de anticuerpos contra el estreptococo *pyogenes* (beta hemolítico del grupo A de Lancefield), los cuales también pueden atacar las moléculas del paciente, que se encuentran en las membranas celulares (Salinas, 2012) de las articulaciones, el corazón, los pequeños vasos sanguíneos, el tejido celular subcutáneo y los ganglios basales del cerebro, provocando la activación de la inmunidad celular local en los sitios afectados. Aunque hay cuadros clínicos atípicos, las manifestaciones aparecen después de dos o tres semanas de una faringo-amigdalitis por estreptococo *pyogenes,* con fiebre moderada, pocas veces intensa, y en un primer episodio pueden aparecer las manifestaciones mayores de la enfermedad (artritis, carditis, corea de Sydenham, llamado también *mal de San Vito,* eritema marginado y nódulos subcutáneos), y también síntomas menores, como dolores articulares o la fiebre misma. Jones propuso que con un mayor y dos menores, o con dos mayores y un menor se realiza el diagnóstico. La OMS (2002-2003) señaló que habiendo infección estreptocócica, este criterio también es válido cuando sin haber lesión cardíaca es un episodio recurrente; pero en caso de que sí la haya, bastará la presencia de dos criterios menores para plantear el diagnóstico y, en caso de corea o de estenosis mitral o mitro-aórtica no se requiere otro dato.

La inflamación articular interesa grandes articulaciones, es asimétrica, dura horas, desaparece sin dejar lesión, y reaparece en otra (migratoria). Dura cerca de cinco semanas. En la piel, el eritema es de bordes irregulares, indoloro, no pruriginoso y aumenta con el calor. También aparecen máculas de pocos milímetros, de bordes serpinginosos, en el tronco y partes proximales de las extremidades. Puede haber nódulos, en zonas de extensión articular, 0.5 a 2 cm móviles, duros, no dolorosos, recubiertos por piel normal, en codos, rodillas, tobillos, nudillos y, a veces, en la nuca o sobre la columna vertebral. Puede haber soplo mitral, aórtico o mixto, signos de falla cardíaca o frote pericárdico. El caso que analizamos difiere totalmente en sus manifestaciones con respecto a la fiebre reumática.

Síndrome de Schnitzler (Simon *et al.*, 2013): Inflamación autoinmune que afecta ganglios linfáticos, piel, huesos, con respuesta inflamatoria sistémica, que se acompaña de fiebre intermitente, que puede ser intensa, con pocos escalofríos. Se presenta con leve erupción cutánea, máculas rojizas, que pueden aparecer sobre relieve, no pruriginosas, o lesiones urticarianas recurrentes. El diagnóstico del síndrome de Schnitzler cursa con fiebre recurrente, pero tiene dos criterios obligatorios, uno de los cuales es la erupción urticarial recurrente, cosa que no presenta el paciente (Simon *et al.*, 2013).

Enfermedad de Takayasu o síndrome del arco aórtico: Inflamación sistémica con panarteritis segmentaria, necrosante y obliterante, de grandes vasos, sobre todo de la aorta y sus ramas principales, el tronco braquiocefálico, las carótidas, las subclavias, las vertebrales y las renales, seguidas de las arterias coronarias, que también puede atacar la arteria pulmonar (Ramírez-Cruz y Criales Vera, 2013). Se inicia con síntomas progresivos de ataque al estado general, fiebre de poca intensidad, sudores nocturnos, náuseas y vómitos, que se acompañan de dolor en el trayecto de los vasos del cuello y el dorso del tórax. Luego va disminuyendo la luz de los vasos afectados (aórticos, supraórticos o de la aorta descendente). Una quinta parte de estos pacientes presenta alteraciones extravasculares, de las cuales las más comunes son las artritis axial y periférica (Oh *et al.* 2018). Por lo señalado, se puede ver que tal padecimiento no corresponde con lo que sucede con nuestro paciente.

Enfermedad de Weber-Christian: La paniculitis nodular febril recidivante o enfermedad de Weber-Christian constituye un raro proceso de inflamación subcutánea. Se caracteriza por la presencia de nódulos —de color rojo brillante, pero en pocos días se vuelven de color rojo claro o púrpura y, finalmente, toman una apariencia amarillenta, azulada o verdosa, simulando el aspecto de una equimosis profunda— (Voyer, 2011). Los nódulos no se ulceran y se curan sin dejar atrofia ni cicatriz. Casi siempre regresan de forma espontánea en unas pocas semanas. Además aparecen, bruscamente, placas en el tejido subcutáneo, sobre todo pretibiales, simétricas, que duran semanas. Estas se resuelven y recurren durante dos a cinco años.

Los enfermos presentan fiebre, en general alta, astenia, pérdida de peso, mialgias, trastornos digestivos, con o sin compromiso de órganos (principalmente páncreas, hígado y mesenterio). Si existe compromiso visceral, es de peor pronóstico. Ante la falta de inflamación y nódulos subcutáneos, mialgias y trastornos digestivos tal diagnóstico no es sostenible.

Policondritis recidivante (Sanza Vola *et al.*, 2009): Inflamación autoinmune recurrente de los cartílagos de las orejas, la nariz, la tráquea y la laringe. Puede atacar otros cartílagos en bronquios, articulaciones y también las válvulas cardíacas, los riñones, la piel, los ojos y los vasos sanguíneos. Hay signos de inflamación bilateral de las orejas, solo en sus partes cartilaginosas, con frecuencia anunciada previamente con dolor. Si ataca cartílagos de otras áreas señaladas se manifiesta por irritación o inflamación de las mismas. Antes del ataque cartilaginoso puede aparecer fiebre, como un síntoma constitucional junto con la pérdida de peso, sudores nocturnos, fatiga y adenomegalia linfática (Borgia *et al.*, 2018). En el caso que estudiamos no se encuentran ataques a cartílago, por lo que no es posible sostener tal diagnóstico.

Urticaria: La piel está enrojecida, con edema de las capas superficiales, formando ronchas, que miden de milímetros a centímetros, las cuales producen mucho prurito, y que se autolimitan en días (Sedó-Mejía *et al.*, 2015). Además de que no existen lesiones urticarianas en el paciente, en la urticaria no hay, como sucede en este caso, fiebre de 40°C, ni ataque tan severo al estado general.

Hipergammaglobulinemia D: Se inicia antes de los 5 años y se expresa con aftas y fiebres recurrentes, de tres días de duración. Dada la edad del paciente, sin los antecedentes señalados, no se puede sostener tal diagnóstico.

Síndrome de Muckle-Wells (Salado-Burbano *et al.*, 2017): de origen genético, aparece desde el nacimiento, con fiebres altas, de ritmo circadiano, asociadas a urticaria no pruriginosa. Hacia los 10 años se agrega sordera neurosensorial para frecuencias agudas.

Neoplasias: Aunque poco frecuente, la fiebre generada por aumento de actividad tiroidea puede aparecer como dato inicial en algunos casos de cáncer tiroideo (Reverter *et al.*, 2010), los cuales no siempre se acompañan de la presencia de un nódulo tiroideo y, además, pueden cursar con adenopatías cervicales. El cáncer papilar de tiroides es la variedad más común y puede explicar los crecimientos ganglionares en el cuello, pero en general es asintomático. La variedad folicular se disemina, casi siempre, por vía sanguínea hacia pulmón o huesos; esos tumores tienen un crecimiento lento y también son asintomáticos (Cortés Flores *et al.*, 2009). El carcinoma medular de tiroides es un tumor de lenta progresión, que puede dar metástasis a ganglios linfáticos (Lanzarini *et al.*, 2010) y signos de compresión local. Se trata de un tumor productor de calcitonina, que se presenta tanto de manera esporádica como con patrones hereditarios. La variedad anaplásica es muy agresiva y aparece en personas de edad avanzada (Pinto-Valdivia *et al.*, 2012). Esta se presenta como una tumoración, de consistencia pétrea (Lobos *et al.*, 2009), en la cara anterior del cuello, cuyos síntomas resultan de la compresión e invasión de estructuras vecinas, como la laringe, la tráquea, el esófago (Guerra Mesa, 2001), el pulmón o la vena cava (Pinto-Valdivia *et al.*, 2012), que puede metastatizar a ganglios, huesos y con menor frecuencia al cerebro (Lobos *et al.*, 2009).

En nuestro caso, la evolución es muy rápida y agresiva, lo que elimina las tres primeras variantes mencionadas; sin embargo, no hay nódulos tiroideos, ni endurecimientos pétreos, ni datos de compresión local en la cara anterior del cuello, ni metástasis evidentes, por lo que la forma anaplásica tampoco es digna de consideración.

En cambio, el linfoma tiroideo se presenta en personas de la tercera edad y es más frecuente en sujetos que han tenido tiroiditis crónica autoinmune. Puede cursar con datos de tumoración y compresión local, adenopatías cervicales y fiebre. Esta es de más de 38°C, se acompaña de diaforesis y pérdidas de peso mayores a 10% del peso corporal (en menos de seis meses), así como de prurito (Finozzi *et al.*, 2015). Por lo anterior, sí lo consideraremos como posibilidad diagnóstica.

Angiomiolipoma renal: Es un tumor benigno cuya localización más frecuente es renal. La presentación aislada está descrita en pacientes sin antecedentes y en cualquier rango etario. Las manifestaciones clínicas más comunes son dolor abdominal, microhematuria y masa abdominal palpable (Cifuentes *et al.*, 2008). Nada de esto corresponde a nuestro caso.

Sarcoma: En los sarcomas de cabeza y cuello puede haber crecimiento ganglionar de los ganglios cervicales. Asimismo, en los de mama puede haber invasión de ganglios axilares. Hay también sarcomas que afectan inicialmente los ganglios, como los sarcomas de células dendríticas foliculares (Jorge-Buys *et al.*, 2008). Los sarcomas de cabeza y cuello, que provienen de células mesenquimatosas, son raros, predominan en mujeres de 45 a 50 años. Su evolución promedio es de dos años y medio. Incluyen el sarcoma neurogénico, el osteosarcoma, el leiomiosarcoma, el rabdomiosarcoma, el sarcoma de Kaposi, el angiosarcoma, el condrosarcoma, el tumor rabdoide, el fibrosarcoma, el dermatofibrosarcoma protuberans y el sarcoma sinovial monofásico. Los síntomas que presentan incluyen tumor palpable, aumento de la sensibilidad regional, dolor y disfagia, obstrucción nasal y cambios de la voz (Lazos Ochoa *et al.*, 1999). Pueden acompañarse de fiebre. Solo la décima parte de los sarcomas aparecen en cabeza y cuello, y representan la centésima parte de los cánceres de adultos, además de que su evolución, aunque variable, es de meses o años (Albín-Cano, 2012), a diferencia del caso que nos ocupa; sin embargo, no descartaremos la posibilidad de un sarcoma.

Mixoma atrial: Son tumores que se caracterizan por dar datos de obstrucción de las cavidades cardíacas, o del tracto de salida, síntomas constitucionales y embolia sistémica (Aguirre *et al.*, 2015), que aparecen a cualquier edad. No tiene relación con el cuadro clínico que estudiamos.

Linfoma o enfermedad de Hodgkin (Küppers *et al.*, 2012): Neoplasia maligna que se origina en los linfocitos anormales de los ganglios linfáticos (cuello, axilas o ingles). Algunos subtipos son más frecuentes en pacientes con VIH. Se manifiesta con crecimientos ganglionares, asimétricos, no dolorosos (el signo de Hoster consiste en dolor ganglionar con la ingestión de alcohol). Los ganglios, en esta enfermedad, persisten más de dos meses, y se disemina la afección a zonas contiguas, lo que es característico de este padecimiento (Pinar Sedeño *et al.*, 2004). La fiebre, llamada *de Pel-Ebstein*, aparece en ciclos de tres a cinco días, que alterna con un periodo de duración similar, sin fiebre; para después repetirse de nuevo el ciclo y así persistir durante meses, conservando un patrón que puede ser distinto en cada paciente. También puede haber escalofríos, sudoración nocturna abundante, anorexia, pérdida de peso (más de 10% en los últimos seis meses), prurito en la piel. Señalado lo anterior, esta posibilidad diagnóstica debe ser considerada en nuestro caso.

Histiocitosis maligna (Morán Villaseñor *et al.*, 2018): Enfermedad que resulta de la proliferación de una forma de macrófagos, que se encuentran en el tejido conjuntivo (histiocitos malignos) o de células dendríticas (Casanovas y Rosso, 2014). Hay formas localizadas, por ejemplo, en los huesos y formas con ataque a múltiples órganos. En los adultos puede manifestarse con fiebre (Ruiz *et al.*, 2004), pérdida de peso, malestar general, crecimientos ganglionares, hepato y esplenomegalia, tos y disnea (si ataca los pulmones), dolores óseos, erupciones en la piel, nódulos subcutáneos, disminución de células sanguíneas. Puede afectar el sistema nervioso y acompañarse de sed intensa y poliuria. Existen formas localizadas que afectan los ganglios del cuello y los axilares, que se acompañan de fiebre, pero que predominan en niños y adultos jóvenes, como es el caso de la enfermedad de Rosai-Dorfman, que es un padecimiento linfoproliferativo pero generalmente benigno y autolimitado (Maffia *et al.*, 2015). La histiocitosis maligna puede aparecer a cualquier edad y cursar con fiebre, adenopatías, mal estado general y hepatoesplenomegalia (Ruiz *et al.*, 2004). En nuestro caso no se tiene evidencia clínica de afección extraganglionar, sin embargo, consideraremos la posibilidad diagnóstica de histiocitosis maligna.

Leucemia: Las leucemias son neoplasias malignas de las células sanguíneas que pueden cursar con fiebre, escalofríos, diaforesis nocturna, ataque al estado general, pérdida de peso, palidez, infecciones, sangrados y crecimientos ganglionares del bazo y el hígado, así como con dolores óseos. La leucemia mieloide crónica (Morales *et al.*, 2010) es una proliferación neoplásica de los leucocitos, que cursa con crecimiento del bazo, anemia y trombocitosis. Puede presentarse como una forma crónica, asintomática, o con anemia, mal estado general y, a veces, con fiebre o escalofríos. La esplenomegalia favorece la saciedad precoz y la pesadez posprandial. También puede manifestarse, en su fase acelerada, con fiebre, dolores óseos o una anemia más intensa. Cuando se transforma en una leucemia aguda, se agudiza la anemia, se agregan repetidas infecciones, hemorragias o, debido al gran cúmulo de leucocitos en la microcirculación pulmonar, cerebral o testicular, puede producir leucostasis, que se manifiesta clínicamente como daño pulmonar, sin infiltrados. En cerebro llega a producir cefalea y alteraciones visuales (Moreno y Londoño, 2011). Comparten síntomas las formas linfocíticas agudas que se presentan en adultos (Suárez Beyríes *et al.*, 2003), y la mieloblástica, que es más frecuente en adultos mayores (Santoyo-Sánchez *et al.*, 2014).

Dado el cuadro que presenta el paciente que estudiamos, no se consideran las formas crónicas. La leucemia mieloide aguda comprende un grupo de padecimientos que comparten alteraciones clonales de la célula madre hematopoyética, la cual, por no diferenciarse (permanecer como mieloblasto, promielocito, monoblasto, megacarioblasto, etc.) deja de ser funcional, pero se multiplica exageradamente (Buitrón-Santiago *et al.,* 2010). El ataque al estado general, la fiebre, la pérdida de peso, los crecimientos ganglionares, pueden corresponder a los síntomas que el paciente presenta. Sin embargo, generalmente hay —con grado de evidencia IV (SS, 2010)— esplenomegalia y dolores óseos, tendencia a sangrados, datos de anemia, infiltraciones a la piel o engrosamiento de las encías, que el paciente no presenta. La fiebre no es tan intensa (salvo que haya infecciones severas agregadas). La leucemia linfoblástica aguda se manifiesta —con nivel IV de evidencia— con síndrome anémico, purpúrico, hemorrágico, consuntivo y fiebre (SS, 2009). Es frecuente el ataque al estado general, sudores nocturnos, dolores óseos, articulares o musculares, así como el crecimientos del bazo, el hígado, los ganglios y datos de infiltración a tejidos subcutáneos (formando nódulos), oculares (conjuntiva, córnea, retina, órbita), nervios craneales o sacros, cuerpos cavernosos, etc. (Ortega Sánchez, 2007). En el caso que se estudia se encuentran crecimientos ganglionares, fiebre, sudoraciones y ataque al estado general; pero no hubo tendencia hemorrágica ni hepatomegalia ni esplenomegalia, así como tampoco infiltraciones a los tejidos mencionados. Para un ataque tan severo como el que tuvo el paciente es muy notorio que no hubiera manifestado anemia ni diátesis hemorrágica. Y, para ser explicada la fiebre tan intensa, no basta la leucemia, sino que requeriría una infección agregada, la cual no fue manifiesta. Por todo lo anterior, el diagnóstico de leucemia aguda se deja entre las posibilidades, pero con reservas.

Granulomatosis linfomatoide (Santillana-Martínez, 2015): Es un síndrome linfoproliferativo de células B asociados a infección por virus de Epstein-Barr, que ataca principalmente a varones, entre la cuarta y sexta década de la vida, en particular si hay inmunodepresión. Ataca pulmón —en la gran mayoría de los casos (Martínez-Deltoro *et al.*, 2015)— y también puede afectar riñones, piel, bazo y sistema nervioso. Puede ser asintomático o presentarse con fiebre, tos, disnea, dolor torácico, erupciones cutáneas, nódulos subcutáneos, ataxia o neuropatía periférica, así como adenomegalias. Este padecimiento afecta principalmente regiones extranodales (Cumplido Burón *et al.*, 2007). En el caso del paciente que estudiamos la afección era primordialmente ganglionar y no había manifestaciones pulmonares ni de otros órganos, lo que hace difícil sostener este diagnóstico. Por lo tanto, consideraremos que el diagnóstico de granulomatosis linfomatoide debe apenas ser contemplado.

Hepatoma: Es de los tumores que dan fiebre de origen desconocido (Fernández Gutiérrez *et al.*, 2002).

Carcinoma renal (Cand Huerta *et al.*, 2008): Se trata también de tumores que dan fiebre de origen desconocido (Fernández Guerrero *et al.*, 2002). La mayoría son asintomáticos. Las manifestaciones pueden ser (IMSS, 2013): dolor en la fosa renal o abdominal, hematuria o una masa abdominal palpable, hipertensión arterial. Puede haber pérdida de peso, adenopatía cervical palpable, puede encontrarse el ganglio de Virchow, varicocele, edema de miembros inferiores. Cuando da metástasis, es posible que haya manifestaciones pulmonares, óseas, hepáticas, cerebrales o suprarrenales. El cáncer renal de células claras metastatiza principalmente el pulmón, hueso, hígado, las glándulas adrenales y el cerebro. Sin embargo, puede llegar a invadir, incluso, la parótida (Hosn-Centenero *et al.*, 2014). En el caso de nuestro paciente, no existen los síntomas principales, es decir: hematuria, dolor lumbar, masa renal palpable, hipertensión y, sin haber manifestaciones de metástasis a los sitios en que frecuentemente metastatiza este tumor, hay múltiples afectaciones ganglionares en cuello y axila. Todo ello hace que descartemos este padecimiento.

Carcinoma pancreático: El cáncer de páncreas, después de un periodo asintomático, puede producir dolor abdominal (epigástrico irradiado hacia la espalda o hacia los lados, en cinturón), o en la cara posterior del tórax, también pueden aparecer: anorexia, pérdida de peso, fiebre, náuseas, vómitos, ictericia obstructiva indolora (Franssen y Chan, 2011), prurito, diarrea, vesícula biliar palpable, tromboflebitis (Ay *et al.*, 2010). Los datos no corresponden al cuadro clínico del paciente que estudiamos.

Neoplasias pulmonares (Coronado Reyes *et al.*, 2007): El cáncer broncogénico, que comienza en el tejido que reviste o cubre las vías respiratorias de los pulmones, incluye el cáncer de pulmón de células pequeñas y el cáncer de pulmón de células no pequeñas. Al inicio puede ser asintomático, después aparecen astenia, hiporexia y pérdida de peso. El paciente consulta por tos, disnea, disfonía, hemoptisis y dolor torácico. Después, aparecerán síntomas o signos que ubican las zonas afectadas del organismo (Amorín, 2013). Los cánceres pulmonares pueden dar metástasis en ganglios del cuello y, también, aunque raras veces, pueden dar metástasis axilares. Sostener este diagnóstico implica que la lesión pulmonar sería pequeña, pues no hubo los síntomas respiratorios señalados y que, a pesar de eso, las metástasis a cuello y axila eran muy prominentes. Aún más, ante esa situación hubo un deterioro enorme del paciente y fiebre intensa, sin fundamento, por lo que este diagnóstico no se considera.

Cáncer de colon: Puede, en algunos casos, presentarse con fiebre de origen desconocido (Fernández Guerrero *et al.*, 2002) y raramente puede presentarse como un ganglio metastásico supraclavicular izquierdo o de Virchow (Ohchi *et al.*, 2013). En muchas ocasiones permanece silencioso hasta llegar a fases tardías. Puede generar dolor abdominal, sangrado rectal, aparición de diarreas y constipación, anemia y pérdida de peso (Calva Argos y Trado, 2009). Cuando el cáncer se encuentra entre el ciego y el ángulo esplénico, el paciente puede presentar dolor abdominal indefinido, pérdida de peso y sangrado oculto. Cuando es distal aparecen alternancia de diarreas y estreñimiento, las heces pueden disminuir de calibre y puede haber hematoquecia —expulsión de sangre rojo vinosa (Galiano de Sánchez, 2005)—. La descripción mencionada es ajena a lo que sucede con nuestro paciente.

Cáncer de la vesícula biliar: Puede ser asintomático o producir dolor, cólico o urente en hipocondrio derecho o en epigastrio (Llanos *et al.*, 2011), náusea, vómito, ictericia, fiebre, pérdida del apetito. Por lo señalado, no cabe su consideración.

Granuloma de la línea media: También llamado *granuloma letal de la línea media* o *linfoma nasal de células T/NK*. Es un tipo de lesión linfoproliferativa angiocéntrica (Reyes Hernández *et al.*, 2015), agresiva, que ataca las estructuras faciales de su línea media. Tiene una progresión rápida e invade estructuras extraganglionares (Castro B. *et al.*, 2018). Lo propio de esas lesiones es su carácter destructivo. En la nariz puede llegar a generar obstrucción y a veces se acompaña de fiebre rinorrea, epistaxis, voz nasal, edema, odinofagia (Briseño Rodríguez *et al.*, 2004). No corresponde a nuestro caso.

Entre los tumores hay que considerar el linfoma, que es capaz, como todas las neoplasias malignas, de ocasionar caquexia (Argilés *et al.*, 2006).

Neoplasias de hígado (Rocha Posada *et al.*, 1996): Si bien en estas hay, con frecuencia, fiebre y pérdida de peso, estas neoplasias cursan con plenitud posprandial, dolor continuo en hipocondrio derecho, ascitis, ictericia (por retención de bilirrubina), cuya fracción directa produce prurito, hepatomegalia. Puede haber hipocolia o esplenomegalia. En ocasiones se palpa la tumoración en hipocondrio derecho, dependiente de hígado.

El paciente, si bien tiene prurito, este no se acompaña de ictericia que lo explique por el mecanismo de una elevación de la bilirrubina directa. El resto de los datos señalados no los presenta el paciente y, en cambio, muestra otros que no pertenecen a las neoplasias de hígado.

Patologías granulomatosas: La granulomatosis de Wegener, además de ser crónica, se acompaña de alteraciones de las vías respiratorias superiores (Reinhold-Keller *et al.*, 2000) o renales (Vera-Lastra *et al.*, 2009), que no existen en este paciente.

Hepatitis granulomatosa: Ante la presencia de granulomas hepáticos, se hace el diagnóstico de hepatitis granulomatosa idiopática, después de descartar que la granulomatosis se deba a (Rojas Pérez *et al.*, 2017): tuberculosis, sarcoidosis, reacciones medicamentosas, brucelosis, infecciones por hongos, cirrosis biliar primaria, mononucleosis infecciosa, infección por citomegalovirus, enfermedad de Hodgkin, vasculitis, beriliosis e infecciones parasitarias (como la toxoplasmosis), o enfermedades intestinales crónicas. Puede ser asintomática o cursar con fiebre de origen desconocido, la cual puede ser intensa, con escalofríos y diaforesis nocturna, así como astenia y malestar general (Rojas Pérez *et al.*, 2017), dolor abdominal, náuseas, vómitos, hepato o esplenomegalia. Puede haber adenomegalias dependiendo de la etiología. El diagnóstico de granulomatosis hepática idiopática se toma en cuenta, pero es un diagnóstico de exclusión. En caso de que fuese secundaria, ya se han hecho consideraciones en otros párrafos, tomando en cuenta cada etiología.

Entre los fármacos que pueden dar fiebre mencionaremos (Mollo y Gutiérrez, 2006):

- Antibióticos (Abdala y Giachetto, 2002): piperacilina, cefotaxima, sulfamidas, aminoglucósidos, macrólidos, isoniazida, rifampicina, carbapenems, vancomicina.
- Antimicóticos: anfotericina B.
- Neuro y psicofármacos: cloropromacina, antipsicóticos atípicos, antidepresivos, L dopa, valproato, buspirona, litio sumatriptán, metoclopramida, difenilhidantoina, barbitúricos.
- Opioides: tramadol, buprenorfina.
- Estimulantes del SNC: metilfenidato, anfetaminas, sibutramina, metanfenamina.
- Anticolinérgicos: atropina, glicopirrolato.
- Antihistamínicos: clorfeniramina.
- Antiespasmódicos: oxibutinina.
- Midriáticos: tropicamida.
- Otros: ácido acetilsalicílico, quinidina, citostáticos, alopurinol.

En el caso que estudiamos, el paciente no tomaba estos medicamentos.

Hematomas: Algunos hematomas pueden generar fiebre de origen desconocido. Ejemplo de ellos son los localizados en el espacio retroperitoneal o los que se encuentran dentro de la pared de una disección (Roca Campañá *et al.*, 2009). Tampoco corresponde a nuestro caso.

Necrosis de tejidos (Romero y Farías, 2014): Esto sucede cuando hay destrucción de tejidos, como en el infarto agudo del miocardio, la tromboembolia pulmonar, el infarto pulmonar, en traumatismos extensos, en rabdomiolisis, etc. Patologías que son ajenas a lo que le ocurre al paciente que se estudia.

Alteraciones de la termorregulación: Puede haber alteración de los sistemas de control de la temperatura del sistema nervioso central en el caso de convulsiones o en patologías cerebrales tales como hemorragias, infartos, infecciones o tumores (Soengas, 2018). La reducción de la actividad dopaminérgica en el sistema nervioso central, generada por medicamentos antipsicóticos, afecta los núcleos de la base y el hipotálamo, y además de alterar el tono muscular, genera inestabilidad autonómica e hipertermia (Alonso Marín *et al.*, 2018). La hipertermia maligna también se presenta como una alteración en la regulación intracelular del calcio en el músculo esquelético, que se hereda con carácter dominante autosómico (Ortega-García y López-Ramírez, 2018). En el caso de nuestro paciente se trata de un padecimiento que no se limita a alteraciones del control neurológico de la temperatura, puesto que hay evidencia de una patología extraneurológica.

Veamos ahora qué nos ha aportado tomar la táctica de elegir la fiebre como primer objetivo del análisis del caso.

En primer lugar, hemos hecho un recorrido muy largo y laborioso, debido a que son muchas las posibilidades que pueden generar la fiebre en ese caso.

Al final de esta labor nos hemos quedado con 10 posibilidades, que a continuación se enumeran, la última de las cuales (los sarcomas), a su vez, requeriría revisión teórica para cada una de las variantes señaladas, a fin de poder decidir si se trata de un diagnóstico que se adecua al caso.

- Brucelosis.
- Endocarditis bacteriana.
- Toxoplasmosis aguda, en paciente inmnodeprimido.
- Linfoma tiroideo.
- Linfoma o enfermedad de Hodgkin.
- Histiocitosis maligna.
- Leucemia aguda.
- Granulomatosis linfomatoide.
- El diagnóstico de granulomatosis hepática idiopática.
- Sarcoma ganglionares, de mama o de cabeza y cuello (que incluyen sarcoma neurogénico, osteosarcoma, leiomiosarcoma, rabdomiosarcoma, sarcoma de Kaposi, angiosarcoma, condrosarcoma, tumor rabdoide, fibrosarcoma, dermatofibrosarcoma protuberans y sarcoma sinovial monofásico).

Crecimientos ganglionares: Exploremos ahora lo que sucede si tomamos como eje de nuestra investigación diagnóstica los crecimientos ganglionares.

Los ganglios que no desaparecen en seis semanas se deben a padecimientos que requieren una evaluación diagnóstica rápida y adecuada (Department of Health, 2000a). Los crecimientos ganglionares pueden deberse a infecciones de diverso tipo —virales, bacterianas, tuberculosas, por hongos—, a parasitosis —como la toxoplasmosis—, a neoplasias primarias, metástasis o a afecciones inmunológicas (Chau *et al.*, 2003).

Las adenopatías supraclaviculares —en la unión del conducto torácico y la vena subclavia izquierda— en la inserción del esternocleidomastoideo —signo de Virchow Trousier (Martínez Montero *et al.*, 1998) aparecen en cánceres intrabdominales, ováricos y en los de tiroides, mama, pulmones, hígado, estómago y riñones.

Mientras la linfadenopatía cervical nos lleva al cuero cabelludo, los dientes, los senos, tiroides; la axilar lleva a senos, extremidades superiores y la pared torácica. En cambio, la linfadenopatía supraclavicular izquierda —ganglio Troisier: sugiere malignidad en tracto digestivo, riñones, testículos, pelvis, abdomen—. Cuando aparece del lado derecho sugiere malignidad en pulmón o en mediastino (Sociète Française d'Hematologie, 2011).

En los procesos inflamatorios agudos los ganglios son dolorosos y puede haber eritema y aumento de su temperatura —como las piógenas y particularmente las producidas por *S. aureus* o *S. pyogenes*—. Los procesos inflamatorios crónicos son un poco menos dolorosos y tienden a aparecer de manera simétrica.

La tuberculosis es un padecimiento de larga evolución. Además, en el caso de las adenopatías tuberculosas, estas son de mayor tamaño y al palparlas fluctúan, es decir, dan la impresión táctil de haber perdido la consistencia sólida, más aún si ya se encuentran abscedadas.

La mononucleosis infecciosa es una enfermedad que se autolimita en dos a cuatro semanas.

El paciente no tiene otros síntomas que permitan considerar las enfermedades inmunológicas.

El paciente no toma fármacos que puedan producir crecimientos ganglionares y fiebre, como la fenitoína, el ácido paraaminosalicílico, las hidracidas, la carbamacepina, el alopurinol o la hidralazina.

Las características de los ganglios que orientan a procesos malignos son: un tamaño ganglionar > 2.25 cm, la consistencia firme, que no presenten dolor, aparecer por encima de las clavículas y particularmente en personas mayores de 40 años (Slap *et al.*, 1986; Spurgeon *et al.*, 2000). Los ganglios afectados por neoplasias afectan con mayor facilidad más de una región ganglionar (Chau *et al.*, 2003). La consistencia de las metástasis es más dura, y la de los linfomas, más elástica. Las primeras tienden a adherirse a planos profundos, los segundos no.

Las adenopatías que persisten más de treinta días, de más de 1 cm, que no duelen ni responden a antiinflamatorios ni a antibióticos son fuertemente sospechosas de un linfoma de Hodgkin. Además, la sudoración nocturna, la

fiebre persistente (sin origen infeccioso), la pérdida de peso sin causa aparente (más de 10% de la masa corporal en seis meses), el prurito que no cede a
tratamiento con antihistamínicos; que constituyen los llamados *síntomas B*, se
presentan en el linfoma —con grado de evidencia E III (Ministerio de Salud
Píblica, 2017). Aún más: el paciente tiene el signo de Hoster, que consiste en
el dolor de las adenopatías cuando se ingieren bebidas alcohólicas, lo cual es
característico del linfoma Hodgkin —aunque desgraciadamente no ha sido
considerado en las guías clínicas (IMSS, 2016)—; por lo anterior, la sospecha
diagnóstica de linfoma de Hodgkin es bastante fuerte.

Como vemos, al escoger el estudio de los crecimientos ganglionares y tener
en cuenta sus características semiológicas, podemos, de manera mucho más
sencilla, sospechar el diagnóstico de linfoma de Hodgkin.

El signo más impresionante no siempre es el que ofrece la mayor claridad
diagnóstica. Veamos.

El signo más llamativo es la pérdida de peso de 10 kg en cuarenta días.
Suponiendo un gasto energético de 2 500 calorías diarias, consumidas de la
grasa corporal, el paciente perdería 278 g diarios. Es decir, unos 11 kg en un
mes, si no consume alimentos. Esto significa que el paciente desarrolló de
manera subaguda un proceso en el que el catabolismo aumentó drásticamen-
te, lo que indica que el padecimiento modifica el balance energético (Savino
y Patiño, 2016).

Si aplicamos la fórmula de Harris-Benedict (Calleja Fernández *et al.*, 2012)
para calcular el gasto energético total en varones: 66 4730 + 13 7516 [peso
(kg)] + 5 0033 [peso (kg)] - 6 7550 [peso (kg)].

Tendríamos que nuestro paciente tiene un gasto energético de 1 400 cal.
Que aumentaría 7% por cada gado de temperatura a partir de 37°C, es decir
que subiría por la fiebre a 1 700 calorías por día. Lo que no explica tanta pérdida de peso.

En el caso de las neoplasias malignas se produce una acelerada pérdida
de peso debido a que los tumores tienen una demanda calórica aumentada,
la cual se suma a cambios metabólicos, en los cuales se produce un balance
energético y nitrogenado negativo y lipolisis. Además hay un estado semejante
al inflamatorio, con producción de citoquinas procaquécticas y presencia de
factores tumorales que actúan a nivel del sistema nervioso central, produciendo la anorexia (Argilés *et al.*, 2006). El estudio de la pérdida de peso solo nos
permitió sospechar malignidad.

En síntesis; el clínico ha de escoger para su análisis diagnóstico aquellos síntomas o signos que se presentan en un número más reducido de casos y, sobre todo, si estos tienen más posibilidades semiológicas, que permitan distinguir la patología subyacente. Por otro lado hemos visto que, al analizar cada síntoma seleccionado, hemos recurrido, para saber si corresponde al caso problema, a los demás síntomas o signos acompañantes.

Resultado diagnóstico del caso que nos ocupa: La ecografía y la citología con aspiración con aguja fina practicada en los ganglios palpables dieron el diagnóstico de enfermedad de Hodgkin.

PASO 52. La consideración de los elementos diagnósticos tomados en conjunto

Hasta aquí se ha hecho la indagación del diagnóstico, escogiendo algún síntoma o signo en función de su capacidad para aportar mayores posibilidades de distinción diagnóstica, gracias a sus características semiológicas.

También podemos tratar de hacer tal indagación escogiendo los conjuntos de datos que han sido reconocidos en el cuadro clínico, que son el producto de un número limitado de causas. Es decir: los síndromes. En estos, los datos que los integran guardan relaciones específicas, que son las que se reconocen y permiten hacer distinciones diagnósticas.

En tercer término podemos escoger formar conjuntos de datos, que sin corresponder a síndromes clínicos conocidos, sí nos permitan, dada su coexistencia, poner algunos límites a la investigación de los posibles padecimientos que se encuentran presentes. En este caso, puede suceder que su coexistencia se deba a una patología común; sin embargo, también llega a ocurrir que se trate de la coexistencia de padecimientos de diferente origen. De esta manera, hacer la búsqueda diagnóstica conjuntando datos clínicos que no guardan una clara relación causal, si bien se puede explorar la posibilidad de que se encuentre una explicación común a dichas manifestaciones, también debe estar acompañada de una revisión crítica, con miras a considerar la posibilidad de comorbilidad.

Es frecuente escuchar, en las discusiones de casos clínicos que se presentan en sesiones hospitalarias, la queja de que no se aportaron suficientes datos clínicos o que no se hizo una historia clínica adecuada. Si bien eso puede ser cierto, el ejercicio diagnóstico que se hace con los datos presentados debe llegar hasta donde estos lo permitan.

Es parte de las estrategias diagnósticas recurrir, además de la investigación semiológica de los datos, al recuerdo de los síndromes clínicos por un lado y al de los mecanismos fisiopatológicos implicados en las manifestaciones conocidas, por otro. Eso permite al clínico entender los mecanismos de enfermedad que participan y le dan nuevas visiones del caso, lo que le ayuda a acercarse a la comprensión de lo que sucede al paciente. Asimismo, por estos caminos puede comprender con mayor facilidad las conexiones que pudiesen existir entre los diferentes contenidos diagnósticos que se le presentan.

PASO 53. Indagación en virtud de los síndromes presentes

Clásicamente los clínicos estudian primero los síntomas y signos, los exploran desde el punto de vista de sus características semiológicas y, en un paso posterior, tratan de formar pequeñas agrupaciones de los mismos, que ayudan parcialmente a identificar los procesos que participan en el padecimiento, es decir, los síndromes, pues a partir de ellos puede ser más fácil acercarse a una integración que permita identificar el o los padecimientos que se le presentan como reto diagnóstico.

Ejemplo (modificado de Ayala Ledesma *et al.*, 2016): Paciente masculino de 26 años de edad al cual se le diagnosticó lupus eritematoso sistémico —proceso inflamatorio autoinmune del tejido conectivo— seis años antes. Dicho diagnóstico se fundamentó en un enrojecimiento (eritema) que apareció sobre el puente nasal y las mejillas (malar), con distribución en alas de mariposa, úlceras bucales, caída fácil del cabello, inflamación de algunas grandes y pequeñas articulaciones y pruebas de laboratorio (anticuerpos antinúcleo, anti DNA de doble cadena y anti Sm).

Desde los 20 años de edad, el paciente presentaba manchas de color violeta debidas a sangrados subcutáneos (equimosis), así como hemorragias puntiformes de 1 a 3 mm en la piel (petequias), múltiples, frecuentes y en diferentes parte del cuerpo. Estas manifestaciones —que en conjunto reciben el nombre de *púrpura*— se acompañaron de una considerable disminución de plaquetas.

Además, el paciente ha padecido fatiga, mareos, disnea y palidez, con cifras muy bajas de hemoglobina (síndrome anémico), lo que se acompaña de un tinte amarillo (ictérico) de las conjuntivas oculares, con elevación, en el laboratorio, de la bilirrubina indirecta (síndrome ictérico). Por tal motivo se consideró la posibilidad de una destrucción aumentada de los eritrocitos circulantes (hemólisis), por lo que se buscó la presencia de anticuerpos que se fijan a la superficie de los eritrocitos y facilitan su destrucción (prueba de Coombs directa), la cual fue francamente positiva: anemia hemolítica autoinmune (Mejía-Arregui, 2005). La asociación de trombocitopenia y anemia hemolítica autoinmune integra el síndrome de Evans.

Por otro lado, en estos últimos seis años, el paciente ha presentado trombosis venosas en los miembros inferiores en dos ocasiones, por lo que fue estudiado en busca de problemas que aumentaran la propensión a la formación de trombos. Entre los estudios practicados, se encontró que presentaba anticuerpos contra proteínas asociadas a los fosfolípidos, las cuales afectan la cascada de la coagulación y la inflamación, además de unirse a las plaquetas y a las células endoteliales que, al activarse, propician un estado procoagulante. Estos anticuerpos (anticuerpos antifosfolípidos) quedaron demostrados en varias ocasiones, en cantidades significativas. Las trombosis venosas recurrentes, con trombocitopenia y anticuerpos antifosfolipido integran el síndrome antifosfolípido.

El síndrome anémico asociado al síndrome ictérico apoya la presencia de una anemia hemolítica que, cuando se asocia con trombocitopenia, integra el síndrome de Evans que se asocia al síndrome antifosfolípido. La etiología, en poco menos de la mitad de los casos, está relacionada con enfermedades autoinmunes, inmunodeficiencias (como la común variable) y, en mayores de 50 años con linfomas (Cimá-Castañeda *et al.*, 2016).

Es así que la integración de síndromes nos indica que se trata de manifestaciones asociadas a su lupus eritematoso sistémico.

El paciente fue tratado con prednisona 20 mg/día con reducción progresiva y warfarina 5 mg/día de forma irregular, sin anticoagulación óptima.

Problema actual, por el que el paciente vuelve a consultar: El paciente llega a urgencias con cefalea opresiva bitemporal, de cuatro días de evolución, asociada a náuseas, vómitos y fiebre. La presión arterial 100/60 mm. Hg, la frecuencia cardíaca 110 x min, la respiratoria 24 x min. Se le encuentra lúcido y con ausencia de signos meníngeos. En el fondo del ojo hay edema de la papila. Con estos datos se integra el síndrome de hipertensión endocraneana.

Si se relaciona el aumento de la presión intracraneal con un padecimiento que cursa con la formación de trombos, se podrá considerar la posibilidad de una oclusión trombótica en los vasos venosos intracraneales, que sabemos que puede evolucionar a sangrado (Stevenazzi y Díaz, 2012).

Diagnóstico del paciente: Se comprobó por medio de la tomografía axial computarizada de cráneo, que demostró una hemorragia de la cisterna magna.

PASO 54. Indagación para delimitar posibles padecimientos en virtud de datos coexistentes

Presentaremos un caso en el cual sucede que, si bien se pueden establecer varios diagnósticos, no se llega a la explicación completa. Así es como sucede con frecuencia cuando el clínico inicia sus primeras investigaciones acerca de los padecimientos que presenta un enfermo. Esto debe desembocar en establecer otras preguntas: ¿Qué información me hace falta?, ¿cuál es la manera más sencilla de aclarar el problema? Sin embargo, en este momento lo que se pretende es ilustrar las posibilidades de formación de conjuntos, no sindromáticos, para delimitar los posibles padecimientos presentes en el paciente, lo cual es particularmente interesante cuando hay comorbilidad.

Ejemplo: mujer de 70 años de edad, casada. Antecedente de dos hermanos albinos que desarrollaron melanoma, historia de histerectomía radical a los 63 años, por un cáncer uterino *in situ*, que no requirió otro tratamiento. Hija de padres diabéticos. Cuatro hermanos y algunos tíos, diabéticos. Ella misma se sabe diabética, tipo 2, desde hace más de 10 años y no ha tenido apego a los tratamientos. Tratada con metformina 500 mg (tres veces al día) y clorpropamida 125 mg (tres veces al día). Mantiene hemoglobina glucosilada elevada (prueba que evalúa la glucosa en los dos o tres meses anteriores), en 11%. Su dieta tenía exceso de carbohidratos y estaba mal balanceada en proteínas, vitaminas y minerales. Sensación de calor excesiva en los pies cuando los tapa, lo que presenta desde hace un año. Sobrepeso hasta ocho meses antes de este estudio. Antecedentes de insuficiencia venosa de miembros inferiores y tromboflebitis.

En los últimos ocho meses, baja de peso —1 kg por mes— sin hacer dieta y sin pérdida del apetito.

Diez semanas antes de esta consulta, la paciente presenta caída de su propia altura, sin pérdida del conocimiento, ocasionada por la pérdida repentina de la fuerza de los miembros inferiores, que tardó varios minutos en recuperar. El impacto fue sobre las rodillas, sin ocasionar fracturas. Cinco días después la glucosa se eleva a 750 mg% y hay deshidratación, desequilibrio hidroelectrolítico y cetoacidosis, razón por la que es hospitalizada nueve semanas antes de esta consulta.

Una semana después de hospitalizada presentó trombosis de la safena superficial izquierda, que se extiende a la femoral, por lo que se practica trombectomía abierta, la cual se infectó y requirió, una semana después, aseo quirúrgico y colocación de sistema VAC durante tres semanas —sistema de vacío para el manejo de heridas—. Se trató con heparinas de bajo peso molecular.

Coincidiendo con el inicio de la trombosis venosa, la paciente presentó hipertensión arterial, por lo que se manejó con atenolol. También recibió, desde ese momento, espironolactona.

Dentro de las tres semanas siguientes al internamiento se le practicaron dos estudios de tomografía de emisión de positrones, que no presentaron evidencia de actividad neoplásica.

Dos días después del aseo quirúrgico, la paciente presenta neumonía, la cual en 24 horas evoluciona a insuficiencia respiratoria, por lo que requiere intubación y manejo en cuidados intensivos durante 11 días, al cabo de los cuales aparece hiponatremia, que responde a mineralocorticoides y también presenta repetidas hipoglucemias, que son interpretadas como insuficiencia corticosuprarrenal aguda, razón por la que se agrega también prednisona 5 mg al día. Los mineralocorticoides fueron suspendidos pocos días después y dejó la prednisona.

Una semana más tarde se encuentra hipoalbuminemia y albuminuria con retención rápida de líquidos, sobre todo en miembros inferiores y con gran aumento de peso, con relación a dicha retención hídrica.

En ese momento comenzó a presentar eritema sacro, que se resolvió en pocos días.

Tres días más tarde presenta dolor abdominal continuo, con signos de irritación peritoneal, por lo que es intervenida quirúrgicamente, encontrando una perforación de colon por isquemia, debido a lo cual se le practicó una resección de colon derecho con anastomosis término-terminal.

En el curso de esas cinco semanas aparecía, repetidamente, una anemia importante, sin signos de sangrado ni ictericia, por lo cual requirió transfusión de paquetes globulares en cinco ocasiones.

Asimismo, y después de ocho semanas de sondeo vesical de la vejiga, esta ya no responde a la dilatación de la misma y una exploración muestra disminución de la fuerza de las extremidades inferiores y de la sensibilidad vibratoria en las articulaciones de los ortejos y en los maléolos. Además, hay telangiectasias malares e hipotrofia tenar e hipotenar.

Diez semanas después de su ingreso, la paciente es dada de alta con insulina glargina, 18 unidades diarias, a pesar de lo cual mantiene glicemias entre 300 y 400 mg. Hay signos francos de desnutrición y disminución moderada de la masa muscular.

Otros diagnósticos que se pusieron en evidencia durante el internamiento fueron hipotiroidismo, que no había sido detectado previamente, y depresión. Dado que la paciente presenta sequedad de los ojos —queratoconjuntivitis sicca— se le indicaron gotas de hipromelosa oftálmica.

a) Conjunto de datos que se refieren a la diabetes: Padres, tíos y cuatro hermanos diabéticos. Ella misma ha sido obesa y diabética, tipo 2, desde hace 10 años. Respondía a un tratamiento moderado basado en metformina —la cual disminuye la resistencia a la insulina (Castro Serna y Castro Martínez, 2006) y clorpropamida —que es un secretagogo de insulina por el páncreas—, pero que la paciente no se apegaba al mismo, de tal manera que la prueba que evalúa la glucosa en los dos o tres meses anteriores, es decir, la medición de los niveles de hemoglobina glucosilada se mantenía muy elevada (en 11 %). Todo lo cual propicia complicaciones agudas y tardías de la diabetes mellitus.

En los últimos ocho meses pérdida de peso, aproximadamente 1 kg por mes, sin diarreas, ni pérdida del apetito. Así que, como complicación aguda, sucedió que cinco días después de un traumatismo y de un estado de tensión física y emocional su glucosa se elevó a 750 mg%, lo que generó deshidratación, desequilibrio hidroelectrolítico y cetoacidosis que la llevaron a una hospitalización.

Después de egresar del hospital, y cuando la paciente está recibiendo 18 unidades de insulina glargina, cursa con glucemias entre 300 y 400 mg.

En la exploración física se encuentra disminución de la sensibilidad vibratoria en las articulaciones de los ortejos y en los maléolos.

Implicaciones lógicas: Portadora de una enfermedad crónica que ha tenido consecuencias dañinas, las cuales la han hecho más frágil ante las agresiones, se complica con gravedad fácilmente y tiene dificultad para entrar de nuevo en una situación biológica de equilibrio.

Implicaciones teóricas: El problema de base es la diabetes de larga evolución que la predispone a complicaciones neuropaticas, renales, vasculares y metabólicas. Tiene mal apego al tratamiento y los estudios demuestran que mantiene glucosas elevadas por periodos largos.

La pérdida de peso inexplicable, dado el aumento de la ingestión de alimentos —en ausencia de problemas de absorción, diarreas, hipertiroidismo o insuficiencia suprarrenal—, es incluso un criterio diagnóstico de diabetes (Casal Domínguez y Pinal Fernández, 2014) y expresión de incremento en la resistencia a la insulina. Si esto se presenta junto con elevaciones de la glucosa mayores de 400 mg es un criterio para la insulinización; esto sugiere que la paciente aumentó su resistencia a la insulina.

A esto siguió una pérdida súbita de fuerza de los miembros inferiores, que desencadenó, junto con tensión psíquica por lo sucedido, un descontrol diabético, con cetoacidosis y severa deshidratación, las cuales propiciaron un estado de hipercoagulabilidad, que se incrementó debido a complicaciones infecciosas severas y a un estado inflamatorio.

La causa de la caída no es evidente y se plantea la posibilidad de disautonomía vascular por neuropatía diabética, ya que fue un evento brusco, transitorio, intenso. La hipotensión ortostática y la incontinencia urinaria son fenómenos de disautonomía que surgen con frecuencia en el adulto mayor diabético. Los síntomas de la hipotensión ortostática pueden ser atípicos en adultos mayores (Guía de Práctica Clínica, 2015) y generar caídas, en las cuales no se manifiesta claramente la hipotensión arterial. La neuropatía autonómica del diabético puede afectar al sistema autónomo en los aparatos cardiovascular, digestivo, genitourinario y termorregulador, con cierta inespecificidad.

En favor de tal explicación está la disminución de la sensibilidad vibratoria en las articulaciones de los ortejos y en los maléolos, lo que se interpreta como neuropatía periférica; lo mismo que la excesiva sensación de calor en los pies, cuando los cubre, lo que presenta desde un año atrás. Asimismo, y después de ocho semanas de sondeo vesical, la vejiga ya no responde a la dilatación de la misma, lo que se interpreta como neuropatía vegetativa de la función vesical. Además, después de las ocho semanas de hospitalización, y sin saber si ya lo presentaba, en ese periodo se encuentra mayor disminución de la fuerza de las extremidades inferiores.

Todo esto sugiere que se encuentra en una fase tardía de su diabetes, por la cual posiblemente, unas semanas después de ingresar al hospital, desarrolla un síndrome nefrótico, favorecido por el severo descontrol diabético (Ormachea Maldonado y Ortuño Ríos, 2019), así como isquemia e infección (Urdaneta-Carruyo et al., 2012).

El hecho de que después de su egreso del hospital la paciente se encuentre recibiendo 18 unidades de insulina glargina y sin embargo cursa con glucemias entre 300 y 400 mg sin una clara explicación, posiblemente se deba a resistencia a la insulina, aunque dado el problema renal se requiere reinstalar la metformina con mucha precaución para evitar acidosis láctica.

Se tendrá en cuenta la posibilidad de otras lesiones tardías de la diabetes, tales como nefropatía y vasculopatía.

b) Conjunto de datos que se refieren a la caída de la paciente: Caída de su propia altura, sin pérdida del conocimiento, ocasionada por la pérdida repentina de fuerza en los miembros inferiores; la recuperación de la fuerza tardó varios minutos. Esta podría relacionarse con la excesiva sensación de calor en los pies cuando los tapa, lo que presenta desde un año atrás.

Consideraciones lógicas: Alteraciones transitorias y reversibles de la fuerza muscular que le impiden sostenerse de pie, con recuperación en minutos, y que se presenta como un evento aislado, sin antecedentes de pérdida de fuerzas, al menos de esa magnitud.

Consideraciones teóricas: Entre muchas causas hay que considerar la neuropatía diabética de fibras largas (Martínez-Conde Fernández *et al.*, 2002), que da "muchos signos y pocos síntomas". Tales fibras participan en la función motora y en la palestesia —sensación vibratoria— entre otras funciones. Son mielinizadas y hacen su primer relevo en el bulbo raquídeo. Sus alteraciones pueden ser subclínicas. En este tipo de neuropatías hay mayor tendencia a las caídas. Esto concuerda con la disminución de la sensibilidad vibratoria de la paciente.

Puede considerarse una isquemia transitoria (Bruna-Escuer *et al.*, 2003) de las cerebrales anteriores, insuficiencia vértebrobasilar o del territorio de las arterias espinales; sin embargo, en tales casos se esperaría que cuando se deshidrató en el curso del descontrol que cursó con glicemias de 750 mg se hubieran presentado manifestaciones isquémicas de los vasos afectados.

No concuerdan con el caso ni la disfunción medular toracolumbar, producida por traumatismos raquídeos, como el sufrido por la paciente, ni las neoplasias que dan manifestaciones progresivas y que se vuelven permanentes. Tampoco lo hacen las mielitis agudas, ni la poliomielitis ni la esclerosis múltiple, que no son transitorias.

La intolerancia al gluten puede generar neuropatía periférica con paraparesias de lenta evolución (Santos Canelles y García Fernández, 2014). La parálisis periódica hipokalémica tirotóxica (Sáenz-Bustamante *et al.*, 2014) puede disminuir la fuerza de las extremidades, pero la paciente es más bien hipotiroidea.

c) Conjunto de datos que se refieren a las consecuencias de la caída: Tensión emocional intensa por no poderse mover durante unos minutos, contusión e inflamación de los tejidos traumatizados, descontrol diabético. Hospitalización. Disminución de la movilidad, predisposición a las trombosis.

Consideraciones lógicas: La magnitud de las consecuencias es desproporcionadamente mayor al daño producido por la caída, por lo tanto, debe haber condiciones predisponentes muy importantes para explicar tal hecho.

Consideraciones teóricas: La respuesta metabólica al trauma descrita por David Patton Curthbertson en 1942 (Rodríguez Navarro *et al.*, 2012) comprende dos fases (González Bárcena, 2013).

En las primeras 48 horas, después de la lesión —fase de choque—, hay liberación de catecolaminas. Se incrementa la resistencia a la insulina y aumenta la glicemia. Hay disminución del gasto cardíaco, el consumo de oxígeno y la tasa metabólica. Estas alteraciones se acentúan en los cinco días siguientes y continúan en la siguiente fase.

A partir de la segunda semana —fase de flujo—, aumenta la resistencia a la insulina y se liberan hormonas contrarreguladoras, como el cortisol y el glucagón, lo que incrementa aún más la glicemia, a pesar de que las cifras de insulina aumentan a más del doble.

Los mediadores de la respuesta al estrés bloquean las acciones anabólicas de la insulina y se favorece la proteólisis y la lipolisis. Las citosinas proinflamatorias aumentan la liberación de hormonas de estrés incrementando la hiperglucemia. El factor de necrosis tumoral favorece la ruptura de la proteína muscular. Este proceso está marcado por un balance nitrogenado negativo, es decir, por una pérdida de masa protéica del organismo.

Como puede verse, en una paciente diabética previamente descompensada el efecto es mucho mayor, lo mismo que las consecuencias hasta aquí descritas. Estas se encadenarán con otras complicaciones, favorecidas por las primeras.

d) Conjunto de datos que se refieren a problemas trombóticos: Antecedentes de insuficiencia venosa de miembros inferiores y tromboflebitis, en una persona de edad mayor, después de un traumatismo en miembros inferiores, con inflamación, seguido de una deshidratación son circunstancias en las que surge la trombosis de la safena superficial izquierda, que se extiende a la femoral. La paciente presenta un estado inflamatorio sostenido durante su hospitalización que, junto con la inmovilización prolongada y las infecciones repetidas, propicia un incremento de la coagulabilidad.

Implicaciones lógicas: Las predisposiciones de la paciente a formar trombos serán mayores ante la participación de todos aquellos factores que se presenten como nuevas complicaciones, a partir de la caída, y que favorezcan la formación de coágulos.

Implicaciones teóricas: Las complicaciones frecuentes de la cetoacidosis diabética, en orden de frecuencia (Pérez Sarmiento *et al.*, 2005), son la tromboembolia pulmonar y luego la trombosis de miembros inferiores, el choque irreversible y el infarto agudo del miocardio.

Hay un estado de hipercoagulabilidad que se manifiesta por trombosis de la safena superficial y la femoral. Se sabe que más de 50% de los pacientes que presentan un evento trombótico tienen un defecto, congénito o adquirido, en las proteínas de la coagulación o en las plaquetas, lo que genera un estado de hipercoagulabilidad y propicia la trombosis (Macías-Abasto *et al.*, 2012).

La paciente tiene como factores de riesgo trombótico la edad, el trauma, la inflamación directa que se produjo, la inmovilización inmediata, la deshidratación relacionada con la severa hiperglicemia y, tal vez, cambios renales que después se declararon como un síndrome nefrótico. Hay que considerar que además la trombina favorece la amplificación del proceso inflamatorio mediante activación de plaquetas, con reclutamiento y activación de leucocitos circulantes, por un lado, y de células endoteliales y del músculo liso, que liberan mediadores como IL-6, RANTES y CD40L que actúan sobre células mononucleares circulantes (Rubio Jurado *et al.*, 2012).

Se hace notar que, a pesar de la cirugía, de las infecciones agregadas y de la inmovilización, no desarrolló nuevas trombosis. Esto se debió al uso, primero, de heparina de bajo peso molecular y después de rivaroxaván (inhibidor del factor Xa de la coagulación, es decir, de la vía común de la misma).

Como veremos un poco más adelante, las infecciones que se agregaron después de las primeras manifestaciones trombóticas propiciaron la continuación de un estado de hipercoagulabilidad, el cual fue partícipe de las siguientes complicaciones, que después aparecieron.

Otras causas que predisponen a las trombosis venosas y que habría que investigar serían las enfermedades malignas, de las que poseen tendencia personal y familiar, las trombofilias adquiridas y las enfermedades autoinmunes.

Entre las trombofilias adquiridas habría que considerar síndrome antifosfolípido, la resistencia a la proteína C activada adquirida, la hiperhomocisteinemia, el aumento de FVIII, el aumento en el nivel de factor VIII:C, la mutación G20210A de la protrombina, la deficiencia de proteína C, la deficiencia de proteína S, la deficiencia de antitrombina.

e) Conjunto de datos que se refieren a problemas infecciosos: Paciente malnutrida, con una diabetes descompensada, hospitalizada, con infecciones de la herida quirúrgica, seguida de una neumonía grave.

Implicaciones lógicas: La infección de la herida quirúrgica de la trombectomía abierta indica una condición que facilita las infecciones; lo mismo que el desarrollo de una neumonía que se agrava muy rápidamente y cuya magnitud es tan grande que la lleva a una insuficiencia respiratoria que requiere 11 días en una unidad de cuidados intensivos.

Implicaciones teóricas: La diabetes predispone a las infecciones hospitalarias (Llanos-Méndez *et al.*, 2004). En las infecciones se facilita la actividad trombótica debido a la liberación de citosinas proinflamatorias, tales como el TNF, IL1, IL6 y el complemento —que tienen efectos inhibitorios sobre el sistema fibrinolítico (Bustamante Cabrera *et al.*, 2013)—. También participan, junto con estas, otras moléculas, como la interleucina 8, en la activación de la coagulación (Álvarez-Hernández y Herrera-Almanza, 2018).

El fibrinógeno es una proteína de fase aguda, que aumenta sus niveles en respuesta a las citocinas liberadas durante procesos inflamatorios y lesiones (Vargas-Ruiz, 2016).

En la sepsis aumentan las citocinas circulantes y se activa la cascada de coagulación (Recio España *et al.*, 2017). Así, las infecciones, en el caso que analizamos, propiciaron un estado inflamatorio y este un aumento de la hipercoagulabilidad.

Todo eso se conjuntó para interferir con el riego de los riñones, las suprarrenales y el colon, lo cual dio lugar a la multiplicidad de complicaciones que presentó la paciente.

f) Conjunto de datos que eliminan casi totalmente la posibilidad de un problema neoplásico: Los antecedentes de dos hermanos con melanoma y el que ella haya padecido cáncer uterino indican la propensión neoplásica. La sospecha de neoplasia se refuerza por la pérdida de peso inexplicable, la anemia persistente durante la hospitalización y la aparición de problemas trombóticos. Sin embargo, la conservación del apetito, la ausencia de anemia antes de la hospitalización y los estudios de tomografía de emisión de positrones no apoyan esa posibilidad.

Implicaciones lógicas: Existen evidencias que contradicen fuertemente la posibilidad de neoplasias.

Implicaciones teóricas: Aunque es muy baja la posibilidad de que las dos tomografías de emisión de positrones hayan sido negativas en presencia de neoplasia, no es imposible, ya que su sensibilidad es de 80 a 96%, y además, en los diabéticos con glicemias superiores a 200 mg la sensibilidad disminuye, debido a las dificultades en la captación de glucosa (Ladrón de Guevara, 2013); por otro lado, se han reportado falsos negativos, particularmente en lesiones muy pequeñas (Calderón y Cuéllar, 2018).

g) Conjunto de datos que se refieren a la anemia: En el curso de esas cinco semanas aparecía, de forma inexplicable y repetida, anemia importante, con una disminución de la hemoglobina relevante, sin signos de sangrados macroscópicos ni ictericia. Requirió transfusión de paquetes globulares en cinco ocasiones.

Implicaciones lógicas: Lo que produce la anemia no es un proceso que existiese antes del internamiento, sino que se relaciona con lo sucedido durante la hospitalización. Lo que lo haya causado actuó intensa y repetidamente, pero revirtió antes de su salida del hospital, pues dejó de disminuir la hemoglobina.

Implicaciones teóricas: La anemia aguda aparentemente no continuó al egreso del hospital. Eso pudo deberse a que la vida de los glóbulos rojos es de 120 días y no hay hemólisis, en cuyo caso el problema reduciría las posibilidades a disminución en la producción o a pérdidas ocultas.

En los cánceres se acorta la vida media de los eritrocitos, se moviliza inadecuadamente el hierro desde los depósitos y aumenta la actividad inflamatoria, que inhibe la producción de eritropoyetina; sin embargo, ya se comentó la poca posibilidad de neoplasia.

La anemia inflamatoria se desarrolla más rápidamente de lo que se presenta en las enfermedades crónicas. Se debe, entre otros mecanismos, a la liberación de citosinas proinflamatorias, que aumentan la transcripción de hepcidina, la cual degrada la ferroportina, con lo que se bloquea la absorción del hierro, el cual, además, queda secuestrado en los macrófagos (Cervera Bravo, 2012). La falta de disponibilidad del hierro restringe la eritropoyesis.

Como puede verse, las anemias descritas son más compatibles con anemias inflamatorias que con sangrados o con enfermedades crónicas. Tales inflamaciones se debieron a las infecciones y habría que descartar un proceso inflamatorio subyacente.

h) Conjunto de datos que se refieren a la aparición de hipertensión arterial: Paciente previamente no hipertensa, cuya elevación de la presión aparece simultáneamente con la trombosis venosa de la safena superficial y de la vena femoral izquierdas. Aparece y se instala, pues después de iniciada no revierte. Responde a la asociación de atenolol y espironolactona.

Implicaciones lógicas: Se deben considerar en el proceso diagnóstico las hipertensiones arteriales, de inicio agudo en el curso de estados de hipercoagulabilidad.

Hay que darle importancia a la secuencia temporal: cetoacidosis – estado protrombótico – simultaneidad (trombosis venosa + hipertensión arterial).

Lo que originó la hipertensión fue un cambio estructural permanente y no un cambio funcional transitorio.

Implicaciones teóricas: Aunque hay pocos casos reportados de trombosis arteriales de vasos pequeños como complicación de la cetoacidosis diabética, existe una tendencia trombótica en el caso de la misma. Esto se debe (Velasco Guardado *et al.*, 2007), posiblemente, a la hemoconcentración y estasis sanguínea, así como al aumento del fibrinógeno de la proteína C y de la proteína S, y también a reducción de la fibrinólisis debido al aumento del inhibidor del activador del plasminógeno. Además, esto sucede a través de endotelitis, por aumento del factor de von Willebrand.

En el caso de la paciente, la hipertensión se presentó concomitante con la aparición de trombosis venosa, y después de la aparición de la cetoacidosis diabética, por lo que podría plantearse la posibilidad de formación de trombos en vasos arteriales, renales, pequeños, lo cual explicaría también que la hipertensión no se autolimitara.

Las trombosis venosas renales no generan hipertensión arterial; en cambio, las arteriales sí lo hacen.

i) Conjunto de datos que se refieren al síndrome nefrótico: Días después de salir de la unidad de cuidados intensivos, donde estuvo por una neumonía, presenta albuminuria, hipoalbuminemia y edemas, con retención hídrica, sobre todo en miembros inferiores y con gran aumento de peso.

Hay un terreno de nefropatía previa, deshidratación, infecciones repetidas —algunas graves—, hipercoagulabilidad y anemias repetidamente agudizadas.

Implicaciones lógicas: Es una complicación severa, propiciada por la agudización crítica de un problema crónico, seguido por la formación de coágulos, en el curso de infecciones sobrevinientes, con muchas repercusiones en su organismo. Por lo tanto, para el entendimiento del cuadro clínico, que incluye la instalación del síndrome nefrótico, se requiere explicar el papel del proceso de encadenamiento en el daño reñal

Implicaciones teóricas: De los síndromes glomerulares en adultos, el nefrótico es el más frecuente, cuya causa principal es la nefropatía diabética (Hernández-Ordoñez, 2008). En el curso del síndrome nefrótico se pierde, en el filtrado glomerular, la antitrombina III —que es un inactivador de componentes de la coagulación, por lo que aumenta la coagulabilidad—. En cambio, el fibrinógeno no se filtra y se retiene, debido a su alto peso molecular. Hay tendencia a la agregación plaquetaria. Se considera un marcador de riesgo para evento trombótico la albúmina sérica menor de 2 g/dL. Y hay que tener en cuenta que hasta 10% de los adultos presentan un episodio de trombosis durante el curso del síndrome nefrótico, los cuales pueden ser arteriales o venosos (Hernández-Ordoñez, 2008).

La formación de trombos en venas renales favorece el síndrome nefrótico, y la diabetes, aunque es poco frecuente, puede predisponer a la formación de trombos en las venas renales (Llach, 1983).

La hipertensión hubiese sido por trombos en pequeños vasos arteriales renales, generados durante los periodos de hipercoagulabilidad; esto, junto con la nefropatía previa y la neumonía, podría haber favorecido el síndrome nefrótico, el cual, por lo dicho en relación con la hipercoagulabilidad, agrava esta —pudo también favorecer la perforación isquémica del colon derecho, que posteriormente se presentó.

La anemia repetida y de magnitud considerable cooperó, por la hipoxia tisular que produce, y fue un factor contribuyente al daño renal.

j) Conjunto de datos que se refieren a la insuficiencia suprarrenal aguda parcialmente reversible: Aparece durante su estancia en cuidados intensivos, en un contexto de infecciones repetidas —en el día 11 de la evolución de una neumonía—, anemias severas, con agudizaciones repetidas y en condiciones de hipercoagulabilidad. Sus manifestaciones fueron hiponatremia y también hipoglucemias, que respondieron a la administración de mineralocorticoides y a la prednisona, a la dosis de 5 mg al día. Los mineralocorticoides fueron suspendidos pocos días después y dejó la prednisona.

Implicaciones lógicas: Se trató de una complicación propiciada por los eventos que sobrevinieron durante la hospitalización. El proceso fue parcialmente reversible y moderado, lo que indica que el atentado suprarrenal fue limitado.

Implicaciones teóricas: La anemia repetida y de magnitud considerable cooperó a la hipoxia tisular, que es un factor contribuyente para la producción de la insuficiencia suprarrenal. Asimismo, la insuficiencia suprarrenal aguda, y parcialmente transitoria, puede relacionarse con el estado inflamatorio y la hipercoagulabilidad, pues se presentó como complicación de la neumonía. Lo mismo podemos decir de la aparición del síndrome nefrótico, que les siguió unos días después.

k) Conjunto de datos que se refieren a la perforación intestinal: Tres días después de agravarse el daño renal por la aparición del síndrome nefrótico se presentó dolor continuo abdominal, con signos de irritación peritoneal, por lo que fue intervenida quirúrgicamente, encontrando una perforación de colon, por isquemia, debido a lo cual se le practicó una resección de colon derecho, con anastomosis término-terminal.

Implicaciones lógicas: El evento precipitante de la perforación intestinal surgió simultáneo a las repercusiones que pudieron ocasionar el síndrome nefrótico, aunadas a las predisposiciones previas. Fue un proceso local, por lo que los vasos arteriales afectados corresponden a ramificaciones secundarias, pero además fue un proceso bastante circunscrito.

Implicaciones teóricas: Dado que la perforación se produjo en una zona isquémica, pudo estar favorecido por trombos, posiblemente de vasos secundarios arteriales, muy circunscritos, pues la isquemia del colon no era generalizada. Tales trombos, como ya se discutió, pueden ser producto de la hipercoagulabilidad generada por todos los factores previamente analizados, el estado inflamatorio y el infeccioso —particularmente por agravamiento debido a la infección pulmonar— y por el síndrome nefrótico. Este proceso debió ser intenso, pues se produjo a pesar de la heparinización. Desde luego, la anemia inflamatoria, repetida y de magnitud considerable, contribuyó a la hipoxia tisular y al daño de la pared del colon.

l) Conjunto de datos que se refieren a la desnutrición: La paciente, previamente, tenía una alimentación mal balanceada, a lo que se agregó mayor deterioro alimentario, por la suspensión de alimentos durante el manejo de la cetoacidosis y, luego, por una hospitalización de nueve semanas, con inmovilización —primero, por la trombosis venosa del miembro inferior izquierdo, y luego por su estancia en la unidad de cuidados intensivos—. Se empeoró debido a repetidas infecciones —de la herida, la neumonía— así como por el ayuno impuesto por la cirugía —resección de colon— y, más aún, por la pérdida de proteínas a raíz del síndrome nefrótico.

Implicaciones lógicas: Las carencias nutricionales previas, seguidas por restricciones alimenticias y los factores que incrementan la demanda de nutrientes, al tiempo que los defectos del aprovechamiento de los mismos, así como el deterioro nutricional debido a la enfermedad crónica y a las complicaciones ya mencionadas, propician una mayor vulnerabilidad del organismo a las agresiones.

Implicaciones teóricas: Las infecciones favorecen la desnutrición (Llanos-Méndez *et al.*, 2004). Hay hipercoagulabilidad en pacientes desnutridos, con déficit crónico de oligoelementos y ácido fólico (Vercosa, 2011).

m) Conjunto de datos que se refieren al desajuste funcional: El conjunto de datos que explican la pérdida de capacidades funcionales son la inmovilización impuesta, debido a su llegada al hospital en cetoacidosis, donde se le colocaron sueros y sondas; seguida de la inmovilización por el manejo de la trombosis venosa, la hospitalización durante nueve semanas con limitaciones para ejercitar normalmente los músculos, así como la inmovilización, en su paso por la unidad de cuidados intensivos, y la mayor incapacidad para moverse en el momento que aparece la retención hídrica —consecutiva al síndrome nefrótico—, con lo que su peso aumentó significativamente. También se explica la pérdida de capacidad funcional por la disminución de la masa muscular debida al catabolismo proteico aumentado por inmovilización, a las infecciones, las cirugías, la mala nutrición y la pérdida considerable de proteínas debido al síndrome nefrótico, los ayunos que debió tener después de la resección de colon y las repetidas anemias, en una paciente que, además, cursa con franca resistencia a la insulina.

Hay un síndrome de desajuste funcional debido, sobre todo, al deterioro de la fuerza muscular de los miembros inferiores, por inmovilización durante la hospitalización, la desnutrición antes mencionada, y el proceso que previamente deterioraba el movimiento (el que la hizo caer).

n) Problemas agregados que no se integran en conjuntos con los demás datos: Otros diagnósticos que se pusieron en evidencia durante el internamiento fueron hipotiroidismo, que no había sido detectado antes, y depresión.

Dado que la paciente presenta sequedad de los ojos —queratoconjuntivitis sicca— se le indicaron gotas de hipromelosa oftálmica.

Implicaciones lógicas: Habrá que considerar si existen relaciones entre estas alteraciones y los otros conjuntos mencionados.

Implicaciones teóricas: La queratoconjuntivitis sicca puede ser una de las primeras manifestaciones de lupus eritematoso en el anciano, aunque solo aparece en la cuarta parte de los casos. Puede haber trombosis venosas y arteriales particularmente cuando hay anticuerpos antifosfolípidos (Pinto *et al.*, 1008). Existe la queratoconjuntivitis sicca asociada a hipotiroidismo, y asociada a enfermedades autoinmunes (Delgado Ayala, 2013).

La presencia de sequedad de los ojos —queratoconjuntivitis sicca— es la única manifestación que puede atribuirse a un padecimiento inflamatorio crónico, si se piensa que el problema está mediado por vasculitis. De ser así, la paraparesia podría haberse debido, en su fase aguda, a vasculitis de las cerebrales anteriores (Díez-Tejedor *et al.*, 2001). La paciente presenta telangiectacias malares e hipotrofia tenar e hipotenar que sugieren daño hepático crónico.

Síntesis de las implicaciones lógicas: Presencia de daños acumulados por enfermedad crónica, que han hecho frágil a la paciente frente a las agresiones. Alteración, transitoria y severa, y en un evento único de las estructuras o funciones que participan en la motricidad de las piernas, con que se inicia una cadena de serias complicaciones.

Aumento de factores que propician la formación de coágulos, que ocluyen algunas venas, simultáneamente al aumento de la presión arterial, no reversible, probablemente secundaria a algún cambio estructural que la paciente no tenía. Se complica con repetidas infecciones —algunas muy graves— y aparecen anemias, persistentes durante semanas, no preexistentes, durante la hospitalización, finalmente reversibles. Se complica con un daño renal, enseguida con un atentado transitorio a las glándulas suprarrenales y un compromiso circulatorio circunscrito del intestino grueso, que se perfora y agrava una desnutrición previa. Lo descrito la deteriora funcionalmente, y en apariencia todo esto sucede en ausencia de tumores.

Síntesis de las implicaciones teóricas: Diabetes mellitus, tipo 2, de larga evolución, mal controlada, con un incremento reciente en la resistencia a la insulina muy importante.

Predispuesta a complicaciones (neuropatías, daños renales, vasculares o metabólicos), por la larga evolución y mal manejo.

Complicada con cetoacidosis, deshidatación, hipercoagulabilidad, trombosis, infecciones y un estado inflamatorio severo, que se inició con una pérdida súbita de la fuerza de los miembros inferiores, que desencadenó, junto con tensión psíquica debida a tal suceso, un descontrol diabético. Primero se complicó con cetoacidosis y severa deshidratación. Esto propició un estado de hipercoagulabilidad, el cual se incrementó debido a complicaciones infecciosas severas y a un estado inflamatorio.

La caída obedeció posiblemente a complicaciones neuropáticas, que afectan las vías largas, la cual posteriormente se manifestaría por disautonomías.

Se complicó con un síndrome nefrótico, debido a varios factores: diabetes, trombosis de pequeños y medianos vasos, hipertensión, isquemia, infecciones, un estado inflamatorio importante y anemia inflamatoria. En el curso del proceso se agregó proteólisis y lipolisis, con balance nitrogenado negativo. Se lesionaron secundariamente riñones y suprarrenales y se produjo una lesión focal isquémica del colon que lo perforó. Todo eso en el marco de una desnutrición notable.

Síntesis total de las implicaciones: Diabetes mellitus, tipo 2, de larga evolución, mal controlada, con un incremento reciente en la resistencia a la insulina, muy importante, que generan fragilidad ante la caída, seguida de cetoacidosis diabética y un estado de hipercoagulabilidad que afecta vasos venosos y luego pequeños vasos arteriales; que se acompaña de cuadros infecciosos importantes, que producen un estado inflamatorio que causa fuerte anemia, todo lo cual agrava el estado protrombótico, afectando riñones, suprarrenales y, finalmente, perfora el colon, posiblemente debido a pequeños trombos arteriales. Todo lo anterior propició un estado catabólico con deterioro funcional y agravó el estado nutricional.

Como diagnósticos se pueden considerar:

• Resistencia a la insulina. Diabetes mellitus tipo 2, en fase tardía por neuropatía periférica y visceral, con disautonomías secundarias a la misma, con nefropatía.
• Secuelas de insuficiencia suprarrenal aguda, secundaria a estado inflamatorio, infección e hipercoagulabilidad, con apoyo esteroideo, con prednisona a dosis bajas.
• Síndrome nefrótico secundario a descompensación de nefropatía diabética, por estado inflamatorio, infección e hipercoagulabilidad. Retención hídrica secundaria a hipoalbuminemia, por desnutrición y síndrome nefrótico.
• Anemia inflamatoria.
• Desnutrición secundaria a la diabetes, las complicaciones hospitalarias y el catabolismo aumentado por inmovilización. Síndrome de desajuste funcional.
• Hipotiroidismo corregido con tratamiento sustitutivo.
• Como diagnósticos poco posibles que hay que considerar: síndrome de Sjögren, hepatopatía crónica.

PASO 55. Delimitación de información faltante

Llegado a este punto, el clínico puede encontrarse ante un caso que aún no ha sido resuelto, que puede deberse a que no ha seguido, correctamente, el proceso de interpretación, pero también puede deberse a la falta de información suficiente para así entender lo que se le presenta.

En el primer caso se requiere una revisión autocrítica cuidadosa del trabajo hecho. En el segundo caso deberá contestar la pregunta: ¿qué información específica me hace falta para poder entender el conjunto de información e identificar el o los diagnósticos del caso?

La información faltante, desde luego, puede corresponder, en ocasiones, a datos que no fueron indagados durante el interrogatorio o que no fueron recogidos en la exploración física. Y eso, a su vez, puede estar ocasionado por omisiones en el proceso o por desconocimiento del valor del estudio de las características particulares de los datos presentes, es decir: ignorancia semiológica de la información, o de maniobras de exploración que el clínico desconoce.

En tales casos, el clínico podrá determinar la información faltante al revisar la obtenida y contrastarla con las posibles, de acuerdo con lo que la teoría médica describe para el estudio y análisis de los síntomas presentes en el caso que se estudia, así como los diversos signos que han descrito las técnicas propedéuticas médicas, que se pueden buscar en la exploración y que resultan importantes para hacer distinciones, que ayudan a delimitar de manera más precisa el tipo de alteraciones que el paciente presenta. Todo esto se traduce en dar respuesta a dos preguntas: ¿qué información, indispensable para entender el problema que se me presenta, me faltó interrogar?, ¿qué datos de exploración no he buscado y que, descritos por la teoría médica, me ayudarían a entender el problema?

No se trata de obtener un interrogatorio o exploración exhaustiva, sino de conseguir información específica que contribuya a delimitar las posibilidades diagnósticas del caso. La selección de la información a buscar, en este sentido, debe responde a la pregunta ¿por qué me va a servir, concretamente, esta información para resolver mi problema clínico?

Es frecuente escuchar en las discusiones clínicas de los hospitales la crítica que se hace a una historia clínica, cuando se dice que es la mala calidad de esta lo que no permite hacer el diagnóstico, pero no se señalan, en cambio, y de manera precisa, los datos que hubieran ayudado a clarificar el diagnóstico, ni se argumenta acerca de la importancia de los mismos para dilucidar el caso.

Ejemplo (modificado de Valencia y Franco, 2008): Mujer de 94 años de edad, con insuficiencia renal crónica, severa, en tratamiento sustitutivo de la función renal con hemodiálisis, hipertensa arterial y con deterioro progresivo de la función visual en los últimos seis años.

No presenta antecedentes familiares o personales de enfermedad neurológica o psiquiátrica.

Inicia su padecimiento, por el cual consulta, cuatro años atrás, con una evolución lenta y gradual, caracterizado por el inicio de percepciones visuales muy elaboradas, con apariencia de ser reales (llamaradas u hombres con sombrero), las cuales no tenían horario, y cuya presentación surgía por temporadas que duraban de dos a cuatro meses, las que alternaban con periodos en que se ausentaban.

Estas experiencias le producían ansiedad, pero su comportamiento era coherente, permanecía lúcida, orientada y no había alteraciones emocionales agregadas.

La evaluación de las funciones mentales superiores no presentó alteraciones. La prueba del examen mini-mental descartó deterioro cognitivo y se desechó el diagnóstico de delirium por medio de la aplicación de la Escala Revisada-98 para Valoración del Delirium (DRS-R98), que fue normal en la paciente. La evaluación sensorial mostró atrofia óptica bilateral.

Veamos qué sucede si se toman exclusivamente estos datos como base para el análisis diagnóstico.

Implicaciones lógicas: Padecimiento adquirido en una edad avanzada, asociado a alteraciones fluctuantes como elevaciones de la presión arterial, elevación de productos tóxicos en la sangre, antes de las diálisis y también a pérdida permanente y progresiva de la función visual, de seis años de evolución. Se caracteriza por percepciones sin objeto, crónicas, iniciadas cuatro años atrás, progresivas, intermitentes, sin horario, en ausencia aparente de alteraciones neuropsicológicas.

Esto significa que tales percepciones sin objeto obedecen a cambios que tienen que ver con alteraciones funcionales que se mantienen durante meses y luego desaparecen, independientemente de los cambios estructurales que pudieran propiciarlas.

La paciente padece alucinaciones, pues señala el DSM-5: "Las alucinaciones son percepciones que tienen lugar sin la presencia de un estímulo externo. Son vívidas y claras, con toda la fuerza y el impacto de las percepciones normales, y no están sujetas al control voluntario. Pueden darse en cualquier modalidad sensorial" (APA, 2014:87).

Entre las posibilidades teóricas, y de acuerdo con el mismo DSM-5, podría tratarse de un trastorno psicótico, inducido por medicamentos, pero también podría deberse a una afección médica, como sucede con la insuficiencia renal.

Los pacientes en hemodiálisis pueden presentar alucinaciones, las cuales pueden también estar relacionadas con los medicamentos que consumen, como es el caso del hidróxido de aluminio (Espinach Roel, 2015).

Sin embargo, aquí el dato clínico orientador del diagnóstico lo da preguntar si el paciente se percata o no de que dichas alucinaciones no son reales, pues de ser así cobra importancia de inmediato el dato de atrofia del nervio óptico, y la primera posibilidad diagnóstica es un síndrome de Charles Bonnet, en el cual se presentan alucinaciones visuales secundarias a la deficiencia severa de la visión (Reolid Martínez *et al.*, 2018). El paciente psicótico no puede darse cuenta de que sus percepciones alucinatorias no son reales.

PASO 56. Integración y concordancia

Una vez recorrido el proceso analítico del diagnóstico habrá que integrar la información, de manera semejante a lo que hacemos al armar un rompecabezas, donde la regla general es la regla de oro de la interpretación: "El todo debe explicar cada una de las partes y cada parte debe ser explicada en el contexto del todo".

Se busca encontrar una explicación coherente para la totalidad de la información disponible y en tal interpretación diagnóstica debe haber armonía y no contradicciones.

Se trata de una regla de la interpretación conocida desde hace mucho tiempo y que Friedrich Ast, discípulo de Schelling, publicó en 1808 en sus *Lineamientos generales de gramática, hermenéutica y crítica*, donde señaló lo que posteriormente recibió el nombre de *círculo hermenéutico*, que se puede enunciar diciendo: "La ley fundamental de todo comprender y conocer es la de encontrar el espíritu del todo a partir de lo individual y comprender lo individual a través del todo" (Ast *apud* Gutiérrez, 2000).

Ejemplo: Mujer de 72 años de edad, alérgica a las penicilinas, las sulfas, las quinolonas y los macrólidos. Fue apendicectomizada y se le practicó también hernioplastía inguinal y una histerectomía por fibromatosis uterina. En estudios electrocardiográficos le encontraron datos de un infarto antiguo del miocardio.

Tiene historia de depresión y anorexia nerviosa, con desnutrición crónica secundaria a la misma y ha mantenido su peso, en el transcurso de su vida, en 45 kg, con una talla de 1.63 m —índice de masa corporal de 16.93—. Cuando le han hecho estudios, le han dicho con frecuencia que padece anemia.

Tiene el antecedente de hiperuricemia crónica (11 mg%), tratada con ziloprim y hepatitis crónica tipo C. Le han detectado una osteoporosis severa y ha sufrido múltiples fracturas.

Dos meses y medio, antes de consultar, presenta fractura de la cadera del lado derecho, por lo que le colocan una placa metálica y es dada de alta a las 48 horas de la cirugía. Al salir del hospital la paciente comienza a mostrar confusiones moderadas y, tres días después, presenta un sangrado del tubo digestivo alto, que la hace regresar al hospital, donde le detectan una hemoglobina de 3 gr%, por lo que se transfunde con paquetes globulares. Además, al vomitar sangre broncoaspiró parte de la misma, por lo que se complica con neumonía y es internada en la unidad de cuidados intensivos durante 10 días. Al practicarle endoscopía del tubo digestivo alto se pusieron en evidencia dos úlceras agudas en el fondo gástrico.

Diez días más tarde la paciente presenta un dolor abdominal, continuo, progresivo, que afecta todo el abdomen, con hiperestesia cutánea, hiperbaralgesia, y dolor que aumenta al descomprimir el flanco y la fosa iliaca derecha —signo de rebote—. Esto se diagnostica como un cuadro de abdomen agudo, por lo que se interviene quirúrgicamente y se encuentra una perforación a nivel cecal, en una zona isquémica.

La cicatrización de su herida quirúrgica fue difícil, e incluso presentó dehiscencia de la misma. También se complicó con una escara sacra.

Tres semanas atrás, la paciente presentó dolor continuo y transfictivo, de moderada intensidad, en el epigastrio y mesogastrio, el cual la obligaba a colocarse en posición de "gatillo en fusil". Por esas manifestaciones se sospechó y luego se confirmó el diagnóstico de pancreatitis aguda, la cual posiblemente se relacionó con infección, pues fue manejada, además de las medidas propias de la pancreatitis, con ceftriaxona, con una buena evolución. Este padecimiento se vio complicado con retención de azoados, que cedió de manera gradual con manejo diurético, sin requerir diálisis.

Una semana antes de la consulta presenta crisis motoras parciales derechas, tipo jacksoniano, las cuales se han repetido en dos ocasiones. También refieren los familiares que ha tenido problemas para expresarse oralmente.

En la exploración se encuentra caquéctica, consciente, pálida, con una presión arterial de 95/65, una frecuencia respiratoria de 20 por minuto, un pulso de 70 por minuto y una saturación de oxígeno de 96%.

Se observan equimosis, sobre todo en la región esternal. A la percusión se encuentra esplenomegalia de primer grado I. Hay palmas hepáticas y cicatrices de cirugías previas.

Implicaciones lógicas: Problema mental crónico que deteriora en forma global y severa la nutrición. Que se complica con deficiencias óseas que propician múltiples fracturas.

Otros padecimientos propician complicaciones. Entre estas hay problemas de riego arterial —que se manifiesta en el hallazgo de un infarto antiguo cardíaco—, elevaciones importantes del ácido úrico y una inflamación hepática infecciosa crónica. Todo esto constituye un terreno propicio para la aparición de complicaciones, como consecuencia de la nueva fractura.

La secuencia de complicaciones fue, primero, úlceras gástricas agudas, con sangrado importante, neumonía por aspiración de sangre, deterioro focal de la irrigación del colon; después de la cirugía, inflamación del páncreas, insuficiencia renal transitoria moderada, y finalmente trastornos focales, transitorios, del sistema nervioso central.

En síntesis: Propiciado por alteraciones psíquicas, hay un proceso muy antiguo de mala nutrición, oxigenación y circulación de todos los órganos, que afecta predominantemente el tubo digestivo, el corazón, los riñones y el cerebro; en una paciente con aumento crónico de ácido úrico, que predispone al advenimiento de complicaciones múltiples, después de una nueva fractura. Se trata de un deterioro del organismo que ha llegado a un punto crítico, que lo hace vulnerable al encadenamiento de complicaciones.

Implicaciones teóricas: La anorexia nerviosa es el trastorno de la conducta alimentaria en el que la persona expresa una percepción de sí misma exagerada de sobrepeso, que puede acompañarse de miedo a engordar y que, en respuesta, contrarresta su apetito sea regurgitando, escupiendo o vomitando lo ingerido, o también ingiriendo sustancias no nutritivas que la sacian o por medio de purgantes. En consecuencia hay una restricción en la ingesta energética en relación con las necesidades, que conduce a un peso corporal significativamente bajo (APA, 2014). En este padecimiento pueden producirse diversas alteraciones, como la anemia, la trombocitopenia, la leucopenia y también puede haber bajos niveles de estrógenos y osteoporosis.

La acentuada osteoporosis de la paciente, acrecentada a partir de la menopausia, explica la propensión a las múltiples fracturas que presentó. Además, como parte de la falta de nutrientes, hay carencias de vitamina D. Se le han dado diversas explicaciones psicoanalíticas, y se considera que pueden existir pulsiones de muerte subyacentes (Murguía-Mier *et al.*, 2015), gobernadas por un deber ser —"superyó" freudiano— descontrolado.

En la anorexia nerviosa se han descrito elevaciones de los niveles de cortisol, debidos a una mayor producción hipotalámica del factor liberador de la corticotropina y en consecuencia de la corticotropina hipofisaria, que estimula las glándulas suprarrenales, pero con aumento en los pulsos secretores de estas hormonas (Guerrero Vázquez *et al.*, 2006). Por otro lado, es frecuente la elevación de los niveles de colesterol en la sangre.

La morbilidad y la mortalidad aumentan por efecto de la desnutrición, sobre todo en las personas mayores, y la paciente tiene 72 años.

La paciente sufrió una fractura y sabemos que cuando hay traumatismos o sepsis, aumenta el metabolismo basal, así como las citocinas inflamatorias, las catecolaminas, el cortisol y el glucagón. Las citosinas generan una respuesta inflamatoria y el cortisol tiene un efecto catabólico. Así es como se produce proteólisis y gluconeogénesis.

Veamos ahora las consecuencias de la desnutrición (Burgos Peláez, 2013): En la desnutrición aumenta la resistencia a la insulina. El catabolismo aumentado hace perder hasta 30% del peso del corazón y el hígado y, en menor grado, de los demás órganos, como riñones, páncreas y bazo. A medida que se pierde peso corporal se reduce el músculo cardíaco, pues disminuyen las miofibrillas, y hay edema intersticial, lo que se acompaña de reducción del gasto cardíaco. Posteriormente aparecen zonas de necrosis e infiltrados inflamatorios. Pueden presentarse arritmias e insuficiencia cardíaca.

En la función renal se reduce el flujo plasmático renal y el filtrado glomerular y disminuye la capacidad de excretar sal y agua, lo que propicia la retención de líquidos.

En la función respiratoria aparecen cambios morfológicos musculares —atrofia parcial de las fibras musculares no aeróbicas tipo II—. Se reduce la musculatura diafragmática, la fuerza inspiratoria y espiratoria. Hay disminución de la capacidad vital y un aumento del volumen residual. Los macrófagos alveolares disminuyen lo mismo que el surfactante. Las defensas antibacterianas se reducen.

El efecto en la musculatura general es que hay debilidad muscular que predispone a caídas.

En el aparato digestivo hay atrofia de las velocidades y disminución de las secreciones gástricas, pancreáticas y biliares, lo que produce una mala absorción de nutrientes.

En el sistema inmune, además de que los polimorfonucleares disminuyen su capacidad de destruir hongos y bacterias, podemos decir que hay una alteración global de la inmunidad. Sin embargo, la que resulta más afectada es la inmunidad celular. También disminuye la capacidad presentadora de los macrófagos y la capacidad de multiplicación de los linfocitos, con lo que se abaten los linfocitos B y la formación de anticuerpos.

En el sistema endocrino y metabolismo: durante el ayuno se activa el eje hipotálamo-hipófisis-suprarrenal y se inhibe el eje gonadal y tiroideo por lo que las cifras de T3 y T4 están disminuidas, así como el metabolismo basal. Los niveles de testosterona y estrógenos están disminuidos y es frecuente la amenorrea en mujeres y el retraso puberal en niños.

En cuanto a la hepatitis C (Poma, 2011), esta se produce por un virus con varios genotipos, ante el cual el organismo genera una respuesta por parte de los linfocitos citotóxicos y liberación de citoquinas, que varía de individuo a individuo, lo que permite la curación en unos casos y, en otros, la producción de cirrosis (en 10 a 20%) o cáncer hepático (en 1 a 5%). Las mujeres, como es el caso que estudiamos, tienen menos riesgo de daño hepático, ya que el estradiol inhibe la producción de citoquinas por los monocitos, por lo que representa un factor protector.

Es posible que la esplenomegalia leve de la paciente se pudiera relacionar con hipertensión portal, secundaria a daño hepático.

La hiperuricemia, además de aumentar el riesgo de formar de cálculos, se relaciona con daño renal y también con hipertensión arterial, aumento de riesgos cardiovasculares y cardiopatía isquémica (Álvarez-Lario y Alonso-Valdivieso, 2014), que en el caso de nuestra paciente pudo contribuir al infarto del miocardio que sufrió.

En el anciano, la fractura de cadera tiene una alta morbimortalidad; entre 15 y 30% de los pacientes presentan complicaciones graves durante la fase aguda, en la que la desnutrición es además un factor predisponente. Las úlceras de estrés y la neumonía son de las más frecuentes (López-Hurtado *et al.*, 2016). En el caso que estudiamos la paciente presentó ambas complicaciones, y cada una con serias repercusiones. La anemia fue muy severa, pues la hemoglobina bajó a 3 g por decilitro, y la neumonía evolucionó a sepsis y a un estado inflamatorio agudo severo.

La anemia disminuye la fuerza muscular y la capacidad física, y propicia, en ancianos, la aparición de trastornos cognoscitivos, conductuales y cardio-vasculares. Por otro lado, duplica la mortalidad, la cual aumenta a medida que disminuye la hemoglobina. Todo esto se acentúa en presencia de comorbilidades (Boletín de la ANMM, 2013).

La aspiración de sangre, procedente del estómago, irrita químicamente la vía aérea. Es raro que se genere un compromiso respiratorio (Cortés Sancho *et al.*, 2003); sin embargo, la cantidad de sangre aspirada, en este caso, tuvo una magnitud tal que favoreció la infección pulmonar secundaria. Es la neumonía, con su componente bacteriano, lo que explica la sepsis presentada.

Después de los 60 años las neumonías aumentan en frecuencia y, en comparación con los adultos, se multiplica de dos a seis veces, y es la primera causa de muerte por enfermedad infecciosa en mayores de 65 años. La mortalidad durante la hospitalización es de 18.7% pero algunos reportes mencionan hasta 50%, dependiendo de las circunstancias (Aleaga Hernández *et al.*, 2015).

Los dos factores que pronostican mayor mortalidad en los ancianos con una neumonía que amerita un internamiento en una unidad de cuidados intensivos son la pérdida de la independencia funcional para realizar actividades de la vida diaria y la desnutrición (Giannasi *et al.*, 2017).

La sepsis se define como la respuesta inflamatoria sistémica que aparece a consecuencia de una infección. Puede dar lugar a una disfunción orgánica múltiple. Cuando es severa, produce caída de la presión arterial y de la perfusión de los tejidos. Esto ocasiona que, al disminuir la oxigenación celular, la energía se produzca por conversión de glucosa en ácido láctico, en el citosol, generando acidez de la sangre, cuando pasa a esta. Además, hay liberación de citosinas proinflamatorias y una alteración de los factores de la coagulación, todo lo cual contribuye a alterar el estado mental del paciente, así como al deterioro de diversos órganos (Martín-Ramírez *et al.*, 2014).

El ataque séptico que sufrió la paciente que estudiamos afectó tejidos de mala calidad, por malnutrición severa y, además, por aterosclerosis; el estado inflamatorio, por sepsis, se sumó al generado por la fractura y por la cirugía previa. Además, la falta de oxigenación, debida al choque séptico, se produjo junto con la hipoxia producida por la neumonía, y después de haber sufrido una hipoxia aguda y severa, por efecto de la hemorragia digestiva, cuya gravedad se puso de manifiesto al llegar al hospital con una hemoglobina de 3 g.

Los órganos más sensibles a estos insultos fueron el páncreas, los riñones y la pared del colon derecho. El primero se inflamó y produjo una pancreatitis. Tanto las infecciones como la hipercoagulabilidad que acompaña la sepsis pueden producir una pancreatitis aguda. La respuesta inflamatoria sistémica está acrecentada por la misma pancreatitis aguda, lo que favorece el daño mayor de los órganos más deteriorados previamente (Lipovestky *et al.*, 2016).

La respuesta inflamatoria sistémica, así desarrollada, produjo una disminución de la función renal aguda no muy severa, pues remitió sin manejo sustitutivo dialítico.

En los casos de sepsis en los que disminuye el flujo sanguíneo renal en 60 a 70%, los riñones reducen la función glomerular cortical y mantienen la medular, lo que se manifiesta por la disminución del flujo urinario y por la retención de azoados, manteniendo la depuración de la creatinina por arriba de 15 mL por minuto. A esto se le llama *disfunción renal*, pero si baja de esta cifra la depuración, entonces hablamos de insuficiencia renal aguda, caracterizada por la retención de productos nitrogenados, alteraciones hidroelectrolíticas y desequilibrio ácido-base debido a lesiones tubulares, intersticiales, glomerulares o vasculares (Díaz de León-Ponce *et al.*, 2017).

En el caso de la sepsis, puede no haber disminución del flujo sanguíneo renal, pero la respuesta inflamatoria sistémica provoca lesión microvascular, con una disminución del flujo sanguíneo que genera isquemia y lesión glomerular. Además, los factores que agreden los riñones pueden producir aumento de la apoptosis, necrosis celular y edema del intersticio, ocasionando necrosis túbulo intersticial (Díaz de León-Ponce *et al.*, 2017). En el caso de que el origen de la agresión sea la sepsis, también contribuyen al daño renal la falta de riego medular y los cambios celulares consecutivos a la cascada proinflamatoria propia de la sepsis, así como el estrés oxidativo y la disfunción mitocondrial (Regueira *et al.*, 2011).

Las células mesangiales y las tubulares pueden liberar citocinas proinflamatorias, como la interleucina 1, la 6 y el factor de necrosis tumoral α. La interleucina 1 y el factor de necrosis tumoral α pueden inducir insuficiencia renal aguda en la sepsis (Díaz de León-Ponce *et al.*, 2017).

En el caso del estudio que nos ocupa no se describe si hubo un estado de colapso vascular, pero sí de sepsis, por lo que podemos señalar, como participantes del proceso, todos los mecanismos que, en ese sentido, acabamos de señalar.

La perforación de una víscera hueca puede ser consecuencia de inflamación o isquemia (Casamayor y Sánchez, s.f.).

Las causas de isquemia mesentérica aguda de origen arterial no oclusiva pueden ser vasoconstricción esplácnica secundaria a choque hipovolémico, sepsis e insuficiencia renal, y la de origen venoso puede responder a pancreatitis aguda y a procesos sépticos abdominales, entre otras causas (Guerra Macías y Rodríguez Fernández, 2014). La isquemia intestinal es frecuente en el choque séptico y puede estar favorecida por la aterosclerosis. La paciente que estudiamos presentó sepsis, insuficiencia renal y pancreatitis; además, se trata de una persona con aterosclerosis (considerando el antecedente de infarto del miocardio). Todo lo cual pone de manifiesto los mecanismos que predispusieron a la perforación del colon. Por otro lado, la perforación misma dio lugar a un nuevo componente inflamatorio, que fue la irritación peritoneal.

Síntesis de las implicaciones teóricas: La anorexia nerviosa llevó a la paciente a un estado de desnutrición crónica severa, que dio lugar, por una parte, a una anemia crónica, con la consecutiva deficiencia de oxigenación de los tejidos y, por otra, a una osteoporosis severa que, incrementada a partir de la menopausia, propició múltiples fracturas. Por la desnutrición se deterioró la calidad de los tejidos (cardíaco, muscular, renal y pancreático, entre otros).

La desnutrición y la edad, a su vez, la predispusieron al desarrollo de complicaciones, cuando la producción de su última fractura desencadenó una respuesta de alarma con mayor secreción de cortisol, que agravó el aumento de pulsos de secreción de glucocorticoides crónico de la paciente, que resultan de la desnutrición. Asimismo, se inició una secuencia de eventos proinflamatorios que se sumaron, aunados a un catabolismo aumentado. Además, la alteración global de la inmunidad propiciada por la desnutrición la predispuso a infecciones.

Todo ello la llevó a desarrollar las úlceras gástricas agudas, que se complicaron con un sangrado abundante, el cual produjo anemia aguda y en consecuencia una hipoxia tisular severa, agravada por la neumonía que se complicó con sepsis y un estado inflamatorio sistémico severo.

Anemia y sepsis, junto con el estado inflamatorio sistémico hicieron disfuncionar el encéfalo, produciendo el estado confusional que presentó la paciente.

La inflamación y la sepsis desencadenaron la inflamación pancreática, la cual aumentó el estado inflamatorio sistémico que, a su vez, dio lugar a un daño renal agudo transitorio. Por último, la inflamación, la sepsis y la isquemia, y posiblemente el estado de hipercoagulabilidad, repercutieron en la irrigación del colon derecho, en una paciente previamente aterosclerosa —pues ya había tenido un infarto del miocardio—, produciendo una perforación intestinal que ameritó de cirugía.

Síntesis global lógico-teórica: Se trata de una cadena de complicaciones que se originaron tempranamente en la vida de la paciente, a partir de un trastorno mental que le produjo desnutrición con múltiples deterioros crónicos, las cuales la predispusieron a fracturas, úlceras agudas de tensión e infecciones, que se conjuntaron para dar lugar a un estado inflamatorio sistémico severo. Todo esto la llevó a varias fallas orgánicas, a saber respiratoria, pancreática, renal y por último a una perforación intestinal.

Impresión diagnóstica: Anorexia nerviosa, desnutrición crónica severa, anemia crónica, agudizada por sangrado del tubo digestivo alto, osteoporosis, aterosclerosis, estado confusional agudo transitorio, neumonía, sepsis, estado inflamatorio sistémico, pancreatitis aguda, falla renal transitoria, perforación isquémica del colon derecho.

PASO 57. Percepción intuitiva del significado global de la información

Después de haber recorrido todo el proceso de interpretación descrito, el clínico se preguntará: ¿ante qué me encuentro? Pero, en lugar de continuar razonando, dejará su mente en libertad, mientras trata de percibir de una manera directa la identidad de lo que se le presenta como problema.

Esto puede parecer sorprendente si consideramos que en todo el proceder previo fueron la razón y la teoría las que nos sirvieron de guías. Pues bien, resulta que tal actitud de rompimiento con lo racional, y el paso a la libertad, predispone favorablemente a la mente para encontrar, de manera directa y en un solo paso, el significado global de la información. Esto no se logrará cuando se practica las primeras veces, pues, como todo, requiere un entrenamiento constante.

Este proceder cobra particular importancia cuando se trata de un problema cuya complejidad no nos ha permitido llegar a un diagnóstico, a pesar de todos los esfuerzos racionales previos.

Edmund Husserl, en *Ideas relativas a una fenomenología pura y una filosofía fenomenológica*, señala "el principio de todos los principios" y dice: "toda intuición originariamente dadora es una fuente legítima de conocimiento; que todo lo que se nos ofrece en la 'intuición' originariamente (por decirlo así, en su realidad en persona) hay que aceptarlo simplemente como lo que se da, pero también solo en los límites en que en ella se da" (Husserl, ([1913] 2014: §24).

En otras palabras: Si se percibe de manera directa la imagen global que corresponde a la información alcanzada, tal vivencia tiene un valor legítimo para la identificación diagnóstica. La percepción así alcanzada es lo que recibe el nombre de *insight* y corresponde al *eureka*. Con ello se alcanza lo que Martha Delgado Wise ha denominado la *imagen conceptual*, en la cual se encuentran armónicamente relacionadas cantidades asombrosas de datos. Así nos señala: "La función intuitiva proporciona una correspondencia con la función simbólica que desencadena la experiencia activa simbólica, y con ella surgen las diferentes interpretaciones racionales" (Delgado Wise, 2015: 12).

Santiago Ramón y Cajal (1999), en su libro *Reglas y consejos sobre investigación científica. Los tónicos de la voluntad*, señala la importancia de abandonar el proceso racional, después de haber trabajado arduamente en él, a fin de permitir a la mente fluir con libertad, pues con ello se obtiene, con frecuencia, el entendimiento espontáneo de lo buscado.

Los esfuerzos que el clínico realice a fin de alcanzar un entrenamiento en este sentido, proporcionarán una mejor calidad en el diagnóstico, pero sobre todo un beneficio en la atención al enfermo.

PASO 58. Estudios complementarios de laboratorio y gabinete

Suponiendo que no hubiese más datos clínicos que recoger y adelantándonos un poco en la descripción de la aplicación ordenada y sistematizada del método que estudiamos, resulta que el clínico ha llegado a un punto donde se pregunta: ¿qué camino seguir? Es en ese momento cuando, sabiendo que todo estudio adicional que se solicite implica un costo, ha de convertir su pregunta en: ¿cuál es el estudio que con menor costo y molestias para mi paciente, me brindaría la información que me permita ratificar y distinguir lo que le sucede?

Esta pregunta es fundamental, pues definirá el costo y la calidad de la atención. Por lo tanto, no es una pregunta banal, sino la condición indispensable para una medicina eficaz, sobre todo en circunstancias económicas que exigen evitar el dispendio de recursos.

Debe tenerse presente, en todo momento, el costo de los estudios tecnológicos, por lo que el clínico debe restringir la solicitud de los mismos a aquellos que le permiten comprobar un diagnóstico o distinguir entre varias posibilidades. Sin embargo, la solicitud de estudios se hará, después de haber hecho el análisis diagnóstico clínico que hemos descrito, por un lado y por otro, se escogerá, entre los posibles estudios de laboratorio y gabinete, el o los que realmente aporten información indispensable para alcanzar el diagnóstico. Cuando se tengan varias posibilidades de elección entre tales estudios, el clínico deberá analizar cuál de ellos le brinda más posibilidades diagnósticas, con menores riesgos para el enfermo y a menor costo.

Ejemplo: Aplicación a un caso (modificado de Ospino-Saumett *et al.*, 2005): Masculino de 24 años, cuyos antecedentes importantes son cólico renoureteral izquierdo repetido y múltiples caídas, hace dos años esquiando en la nieve, sin molestias posteriores.

Llega al servicio de urgencias pues desde hace una semana presenta sensación de plenitud toracoabdominal, posprandial, la cual se acompaña de náusea y vómito. Tal molestia mejora después de los vómitos, por lo cual, incluso, el paciente los provoca. Los vómitos fueron en aumento.

La molestia descrita se acompaña de dolor toracoabdominal y lumbar izquierdo, con irradiación al flanco de ese mismo lado. Este disminuía, inicialmente, con analgésicos y con antiespasmódicos, pero luego ya no cedía a los mismos, incluso cuando se administraban por vía parenteral.

En el examen físico: los signos viales fueron normales, se le encontró aprehensivo y con facies *álgica*. La mucosa oral mal hidratada. En los campos pulmonares se encontró leve hipoventilación izquierda.

Al palpar el hipocondrio izquierdo se despierta dolor moderado, y también al percutir las regiones: toracoabdominal y lumbar izquierdas. El resto del examen no mostró datos anormales.

Implicaciones lógicas: Padecimiento adquirido, que se manifiesta como un proceso agudo e intenso —puesto que lo hace acudir a urgencias— progresivo, que provoca manifestaciones, tanto torácicas, como abdominales. Tiene la característica de que cuando se distiende, por llenado, la parte alta del tubo digestivo produce sensación molesta de plenitud, la cual disminuye con el vaciamiento del contenido ahí ubicado.

Tal distensión provoca vómito y activa los mecanismos del dolor, que se manifiesta del lado izquierdo del tórax, el abdomen y la región lumbar, haciendo más sensibles todas esas áreas a la palpación y la percusión. Además, lo que origina el dolor progresa en paralelo con el vómito; es decir que hay un trastorno reciente, constante, progresivo, que en pocos días se hace muy molesto, y en el cual el dato que invita a ser el inicio de la investigación es la distensión del tubo digestivo alto, que desencadena el dolor, la náusea y el vómito. Una distensión que se puede contrarrestar eliminando el contenido del tubo digestivo alto y que, en cambio, aumenta cuando se ingieren alimentos. Eso implica que, por alguna razón, al llenar el tubo digestivo alto, el contenido no progresa al resto del tubo digestivo, es decir que existe un obstáculo en el transito digestivo superior. Pero además, puesto que el vómito provocado lo resuelve temporalmente, se puede inferir que el obstáculo permite que el estómago reciba el alimento, por lo que el obstáculo parece estar en el estómago.

Sin embargo, llama la atención que los síntomas no se limiten al abdomen, sino que afectan el tórax izquierdo, e incluso la ventilación pulmonar, por lo que debe haber un mecanismo que simultáneamente afecte la cavidad torácica de ese lado.

Implicaciones teóricas: En el vaciamiento gástrico normal se relaja el fondo gástrico, se acomoda el alimento, surgen las contracciones antrales, que trituran las partículas alimentarias grandes, y luego viene la relajación pilórica que permite el vaciamiento gástrico.

El retraso del vaciamiento del estómago (gastroparesia) es un proceso crónico, por lo que no corresponde a nuestro caso (Parkman *et al.*, 2006).

No hay datos que sustenten la presencia de trastornos del sistema nervioso central, ni laberínticos, ni causas farmacológicas, ni gastroenteritis, ni pancreatitis, ni úlceras, ni alteraciones psicógenas, tampoco hay un problema infeccioso y los cólicos nefríticos no tienen el comportamiento de mejorar al vaciar el tubo digestivo alto, además de no dar problemas torácicos. Tampoco hay trastornos cardiológicos, ni metabólicos —uremia, insuficiencia suprarrenal, hipertiroidismo, entre otros—. En consecuencia, quedarían procesos como la apendicitis, cuyas manifestaciones son muy diferentes, la peritonitis, aunque no hay signos de irritación peritoneal, y la colecistitis aguda, pero el signo de Murphy es negativo, y finalmente la oclusión.

Pero nos preguntamos: ¿dónde se encuentra la oclusión? Si consideramos la posibilidad de que fuese esofágica, tendríamos que cuando hay tumores de la unión gastroesofágica, el paciente refiere disfagia creciente, primero para sólidos y luego para líquidos, pero con pérdida de peso acelerada (Arana Reyes y Corona Bautista, 2004). El hecho de que sea adquirido nos aleja de los procesos congénitos del esófago. No hay antecedentes de ingesta de químicos que hayan producido esofagitis y estenosis secundarias. Las tuberculosis y micosis esofágicas evolucionan lentamente. Los divertículos esofágicos, cuando dan síntomas, presentan sobre todo disfagia (Ciriza de los Ríos *et al.*, 2015) y puede haber también regurgitación, tos, halitosis; sin embargo, no progresa la sintomatología en una semana, por tratarse de padecimientos crónicos. La acalasia, que es la pérdida de movilidad esofágica, con falta de relajación del esfínter esofágico inferior (Felmer y Cárcamo, 2006) puede deberse a alteraciones de la inervación, infecciones virales, enfermedades autoinmunes, enfermedad de Chagas o enfermedades neurodegenerativas; se manifiesta, principalmente, por disfagia para sólidos y regurgitaciones. En este padecimiento se puede acumular alimento en el esófago y dilatarlo (megaesófago); sin embargo, la evolución se hace en periodos de más de un mes, o hasta de años, aunque en ocasiones lo que revela es la presencia de un cáncer alejado del esófago (linfoma y pulmón, páncreas, próstata e hígado).

La región posterolateral del diafragma puede ser defectuosa y permitir el paso de órganos abdominales a la cavidad torácica, se le conoce como *hernia de Bochdalek*. El defecto diafragmático puede ser derecho o izquierdo, pero este último es el más común. En general se detecta al nacimiento o a edades tempranas de la vida y puede interferir con el desarrollo normal del pulmón (Ibáñez Fuentes *et al.*, 2003).

Se presenta a veces como un dolor del tórax o del abdomen, cuyo diagnóstico no es evidente. Es cierto que este tipo de hernias pueden permanecer asintomáticas y llegar así a la edad adulta (Gómez González *et al.*, 2018). Sin embargo, el paciente que estudiamos solo muestra síntomas en la última semana, y cursó con una evolución muy rápida, lo que indica que, de ser una hernia de este tipo, tendría que haberse complicado. Tales complicaciones, en el caso de un estómago herniado, serían: encarcelación, estrangulación o ruptura dentro del tórax (González-Pérez *et al.*, 2006).

Otro trastorno que hay que revisar es el espasmo esofágico difuso (Pérez Lasala y Mañas Gallardo, 2014). En él, aparecen contracciones en la poción distal del esófago, inmediatamente después de la relajación del esfínter superior del esófago. Se manifiesta por dolor torácico, disfagia, pirosis y regurgitación de alimentos. Lo característico de este proceso es que se presenta de manera intermitente, en personas nerviosas.

El *esófago en cascanueces* (Saavedra *et al.*, 2015), que también se denomina *esófago en sacacorchos*, es una contracción espástica y simultánea de varios segmentos esofágicos, con una relajación anormal. Se manifiesta por dolor torácico izquierdo y disfagia. Puede ser de origen primario o deberse a otros padecimientos, tales como la esclerosis sistémica, la diabetes mellitus o la enfermedad por reflujo gastroesofágico. El paciente que estudiamos no tiene manifestaciones de estos últimos padecimientos, y su cuadro es agudo y rápidamente progresivo, lo que no concuerda con el esófago en cascanueces.

En la enfermedad por reflujo gastroesofágico (Olmos *et al.*, 2016), el ácido que refluye puede irritar, inflamar o erosionar el esófago, e incluso puede irritar a la cavidad oral, la faringe, o producir, de forma secundaria, daños pulmonares. Participa la incompetencia del hiato esofágico, la incompetencia del esfínter esofágico inferior o defectos funcionales del esfínter esofágico inferior. Se manifiesta por pirosis, regurgitación, dolor torácico izquierdo, tos crónica, asma o laringitis crónica. Son frecuentes la saciedad precoz, las náuseas y los eructos.

En la enfermedad por reflujo se ha demostrado que con frecuencia hay una motilidad esofágica inefectiva (Icaza *et al.*, 2003), es decir, ondas de contracción esofágica poco intensas y falta de propagación distal de las mismas. Esto se asocia a mayor gravedad de la inflamación esofágica y, probablemente, son la consecuencia del daño que provoca el ácido que refluye al esófago desde el estómago.

Entre los tumores benignos del esófago el más frecuente es el leiomioma, que puede producir disfagia, dolor epigástrico, dolor retroesternal, pérdida de peso e incluso alteraciones respiratorias (Torre Buxalleu *et al.*, 2012).

La estenosis esfofágica puede estar causada por cáncer esofágico o por un engrosamiento cicatricial de las paredes, de evolución progresiva y fatal, que sigue a un periodo silencioso, después de la ingesta de algún cáustico, la hernia de la faringe de Zenker, las compresiones por ganglios o los tumores mediastinales (Ramos, 2001). Al leiomioma le siguen en frecuencia los quistes y pólipos y, muy raramente, los papilomas virales (Ponce Rodríguez *et al.*, 2011).

También existe el megaesófago secundario a miastenia gravis, la cual se manifiesta por disminución de la fuerza progresiva de los músculos voluntarios, que disminuye con el reposo y que generalmente afecta los músculos oculares, pero que puede atacar otros músculos. Estas manifestaciones no las presenta el paciente que analizamos.

El carcinoma epidermoide y el adenocarcinoma son los tumores malignos más frecuentes del esófago. Se manifiestan con dificultad para la deglución de aparición lenta, pero que progresa en un periodo de tres a seis meses, primero para sólidos y luego para líquidos, acompañada de pérdida de peso. Puede haber dolor retroesternal. Es raro en los jóvenes (Pérez Pereyra y Frisancho Velarde, 2009). En el caso del paciente que estudiamos, no refirió disfagia y la instalación fue muy rápida (una semana), lo cual no corresponde con el comportamiento de estos cánceres, pues el cáncer del esófago evoluciona con lentitud, actualmente tiene una sobrevida de cinco años (Sobrino Cossío, 2010).

También podemos considerar una compresión extrínseca del esófago. Existen casos raros, incluso compresiones del esófago de origen vertebral (Santos-Santamaría *et al.*, 2017); sin embargo, eso no daría una evolución tan rápida y severa como la que el paciente presentó. Hay también compresiones extrínsecas por estructuras vasculares, pero tampoco tendrían esa evolución. Además pueden producir compresiones extrínsecas la valvulopatía mitral, pero el paciente no presenta soplos; el bocio retroesternal, que es crónico; los tumores bronquiales, de los cuales no se tiene ni tos, ni otros datos clínicos, y los tumores del mediastino posterior, como el neurofibroma, pero esta posibilidad no es factible, en este caso, por la rapidez de la evolución (Sánchez *et al.*, 2011). De evolución rápida podría ser una metástasis de un tumor testicular, el cual se presenta en ese grupo de edades; sin embargo, la exploración física no mostró tumoraciones en los testículos.

Por otro lado, existen los abscesos paraespinales, los cuales pueden ser por brucelosis (Suárez-May *et al.*, 200), tuberculosis, osteomielitis (Ketai *et al.*, 2007) u otros gérmenes, como el estafilococo. Surgen en pacientes debilitados (Pinilla González *et al.*, 2008). El paciente no presenta datos de infección ni dolor dorsal.

En la úlcera péptica esofágica o gástrica, el dolor se manifiesta antes de los alimentos y tres o cuatro horas después de comer. Tiene periodicidad, la cual no presenta el paciente. Las irradiaciones del dolor y su presencia a la percusión torácica, que se dan en el caso que estudiamos, no corresponden tampoco a este padecimiento.

El cáncer gástrico es raro en personas jóvenes (Morales Díaz *et al.*, 2018), puede presentarse de manera insidiosa o con síntomas semejantes a una úlcera péptica, lo cual no es el caso. Sin embargo, puede dar un cuadro obstructivo. Si este se halla cerca del cardias, produce un cuadro semejante al del cáncer de esófago. Si está en la región pilórica las manifestaciones son la obstrucción a ese nivel.

La obstrucción del tracto digestivo que puede simular una obstrucción pilórica se produce en el síndrome de Bouveret, donde la obstrucción la genera un cálculo biliar muy grande (Gallego-Otaegui *et al.*, 2016).

Interpretación diagnóstica del caso: Hay un obstáculo en el tubo digestivo alto que puede deberse a compresiones intrínsecas —complicaciones de enfermedad por reflujo, hernia hiatal, tumores, hernia de Bochdalek complicada por encarcelación o estrangulación, acalasia— o extrínsecas —ganglios mediastinales, tumores primarios o metastásicos, compresiones vasculares o por infecciones vertebrales, etcétera.

Ante estas posibilidades nos preguntamos: ¿cuál es el estudio que nos da mejor información para poner en evidencia el diagnóstico?

Radiología convencional de tórax (radiografía simple de tórax) es el primer estudio a practicar y, de no haber datos de compresión extrínseca, procedería el estudio del paso del medio de contraste hidrosoluble en el tránsito esófago-gastro-duodenal y a la endoscopía del tubo digestivo alto. En caso de compresiones extrínsecas del esófago estaría indicada la tomografía axial computarizada y la resonancia magnética nuclear.

En el caso que nos ocupa, la radiografía de tórax demostró un nivel hidroaéreo que abarcaba más de la mitad del hemitórax izquierdo y desplazaba el mediastino hacia la derecha.

El tránsito esofágico con medio hidrosoluble se detuvo en el esófago distal (en pico). La cirugía mostró una hernia gigante con un vólvulo gástrico. El anillo herniario de 10 cm de diámetro. El diagnóstico finalmente planteado fue el de una hernia postraumática.

PASO 59. Disminuir la dependencia tecnológica y los costos en la atención

Los estudios de laboratorio y gabinete requieren interpretación diagnóstica, de tal manera que aun cuando estén bien indicados, podrían no ser concluyentes, y por lo tanto hay que considerarlos como informaciones adicionales que bien aplicados pueden permitir un avance diagnóstico.

Hay que reconocer los casos en los cuales la tecnología resulta indispensable y aquellos en los que no lo es. Hay diagnósticos que se pueden establecer con el puro análisis clínico; en cambio, hay otros en los cuales, después de un cuidadoso procedimiento diagnóstico clínico, quedan dudas importantes que es necesario resolver para atender adecuadamente al paciente. Existen estudios tecnológicos que en verdad son indispensables, pero también hay otros de los que podemos prescindir.

Los médicos tenemos una nueva oportunidad de avanzar en el conocimiento clínico. ¿A que nos referimos? Despues de analizar la presencia de las evidencias que aportan los estudios tecnológicos en padecimientos que pueden ser directamente diagnosticados por estos, el clínico puede volver a considerar las manifestaciones clínicas y buscar conjuntos de manifestaciones puramente clínicas que guarden una correlación con la presencia de la manifestación que se encuentra en el estudio tecnológico.

Esas investigaciones aportarán nuevos síndromes clínicos, estadísticamente bien fundamentados, en una nueva fase de la investigación de la medicina, que a semejanza de lo que sucedió con el método anatomo-clínico, puede permitir el avance de la medicina clínica. Tal método podría llamarse *método tecnológico-clínico*. Este método no solo abatirá los costos de operación, sino que hará más accesible la práctica de la medicina en lugares donde no se dispone de la tecnología.

En la medida en que la tecnología pueda sustituirse por elementos del diagnóstico no tecnológicos, el procedimiento hermenéutico-racional del diagnóstico médico continuará siendo ejercido en toda su capacidad.

Esa nueva etapa del diagnóstico médico (tecnológico-clínica) permitirá romper, en lo posible, con la dependencia que le impone la tecnología y el sometimiento a las fuerzas económicas de quienes controlan su utilización.

PASO 60. Objetivación del diagnóstico

¿Cómo podemos buscar mayor objetividad en nuestro diagnóstico? ¿Cuáles son los procedimientos que permiten tal objetivación? Las fases previas de la interpretación son falibles, pues pueden haber incorporado incoherencias o no haber considerado información; ya sea que esta haya sido, o no, advertida o que sea inaccesible. Así, se requiere un proceso adicional que disminuya la falibilidad de la interpretación y que procure, en lo posible, un acercamiento a la objetividad.

Por encima de la satisfacción que produce el resultado final de la investigación clínica se encuentra el compromiso de propiciar, en lo posible, la salud del paciente. De este modo resulta que no investigar la probabilidad de un error diagnóstico significa una falta de respeto tanto para el paciente como para el profesionalismo propio.

Así pues, renunciemos a cualquier emoción que nos impulse a sostener nuestros propios criterios diagnósticos y veámoslos, al llegar a este punto de nuestra investigación, como veríamos una interpretación diagnóstica ajena totalmente a nuestra propiedad, la cual debe ser enjuiciada para medir su capacidad de resistir los embates lógicos y teóricos que pudiesen argumentarse en su contra.

El clínico se preguntará: ¿No he dejado de considerar algo? ¿He estimado, adecuadamente, los contenidos, sus propiedades, relaciones y significaciones? ¿Es coherente la interpretación alcanzada? ¿Qué argumentos me sirven para refutar esa interpretación? ¿Qué datos o hechos refutan esa interpretación? ¿Qué estudios me permiten tratar de refutar la interpretación? ¿Qué nuevos datos deberían aparecer en nuevas informaciones, si la interpretación es correcta? ¿Cómo distingo el concepto *diagnóstico* que se identifica con los contenidos alcanzados, de aquellos que se aproximan, pero que presentan incompatibilidades? ¿Esta interpretación y el diagnóstico resisten el análisis intersubjetivo? ¿Los resultados, en la práctica, son compatibles con la interpretación y el diagnóstico?

En el proceder analítico-deductivo me pregunto: ¿El conjunto de datos clínicos presentes se explican por el concepto teórico del diagnóstico alcanzado?

La teoría de la explicación fue desarrollada por Hempel (2006), y dicho proceder se apega al método científico que admite la falibilidad de las teorías, es decir que se considera que una interpretación tiende a la certeza, sin asegurarla. Por eso es importante tratar de que la recolección de la información clínica no pase por alto datos que pudiesen ser relevantes; esto quiere decir recoger todas las manifestaciones clínicas presentes y las características propias de cada una de ellas.

El clínico debe ser cuidadoso, ordenado y sistemático en la búsqueda de datos clínicos cuya falta de observación le restan posibilidades a su construcción diagnóstica.

La falsación popperiana, descrita por Karl Popper ([1934] 1991; 1967) es aplicable a todos los métodos de diagnóstico clínico. Consiste en buscar una información adicional que contribuya a refutar un diagnóstico, cuando este es erróneo, a fin de darse cuenta del equívoco y poder buscar una mejor interpretación. Tal método, al excluir diagnósticos erróneos, limita el número de posibilidades diagnósticas. También proporciona un método para aumentar la verosimilitud de un diagnóstico que no se pudo eliminar. Para su aplicación, el clínico se preguntará: ¿cuál información me permitiría refutar el diagnóstico considerado?

Por otro lado, el clínico dispone del método de la búsqueda del "incondicionado virtual" lonerganiano, descrito por Bernard Lonergan (2004). Este consiste en tratar de poner en evidencia datos que se espera encontrar como consecuencia de una hipótesis lógica y teóricamente fundamentada. La ratificación de tales consecuencias, que son condiciones de verdad de lo que se supone, satisface la hipótesis postulada, la cual, por lo tanto, se hace más verosímil. Para su aplicación, el clínico, habiendo considerado un diagnóstico, se pregunta: ¿cuáles serían las consecuencias demostrables que deberían producirse, de ser cierto este diagnóstico? Si tales consecuencias son demostradas, el diagnóstico se fortalece.

En caso de que el diagnóstico propuesto muestre discordancias con los conceptos teóricos, o que sea contradictorio con las consecuencias esperadas, o aún más si es refutado, el clínico revisará cada paso de su proceso diagnóstico, a fin de ver dónde estuvo el error.

Corroborará los datos, las propiedades y sus relaciones. Revisará los juicios y la coherencia de las conexiones en el proceso de integración. Examinará las conclusiones parciales y generales. Reconsiderará la coherencia entre las partes y la totalidad del diagnóstico. Cotejará la coherencia entre los conceptos diagnósticos teóricos y los datos necesarios y suficientes que lo satisfacen. Analizará los argumentos que eliminaron las alternativas diagnósticas. Considerará, además, los puntos de vista ajenos.

Otras maneras de objetivación: Es habitual contrastar las interpretaciones diagnósticas de un caso cuando varios clínicos lo analizan y discuten. Tal búsqueda intersubjetiva del diagnóstico más verosímil es enriquecedora, pues perfecciona la interpretación diagnóstica de dicho caso, en la medida en que aporta consideraciones lógicas y teóricas adecuadas. Esta manera de proceder se llama *interpretación diagnóstica intersubjetiva*.

Cuando se usa el diagnóstico taxonómico o por clasificación, también llamado *estrategia de reconocimiento de modelos o patrones* (de enfermedad), el clínico se pregunta: ¿qué datos no concuerdan con la descripción teórica del padecimiento?, entendiendo por padecimiento la presencia y evolución de un conjunto de síntomas, signos y estudios paraclínicos que responden a un concepto diagnóstico especificado por la teoría médica.

Cuando el médico se percata de que los datos son insuficientes para establecer un diagnóstico puede recurrir a la "abducción" de Pierce ([1878] 1970), lo que significa que el clínico repasa todas aquellas entidades que le vienen a la mente, con la condición de no ser imposibles para el caso específico y, teniendo en mente las hipótesis posibles, las considera aceptándolas como si existieran datos que aún no han sido demostrados, y luego las trata de falsar o demostrar.

En el procedimiento abductivo (de conjeturas e hipótesis o de ensayo y error), el clínico se preguntará: ¿con cuáles datos, aunados a la infomación ya disponible, podría alcanzar alguno de los diagnósticos establecidos por la teoría médica? Después de tal pregunta buscará, si es posible indagar tales datos que, de encontrarse, aumentarían la verosimilitud del diagnóstico.

Si se ha seguido el pensamiento intuitivo, el clínico se preguntará: ¿a cuál diagnóstico corresponde este caso, de acuerdo con mi experiencia? Es lo que se llama "el ojo clínico".

Este método diagnóstico cobra particular relevancia cuando el clínico debe actuar diligentemente y en condiciones en las cuales no hay mucho tiempo para decidir. En tal caso, deberá escoger las formas de objetivación más eficaces para su diagnóstico en el momento de la decisión. Este proceder diagnóstico es importante en condiciones donde urge una acción que evite consecuencias graves o irremediables, tal como se presenta el problema de interpretación diagnóstica en los servicios de urgencias y en otras situaciones de gravedad que evolucionan con rapidez. Aquí cuenta mucho el reconocimiento de padecimientos con los que el clínico ha tenido mucho contacto previamente, así como el uso de métodos de corroboración inmediata o que requieren muy poco tiempo para obtenerse.

Si se ha seguido el método heurístico, el clínico se preguntará: ¿dónde me encuentro en el árbol de decisiones (o en la guía diagnóstica)? ¿Cuál es el siguiente paso a seguir?

Acercamiento probabilístico a la objetivación
La interpretación probabilística se funda en la frecuencia, es decir, en los porcentajes de frecuencia de aparición que presentan diferentes síntomas, signos, síndromes o enfermedades. Dichos porcentajes se refieren a la frecuencia de los elementos diagnósticos menos complejos con relación a los diversos con-

juntos donde se presentan. Así, por ejemplo, tenemos la frecuencia de un síntoma en diferentes enfermedades o la frecuencia de un síntoma en una población total; o la presencia de un síndrome en diferentes enfermedades, o la presencia de una enfermedad en una población, etcétera.

El análisis matemático de las implicaciones que resultan de las diferentes frecuencias de los elementos diagnósticos encontrados permite determinar el significado que se refiere a la posibilidad de que los datos considerados correspondan a un determinado conjunto (que puede ser un síndrome o una enfermedad).

Dado el gran número de variables que se presentan en un padecimiento, se requiere aplicar el estudio de las probabilidades después de haber terminado el procedimiento de análisis diagnóstico, a fin de delimitar los elementos diagnósticos cuyas probabilidades han de ser investigadas.

Teorema de Bayes y probabilidad de un diagnóstico

Un determinado sujeto en una población tiene una posibilidad de sufrir una enfermedad; sin embargo, si aparece un síntoma del mismo mal, su posibilidad de tener la enfermedad aumenta. Si nos preguntamos: ¿cuánto aumenta?, diremos que la probabilidad señalada debe multiplicarse por la probabilidad de que el dato clínico aparezca en la enfermedad, pero todo ello dividido entre la probabilidad de sufrir tal síntoma, se esté o no enfermo.

De esa manera se pueden hacer cálculos en las poblaciones que nos permitan saber el valor clínico de los síntomas cuando estos se presentan o la seguridad de que no haya enfermedad ante la ausencia de datos clínicos.

El teorema de Bayes (Silva y Benavides, 2011; Cassini, 2003) ofrece una alternativa en la investigación clínica por su capacidad de validar la certeza diagnóstica de una definición clínica que incorpora los signos y síntomas fundamentales de una enfermedad. El tipo de razonamiento clínico que este teorema plantea tiene su aplicación en la evaluación de pruebas diagnósticas que contribuyen al apoyo o exclusión de los diagnósticos posibles y, así, a saber cuánto contribuye el resultado de un estudio al proceso de objetivación de una posibilidad diagnóstica.

La consideración diagnóstica probabilística aporta información y conocimientos a la construcción de la teoría y es aplicable a la interpretación del diagnóstico, sobre todo cuando para optar por considerar primero una opción sobre otras alternativas, se elige primero la más frecuente. Asimismo, es aplicable cuando la presencia de un dato es estadísticamente muy significativa para apoyar una opción diagnóstica o cuando la ausencia de un dato la hace muy dudosa.

El momento de probar las posibilidades diagnósticas se alcanza cuando la capacidad del análisis diagnóstico, previamente descrito, ha llegado a un límite, en el cual aún no es posible establecer la situación diagnóstica específica.

Otra manera de ponderación probabilística consiste en ponderar el error considerando los datos cuya presencia estadísticamente es poco probable en el diagnóstico teórico planteado. Asimismo, tener en cuenta la posibilidad de error estadístico cuando se aceptan como pertenecientes al diagnóstico teórico algunos datos que se presentan raramente en la enfermedad diagnosticada.

Se puede poner a prueba un diagnóstico buscando la frecuencia con la que una determinada manifestación es generada por las diferentes posibilidades diagnósticas consideradas en nuestro proceso —esto se conoce con el nombre de *medicina basada en evidencias*—. Se aplica a la o las manifestaciones más significativas del padecimiento, con fundamento en los estudios estadísticos que a ello se refieren. Sin embargo, no hay que olvidar que, como señala Gómez Cámara (2002), la medicina basada en evidencias es la incorporación al ejercicio clínico del conocimiento de las estimaciones estadísticas (probabilísticas). La concordancia con la información estadística disponible constituye un apoyo adicional en el análisis y cuestionamiento de las opciones diagnósticas encontradas.

Al final del proceso de objetivación podremos ver si hemos logrado refutar el diagnóstico, o, por el contrario, este ha salido avante de todas las pruebas y críticas planteadas. En el primer caso, y con toda humildad, deberemos volver a recorrer nuestro proceso de interpretación desde el principio, a fin de encontrar la fuente de nuestros errores. En el segundo caso, también debemos ser humildes y aceptar que, si bien el diagnóstico ha resistido los embates, no por ello se ha alcanzado aún la certeza del mismo. Solo diremos que se trata de un diagnóstico aparentemente bien fundamentado, pero estaremos abiertos a hacer reconsideraciones en el momento en que aparezcan nuevas informaciones.

Fuentes de consulta

Abdala, D. y Giachetto, G. (2002). Fiebre por antibióticos. *Archivos de Pediatría del Uruguay*, vol. 73, núm. 4, pp. 226-229. http://www.scielo.edu.uy/scielo.php?script=sci_arttext&pid=S1688-12492002000400007&lng=es&tlng=en [consultado: 12 de enero de 2019].

Achenbach, R.E. (2015). El Signo de Auspitz. *Revista Argentina de Dermatología*, vol. 96, núm. 4, pp. 31-32. http://www.scielo.org.ar/scielo.php?script=sci_arttext&pid=S1851-300X2015000400002&lng=es&tlng=es [consultado: 20 de diciembre de 2018].

Acosta-Mérida, A. y Hernández, F.M.F. (2012). Diagnóstico y tratamiento de una arteritis temporal en urgencias. *Seminarios de la Fundación Española de Reumatología*, vol. 13, núm. 4, pp. 117-154. http://www.elsevier.es/es-revista-seminarios-fundacion-espanola-reumatologia-274-articulo-diagnostico-tratamiento-una-arteritis-temporal-S1577356612000437 [consultado: 19 de enero de 2019].

Águila Gómez, M.V., Salas Villanueva, W., Barbosa, N. y Werle, R. (2016). Gangrena de Fournier, nuevas estrategias para un viejo mal: presentación de un caso y revisión de literatura. *Revista Médica La Paz*, vol. 22, núm. 2, pp. 50-55. http://www.scielo.org.bo/scielo.php?script=sci_arttext&pid=S1726-89582016000200009&lng=es&tlng=es [consultado: 28 de octubre de 2018].

Aguilar-Zapata, D., González-Chon, O., Bogard-Fuentes, C.A., Moreno-Castañeda, L., Chávez-Tapia, N.C. y García-López, S. (2014). Fibrilación auricular como predictor de mortalidad en pacientes con infarto agudo del miocardio. *RevInvestMed Sur Mex*, abril-junio, vol. 21, núm. 2, pp. 55-61. http://www.medigraphic.com/pdfs/medsur/ms-2014/ms142b.pdf [consultado: 15 de diciembre de 2018].

Aguirre Tejedo, A., Miró Andreu, O., Rodríguez, J., Herrero Puente, P., Martín Sánchez, F.J., Alemany, F.X. y Llorens Soriano, P. (2012). Papel del factor precipitante de un episodio de insuficiencia cardíaca aguda en relación al pronóstico a corto plazo del paciente. Estudio PAPRICA. Emergencias: *Revista de la Sociedad Española de Medicina de Urgencias*, vol. 24, núm. 6, pp. 438-446.

Aguirre, Hernán, D., Posada-López, A.F., Fajardo, L.C. y Castrillon-Velilla, D.M. (2015). Mixoma atrial: más que una neoplasia benigna. *CES Medicina*, vol. 29, núm. 2, pp. 305-312. http://www.scielo.org.co/scielo.php?script=sci_arttext&pid=S0120-87052015000200013&lng=en&tlng=pt [consultado: 10 de enero de 2019].

Albín-Cano, R. (2012). Sarcomas: etiología y síntomas. *Revista Finlay*, 2(2): 116-129, http://www.medigraphic.com/pdfs/finlay/fi-2012/fi122c.pdf [consultado: 8 de febrero de 2019].

Aleaga Hernandez, Y., Serra Valdes, M.A. y Cordero López, G. (2015). Neumonía adquirida en la comunidad: aspectos clínicos y valoración del riesgo en ancianos hospitalizados. *Revista Cubana de Salud Pública*, 41(3): 413-426, https://www.redalyc.org/pdf/214/21442255003.pdf [consultado: 8 de marzo de 2019].

Alonso Marín, J., Castañeda Arango, C., Palomino Camargo, L., Pérez Agudelo, J.J. y Castro Álvarez, J.F. (2018). Síndrome neuroléptico maligno asociado a la administración del haloperidol. Caso clínico. *Rev. Toxicol.*, 35: 7-10, http://rev.aetox.es/wp/wp-content/uploads/2018/10/Revista-de-Toxicologia-35.1-11-14.pdf [consultado: 22 de enero de 2010].

Álvarez García, J.F., Sánchez Sánchez, M.T., Chiquero Palomo, M., Costo Campoamor, A., Saponi Cortés, J.M., Pérez Reyes, F. y Luengo Álvarez, J. (2004). Gastroenteritis eosinofílica: a propósito de dos casos. *Anales de Medicina Interna*, 21(9): 45-49, http://scielo.isciii.es/scielo.php?script=sci_arttext&pid=S0212-71992004000900007&lng=es&tlng=es [consultado: 24 de diciembre de 2018].

Álvarez-Hernández, L.F. y Herrera-Almanza, L. (2018). Coagulación intravascular diseminada: aspectos relevantes para su diagnóstico. *Med. Int. Méx.*, 34(5): 735-745, septiembre-octubre, http://www.medigraphic.com/pdfs/medintmex/mim-2018/mim185j.pdf [consultado: 24 de febrero de 2019].

Álvarez-Lario, B. y Alonso-Valdivieso, J.L. (2014). Hiperuricemia y gota: el papel de la dieta. *Nutrición Hospitalaria*, 29(4): 760-770, https://dx.doi.org/10.3305/nh.2014.29.4.7196 [consultado: 7 de marzo de 2019].

American Psychiatric Association (2016). *El manual diagnóstico y estadístico de trastornos mentales*, México: Editorial Panamericana.

American Psychiatric Association (2014). *Manual diagnóstico y estadístico de los trastornos mentales DSM-5*. Madrid: Médica Panamericana.

American Psychiatric Association (2014). *Manual diagnóstico y estadístico de los trastornos mentales DSM-5*. Madrid: Médica Panamericana.

Amorín Kajatt, E. (2013). Cáncer de pulmón, una revisión sobre el conocimiento actual, métodos diagnósticos y perspectivas terapéuticas. *Revista Peruana de Medicina Experimental y Salud Publica*, 30(1): 85-92. http://www.scielo.org.pe/scielo.php?script=sci_arttext&pid=S1726-46342013000100017&lng=es&tlng=es [consultado: 11 de enero de 2019].

Apt, W., Lopez, X., Zulanta, I. y Benavente, R. (2002). Acute fasciolosis: a clinical case. *Parasitología Latinoamericana*, 57(1-2): 55-58. https://dx.doi.org/10.4067/S0717-77122002000100013 [Consultado: 15 de enero de 2021].

Arana Reyes, J. C. y Corona Bautista, A. (2004). Cáncer gástrico. *Rev. Fac. Med. UNAM*, 47(5): 204-9. http://www.medigraphic.com/pdfs/facmed/un-2004/un045f.pdf [consultado: 9 de marzo de 2009].

Arellano-Aguilar, G., Santiago Núñez-Mojica, E., Gutiérrez-Velazco, J.L. y Domínguez-Carrillo, L.G. (2018). Síndrome paraneoplásico de Lambert-Eaton en paciente con cáncer metastásico diseminado. *Cirugía y Cirujanos*, 86: 79-83, https://www.medigraphic.com/pdfs/circir/cc-2018/cc181k.pdf [consultado: 16 de diciembre de 2018].

Argilés, J.M., Busquets, S., López-Soriano, F.J. y Figueras, M. (2006). Fisiopatología de la caquexia neoplásica. *Nutrición Hospitalaria*, 21(Supl. 3): 4-9, http://scielo.isciii.es/scielo.php?script=sci_arttext&pid=S0212-16112006000600002&lng=es&tlng=es [consultado: 9 de enero de 2019].

Aristóteles (2008). Introducción a las categorías, en *Tratados de lógica* (Organón). México: Porrúa.

Armas Pérez, L., González Ochoa, E., Hevia Estrada, G. y Peláez Castro, E. (1996). Elementos del diagnóstico clínico y el tratamiento de la tuberculosis. *Revista Cubana de Medicina General Integral*, 12(1): 59-68, http://scielo.sld.cu/scielo.php?script=sci_arttext&pid=S0864-21251996000100004&lng=es&tlng=es [consultado: 1 de enero de 2019].

Arriagada D,R., Novoa Ra, R. y Urrutia S,P. (2017). Mola hidatidiforme completa con preeclampsia e hipertiroidismo: presentación clásica. *Revista Chilena de Obstetricia y Ginecología*, 82(1): 77-79, https://scielo.conicyt.cl/scielo.php?script=sci_arttext&pid=S0717-75262017000100011 [consultado: 15 de enero de 2021].

Attie, M., Cocca, A., Basack, N., Schwalb, G., Drelichman, G. y Aversa, L. (2012). Actualización en esferocitosis hereditaria. *Hematologia*, 16(2): 106-

113, http://www.sah.org.ar/revista/numeros/vol16-n2-106-113.pdf [consultado: 28 de diciembre de 2018].

Ávila-Boza, M.P. y Guido-Ortiz, M.C. (2014). El absceso perirrenal, ¿búsqueda o hallazgo? *Revista Mexicana de Urología*, 74(6): 329-380, http://www.elsevier.es/es-revista-revista-mexicana-urologia-302-articulo-el-absceso-perirrenal-busqueda-o-S2007408514000251 [consultado: 11 de enero de 2019].

Ay, C., Dunkler, D., Marosi, C., Chiriac, A.L., Vormittag, R., Simanek, R., Quehenberger, P., Zielinski, C. y Pabinger, I. (2010). Prediction of venous thromboembolism in cancer patients. *Blood*, 116(24): 5377-5382, https://www.researchgate.net/publication/46191463_Prediction_of_venous_thromboembolism_in_cancer_patients [consultado: 11 de enero de 2019].

Ayala Ledesma, E.N., Charaja Coata, K.S., Cruz Portugal, I.E., Yupari Capcha, M.E., Cornejo Ortega, M.P., García Reynoso, M.J. y Saldarriaga Rivera, L.M. (2016). Síndrome de Evans en paciente con síndrome antifosfolipídico secundario: Desafío terapéutico. *Revista Cubana de Reumatología*, 18 (Supl. 1), http://scielo.sld.cu/scielo.php?script=sci_arttext&pid=S1817-59962016000400005&lng=es&tlng=. Evans syndrome in patients with secondary antiphospholipid syndrome: therapeutic challenge [consultado: 20 de marzo de 2019].

Azzato, F. y Waisman, H.G. (2008). Abdomen agudo. Buenos Aires: Médica Panamericana.

Ballesteros Pomar, M.A., Vidal Casariego, A., Calleja Fernández, A., López Gómez, J.J., Urioste Fondo, A. y Cano Rodríguez, I. (2010). Impacto de la nutrición en la evolución de la enfermedad inflamatoria intestinal. *Nutr. Hosp.*, 25(2): 181-192, http://scielo.isciii.es/pdf/nh/v25n2/revision1.pdf [consultado: 25 de diciembre de 2018].

Barría E., T., Chuang, C., Á. y Ortega T., A. (2018). Tos persistente y neuropatía laríngea. *Revista de Otorrinolaringología y Cirugía de Cabeza y Cuello*, 78(2), 213-220, https://dx.doi.org/10.4067/s0717-75262018000200213 [consultado: 30 de diciembre de 2018].

Bascones-Martínez, A., Muñoz-Corcuera, M. y Bascones-Ilundain, J. (2012). Infecciones orales y endocarditis infecciosa. *Med. Clin. (Barc).*, 138(7): 312-317. https://www.sciencedirect.com/science/article/abs/pii/S0025775311004301 [consultado: 10 de enero de 2019].

Baughman, R.P., Barney, J.P., O'Hare, y L., Lower, E.E. (2016). A Retrospective Pilot Study Examining the use of Acthar Gel in Sarcoidosis Patients. *Respiratory Medicine*, 110: 66-72, https://www.sciencedirect.com/science/article/pii/S0954611115300883 [consultado: 1 de enero de 2019].

Benchimol-Barbosa, P.R., Dantas Vilela, F., Alves de Melo, F.B. y Cordeiro da Rocha, A.S. (2008). Varón de 53 años con oclusión carotídea bilateral y circulación cerebral funcionalmente preservada mediante flujo vertebral bilateral compensatorio y flujo invertido bilateral de arterias tiroideas superiores. *Revista Española de Cardiología*, 61(12): 1357-1358, http://www.revespcardiol. org/es/varon-53-anos-con-oclusion/articulo/13129764/ [consultado: 30 de octubre de 2018].

Benson, Ralph C. (1966). *Manual de ginecología y obstetricia*. F. Reyes (trad). México: Manual Moderno.

Block, J.A. y Khandelwal, S. (2010). Regional Disorders of the Neck, Shoulder, Arm, and Hand, en Targeted Treatment of the Rheumatic Diseases, Chapter 25: 331-355, Elsevier, https://www-clinicalkey-es.pbidi.unam.mx:2443/#!/ content/book/3-s2.0-B9781416099932000254?scrollTo=%23top

Boletín de la ANMM (2013). Características y consecuencias de la anemia en ancianos. *Revista de la Facultad de Medicina,* 56(6): 54-58. http://www.scielo.org. mx/scielo.php?script=sci_arttext&pid=S0026-17422013000900009&lng=es&tlng=es [consultado: 7 de marzo de 2019].

Bolognia, J.L., Schaffer, J.V. y Cerroni, L. (2018). *Dermatología*. Barcelona: Elsevier Health Sciences.

Borgia, F., Giuffrida, R., Guarneri, F. y Cannavò, S.P. (2018). Relapsing Polychondritis: An Updated Review. *Biomedicines*, 6(84): 2-14, https://www. mdpi.com/2227-9059/6/3/84 [consultado: 20 de enero de 2019].

Bosch, X., Formiga, F. y López-Soto, A. (2012). Lupus eritematoso sistémico en el anciano. *Rev. Esp. Geriatr. Gerontol.*, 47(2): 71-75, https://www.sciencedirect. com/science/article/abs/pii/S0211139X11003581 [consultado: 1 de febrero de 2019].

Bravo, J.F. (2012). Dificultades en el Diagnóstico y Tratamiento de la Disautonomía. *Rev. Chil. Reumatol.*, 28(3): 152-158.

Briseño Rodriguez, G., Rodríguez Beltrán, S., Hernández T., M. y Luna Flores, F. (2004) Linfoma angiocéntrico. *Revista de la Facultad de Medicina* UNAM, 47(4): 137-140, http://www.medigraphic.com/pdfs/facmed/un-2004/un0 44b.pdf [consultado: 24 de enero de 2019].

Bruna-Escuer, J., Escrig-Avellaneda, A., Romero-Pinel, L., Jato-De Evan, M., Martinez-Yelamos, S. y Rubio Borrego, F. (2003). Paraparesia transitoria como manifestación de una estenosis carotídea izquierda. *Rev. Neurol.*, 36(10): 933-935   http://ibecs.isciii.es/cgi-bin/wxislind.exe/iah/online/?IsisScript=iah/ iah.xis&nextAction=lnk&base=IBECS&exprSearch=27621&indexSearch=ID&lang=e [consultado: 22 de febrero de 2019].

Buitrón-Santiago, N., Arteaga-Ortiz, L., Rosas-López, A., Aguayo, A., López-Karpovitch, X. y Crespo-Solís, E. (2010). Experiencia del INCMNSZ en pacientes adultos con leucemia mieloide aguda. Cohorte 2003-2008. *Re-*

vista de Investigación Clínica, 62(2): 100-108, http://www.medigraphic.com/pdfs/revinvcli/nn-2010/nn102b.pdf [consultado: 8 de febrero de 2019].

Burgos Peláez, R. (2013). Desnutrición y enfermedad. *Nutr. Hosp.*, Suplementos. 6(1): 10-23, https://www.redalyc.org/pdf/3092/309228933002.pdf [consultado: 6 de marzo de 2019].

Bustamante Cabrera, G., Pillco, J. y Alex, E. (2013). Shock Septico. *Rev. Act. Clin. Med.*, 36: 1884-1888, http://www.revistasbolivianas.org.bo/pdf/raci/v36/v36a09.pdf [consultado: 24 de febrero de 2019].

Byrne, A.J., Maher, T.M. y Lloyd, C.M. (2016). PulmonaryMacrophages: A New TherapeuticPathway in FibrosingLungDisease? *Trends in Molecular Medicine*, 22(4): 303-316, https://www.cell.com/trends/molecular-medicine/fulltext/S1471-4914(16)00034-4#%20 [consultado: 1 de enero de 2019].

Calderón, A. y Cuéllar, D. (2018). PET/CT 18F-FDG en carcinomatosis peritoneal: revisión de la fisiopatología y presentación de dos casos. *Rev Colomb Cancerol.*, 22(2): 92-95, http://www.scielo.org.co/pdf/rcc/v22n2/0123-9015-rcc-22-02-92.pdf [consultado: 21 de febrero de 2019].

Calleja Fernández, A., Vidal Casariego, A. y Ballesteros Pomar, M.D. (2012). Estudio comparativo del cálculo del gasto energético total mediante SenseWearArmband y la ecuación de Harris-Benedict en población sana ambulatoria: utilidad en la práctica clínica. *Nutrición Hospitalaria*, 27(4): 1244-1247, https://dx.doi.org/10.3305/nh.2012.27.4.5823 [consultado: 9 de enero de 2018].

Calva Argos, M. y Trado, M.T. (2009). Revisión y actualización general en cáncer colorrectal. *Anales de Radiología México*, 8(1): 99-115, http://www.medigraphic.com/pdfs/anaradmex/arm-2009/arm091i.pdf [consultado: 11 de enero de 2019].

Calvo Bonachera, J., Medina Gallardo, J.F., Bernal Rosique, M.S. y Rodríguez Blanco, I. (2016). Tuberculosis. Diagnóstico y tratamiento. Estudio convencional de contactos. Profilaxis y tratamiento de infección latente, en J.G. Soto Campos (coord.), *Manual de diagnóstico y terapéutica en neumología*, capítulo 47. Madrid: Ergón.

Camejo, N., Castillo, C., Shiavone, A., Alfonso, A.L., Amarillo, D., Franco, X., Krygier, G. y Delgado, L. (2018). Characteristics of Male Breast Cancer in an Uruguay Population. *Anales de la Facultad de Medicina*, 19(1): 46-67, https://dx.doi.org/10.25184/anfamed2018v5n1a7

Cand Huerta, C., Calderín Bouza, R.O., Suárez Navarro, E., Senra Armas, L., Socías Barrientos, Z. y Rodríguez Silva, H. (2008). Cáncer de colon: una causa infrecuente de fiebre de origen desconocido. *Revista Cubana de Medicina*, 47(2), http://scielo.sld.cu/scielo.php?script=sci_arttext&pid=S0034-75232008

000200010&rlng=es&tlng=pt [consultado: 21 de enero de 2019].

Capítulo H2: 1-15, https://iacapap.org/content/uploads/H.2-TICS-Spanish -2018.pdf [consultado: 9 de enero de 2021].

Cardona, M., Galindo, L.F. y Díaz-Guío, D.A. (2018). Síndromes de hipersensibilidad inducidos por medicamentos en las unidades de cuidados intensivos. *Rev. Asoc. Colomb. Dermatol.*, 26(3): 170-183, https://revistasocolderma. org/sites/default/files/5_sindromes_de_hipersensibilidad_inducidos_por_ medicamentos_en_las_unidades_de_cuidados_intensivos.pdf [consultado: 30 de diciembre de 2018].

Carrada Bravo, T. (2007). Fiebre tifoidea: caso clínico, estudio epidemiológico, patogenia, diagnóstico y tratamiento. *Med. Int. Mex.*, 23(5): 447-457, http://www.medigraphic.com/pdfs/medintmex/mim-2007/mim075m.pdf [consultado: 10 de enero de 2019].

Carrera Polanco, M. (2014). El Score de Gaslini y el caso de fiebre mediterránea familiar que se disfrazó de PFAPA. *Pediatría Atención Primaria*, XVI(62): e75-e80, https://www.redalyc.org/pdf/3666/366634304007.pdf [consultado: 11 de enero de 2019].

Carrillo-Muñoz, H. (2009). Fracturas de cadera en el niño. *Ortho-tips,* 5(3), http://www.medigraphic.com/pdfs/orthotips/ot-2009/ot093h.pdf [consultado: 8 de diciembre de 2008].

Casal Domínguez, M. y Pinal-Fernandez, I. (2014). Guía de práctica clínica de diabetes mellitus tipo 2. *Archivos de Medicina,* 10(22): 1-18, https:// www.archivosdemedicina.com/medicina-de-familia/gua-de-prctica-clnica-de-diabetes-mellitus-tipo-2.pdf [consultado: 18 de febrero de 2019].

Casamayor, C. y Sánchez, N. (s.f.). Perforación visceral, en Montoro Huguet, M., García Pagán, J. C. Manual de emergencias en gastroenterología y hepatología. Módulo 2, tema 15. Madrid: Jarpyo Editores, https://aegdocencia.net/ wp-content/uploads/2015/11/Mod-2-cap-15.pdf [consultado: 9 de marzo de 2019].

Casanovas, A., Elena, G. y Rosso, D. (2014). Histiocitosis de células de Langerhans. *Hematología*, 18(1): 60-66.

Cassini, A. (2003). Confirmación hipotético-deductiva y confirmación bayesiana. *Análisis filosófico*, XXIII(1): 41-84, http://sadaf.org.ar/images/analisis/ v23n1/v23n1a03.pdf [consultado: 15 de marzo de 2019].

Castillo Ramírez, R.E., Villanueva Rezab, M., Martínez Castañeda, E.A. y Tamayo Ramírez, R. V. (2018). Hipocalcemia sintomática como manifestación de enfermedad celíaca en el adulto. *Revista de la Facultad de Medicina de la* UNAM, 61(5): 14-20, http://www.medigraphic.com/pdfs/facmed/un-2018/ un185c.pdf [consultado: 21 de diciembre de 2018].

Castro Serna, D. y Castro Martínez, M.G. (2006). Biguanidas. *Med. Int. Mex.*, 22(5): 439-449, http://www.medigraphic.com/pdfs/medintmex/mim-2006/mim065k.pdf [consultado: 19 de febrero de 2019].

Castro B., J.I., Jiménez H., M.J. y Herrera L., S. (2018). Linfoma nasal de células T/NK (granuloma letal de la línea media), una neoplasia agresiva. Reporte de un caso. *Revista de Otorrinolaringología y Cirugía de Cabeza y Cuello*, 78(2): 197-201, https://dx.doi.org/10.4067/s0717-75262018000200197

Castro, Hugo, A., González, S.R. y Prat, M.I. (2005). Brucelosis: una revisión práctica. *Acta Bioquímica Clínica Latinoamericana*, 39(2): 203-216, https://www.redalyc.org/pdf/535/53539208.pdf [consultado: 9 de enero de 2019].

Celeno Porto, C. (1996). *Semiología medica*. México: McGraw-Hill Interamericana.

Cervera Bravo, A. (2012). Anemia de la inflamación/infección. *An Pediatr Contin.*, 10(5): 273-281, http://fisiogenomica.com/assets/Blog/pdf/Anemia%20de%20la%20inflamaci%C3%B3n_infecci%C3%B3n.pdf [consultado: 17 de febrero de 2012].

Chanussot-Deprez, C., Vega-Memije, M.E., Luis Flores-Suárez, L., Celia Ríos-Romero, C., Cabiedes-Contreras, J., Reyes, E. y Rangel-Gamboa, L. (2018). Etiología de las vasculitis cutáneas: utilidad de una aproximación sistémica. *Gaceta Médica de México*, 154: 62-67, http://www.medigraphic.com/pdfs/gaceta/gm-2018/gm181j.pdf [consultado: 12 de enero de 2019].

Chau, I., Kelleher, M.T., Cunningham, D., Norman, A.R., Wotherspoon, A., Trott, P., Rhys-Evans, P., Querci Della Rovere, G., Brown, G., Allen, M., Waters, S. J., Haque, S., Murray, T. y Bishop, L. (2003). Rapid Access Multidisciplinary Lympho Nodediagnostic Clinic: Analysis of 550 Patients. *Br J Cancer.*, 88(3): 354-361, https://www.ncbi.nlm.nih.gov/pmc/articles/PMC2747551/ [consultado: 8 de enero de 2019].

Cheng-Hua, Luo (2018). Retroperitoneal Tumors. *Clinical Management*. Pekín: Springer.

Chiarpenello, J. (2018). Baja estatura: algoritmo diagnóstico y terapéutico. *Rev. Méd. Rosario* 84: 71-81. http://www.circulomedicorosario.org/Upload/Directos/Revista/43b12dChiarpenello.pdf [consultado: 27 de diciembre de 2018]

Cifuentes, M., Calleja, F., Hola, J., Daviú, A., Jara, D. y Vallejos, H. (2008). Angiomiolipoma renal complicado como causa de dolor lumbar: Caso clínico. *Revista Médica de Chile*, 136(8): 1031-1033, https://dx.doi.org/10.4067/S0034-98872008000800011 [consultado: 17 de enero de 2021].

Cimá-Castañeda, M.A., Ayala-López, P.M., Lara-Palacios, M.I., Abblitt-Luengas, S.M. y Jiménez-Báez, M.V. (2016). Síndrome de Fisher-Evans o de

Evans. *Rev. Hematol. Mex.*, 17(2): 144-149, http://www.medigraphic. com/pdfs/hematologia/re-2016/re162k.pdf [consultado: 27 de marzo de 2019].

Ciriza de los Ríos, C., Canga Rodríguez-Valcárcel, F., Dutari Valdés, J.M. y Castel de Lucas, I. (2015). Divertículos epifrénicos y medio esofágicos: una causa poco frecuente de disfagia esofágica. Hallazgos en la manometría esofágica de alta resolución. *Revista Española de Enfermedades Digestivas*, 107(5): 316-321. http://scielo.isciii.es/pdf/diges/v107n5/es_nota2.pdf [consultado: 10 de marzo de 2019].

Clasificación internacional de enfermedades mentales de la OMS CIE-10, https://www.psicoactiva.com/cie10/ [consultado: 17 de enero de 2021].

Cohen, J.I. (2000). Epstein-Barr Virus Infection. *The New England Journal of Medicine*, 343(7): 481-492, http://www.columbia.edu/itc/hs/medical/pathophys /immunology/2004/misc/articles/NEJM_EBV_review.pdf [consultado: 11 de enero de 2019].

Contreras, E., Zuluaga, S. X. y Ocampo, V. (2008). Sífilis: la gran simuladora. *Asociación Colombiana de Infectología*, 12(2): 340-347, http://www.scielo. org.co/pdf/inf/v12n2/v12n2a06.pdf [consultado: 8 de febrero de 2019].

Coronado Reyes, L., García Cerón, M.A., Velásquez Martínez, A.G., Morales Barrera, L. y Alvarado Aguilar, S. (2007). Aspectos psicológicos del cáncer de pulmón. *Gaceta Mexicana de Oncologia*, 6(4): 104-108, https://www. gamo-smeo.com/previous/archivos/2007/GAMO_V6_No4-2007.pdf.

Cortés Flores, A.O., Granados García, M., Cano Valdés, A.M., Flores Hernandez, L. y González Ramírez, I. del C. (2009). El Diagnóstico de la neoplasia folicular. *Revista del Instituto Nacional de Cancerología*, 2(4): 85-91, http://incan-mexico.org/revistainvestiga/elementos/documentosPortada/ 1257541821.pdf [consultado: 7 de febrero de 2019].

Cortés Sancho, R., Cossío San Jóse, P., Miñambres Alija, E., Rodríguez, J.M y Puyo Gil, P.M. (2003). Actitud diagnóstica y terapéutica ante el paciente que acude con hemoptisis. *Medifam.*, 13(4): 258-264, http://scielo.isciii.es/ pdf/medif/v13n4/colabora.pdf [consultado: 7 de marzo de 2019].

Cortez Mijares, L., Martínez Lastre, A. y Plain Pozos, C. (2012). Prolonged Fever Caused by Subacute Thyroiditis. A Case Report. *MediSur*, 10(6): 519-521, http://scielo.sld.cu/scielo.php?script=sci_arttext&pid=S1727-897X2 012000600008&lng=es&tlng=en [consultado: 2 de febrero de 2019].

Cuervo Millán, F. y Carrillo Bayona, J. (2004). Neoplasias pulmonares broncogénicas. Revisión de tema. *Revista Colombiana de Neumología*, 16(1): 50-67, http://www.scielo.org.co/pdf/rcneum/v16n1/v16n1a8.pdf [consultado: 12 de diciembre de 2018].

Cumplido Burón, J.D., Blancas López-Barajas, I., García García, J.A., Cárdenas Quesada, N., Iglesias Rozas, P., Sánchez García, M.J., Delgado Ureña, T., Ríos Pozo, B. y García-Puche, J.L. (2007). Granulomatosis linfomatoide: una entidad poco conocida. *Oncología*, 30(1): 21-24, http://scielo.isciii.es/pdf/onco/v30n1/04.pdf [consultado: 10 de febrero de 2019].

Dalgalarrondo, P. (2018). *Psicopatologia e Semiologia dos Transtornos Mentais*. Porto Alegre: Artmed Editorial.

Daza Carreño, W., Mejía Cardona, L.M., Jaramillo Barberi, L.W. y Carolina Uribe, M.C. (2013). Linfangiectasia intestinal: Reporte de un caso. *Rev. Col. Gastroenterol.*, 28(2): 134-139, http://www.scielo.org.co/pdf/rcg/v28n2/v28n2a07.pdf [consultado: 24 de diciembre de 2018].

De Benedictis-Serrano, G.A., Contreras-Lugo, L., Córdova-Rivas, G. y Ríos-González, C.M. (2018). El esprúe tropical, una enfermedad olvidada como diagnóstico diferencial de la enfermedad celiaca. *Rev. Fac. Med.*, 66(1): 129-130, http://www.scielo.org.co/pdf/rfmun/v66n1/0120-0011-rfmun-66-01-00129.pdf [consultado: 23 de diciembre de 2018].

De la Fuente, R.J. (2015). Fundamentos para una ciencia de la interpretación diagnóstica. Buenos Aires: Libros en red.

Del Valle, E., Fernández Casares, M., González, A., Monteverde, A., Bigot, M., Santos, A., Esteban, M. y Moreno, A. (2011). Caso: Enfermedad Intersticial (EIP) con evolución fatal. *Revista Americana de Medicina Respiratoria*, 11(1): 35-38, http://www.scielo.org.ar/scielo.php?script=sci_arttext&pid=S1852-236X2011000100008&lng=es&tlng=es [consultado: 31 de diciembre de 2018].

Delgado Ayala, L.Y. (2013). Prevalencia de enfermedades autoinmunes en pacientes con cirrosis biliar primaria en el centro médico Issemym durante el periodo 2005-2012. Tesis de posgrado en medicina interna. Centro médico Issemym Facultad de Medicina. Uaemex. Toluca.

Delgado Wise, M.D. (2015). Reflexiones sobre la objetividad, hacia un nuevo enfoque epistemológico. México: Miguel Ángel Porrúa.

Department of Health (2000). *Referral Guidelines for Suspected Cancer*. Londres: Department of Health.

Díaz Curiel, M. (2005). La fractura vertebral en la práctica clínica. Madrid: Monografía del Fondo Editorial de Fhoemo, https://www.fesemi.org/sites/default/files/documentos/publicaciones/fhoemo-fractura-vertebral.pdf [consultado: 26 de diciembre de 2018]

Díaz de León-Ponce, M.A., Carlos Briones-Garduño, J.C., Carrillo-Esper, R., Armando Moreno-Santillán, A. y Pérez-Calatayud, A.A. (2017). Insuficiencia renal aguda (IRA): clasificación, fisiopatología, histopatología, cuadro clínico diagnóstico y tratamiento, una versión lógica. *Revista Mexicana de Anestesiología*, 40(4): 280-287.

Díaz Palomera, C.D., Rosales Díaz, R., Martínez Rizo, A.B., Alvarado Castillo, B., Santos, A. y Navarro Partida, J. (2018). Evaluación de marcadores asociados a linfocitos T cooperadores tipo Th1, Th2, Th17 y Treg en biopsias de pterigión primario. *Rev. Mex. de Oftalmología*, 92(1): 26-31, http://rmo.com.mx/portadas/rmo_92_2018_1.pdf [consultado: 28 de marzo de 2019].

Díez-Tejedor, E., Del Brutto, O., Álvarez-Sabín, J., Muñoz, M. y Abiusi, G. (2001). Clasificación de las enfermedades cerebrovasculares. *Rev. Neurol.*, 33(5): 455-464, http://www.sld.cu/galerias/pdf/sitios/rehabilitacion-logo/clasificacion_ave.pdf [consultado: 16 de febrero de 2019].

Diviné, M., Casassus, P., Koscielny, S., Bosq, J., Sebban, C., Le Maignan, C., Stamattoulas, A., Dupriez, B., Raphaël, M., Pico, J.L. y Ribrag, V. (2005). Burkitt Lymphoma in Adults: A Prospective Study of 72 Patients Treated with an Adapted Pediatric LMB Protocol. *Annals of Oncology*, 16(12): 1928-1935.

Domínguez Gasca, L. G., Arellano Aguilar, G., Harrison Gómez, C., Magaña Reyes, J. y Domínguez Carrillo, L. G. (2018). Imagen radiográfica dubitativa. *Acta Médica Grupo Ángeles*, 16(1): 7-14, https://www.medigraphic.com/cgi-bin/new/resumen.cgi?IDARTICULO=77642 [consultado: 16 de noviembre de 2018].

Duhalde, I., Berga. C., Arrebola L., M., Pañella A., F., Rodríguez E., N., Admetller C., X., García V, R. y Paredero, V.M. (2004). Aneurisma de arteria femoral superficial. Reporte de un caso y revisión de la patología. *Cuad. Cir.*, 18(1): 48-51, http://revistas.uach.cl/pdf/cuadcir/v18n1/art08.pdf [consultado: 1 de diciembre de 2018].

Duque, L., Chavarriaga-Restrepo, A. y Patiño-Giraldo, S. (2018). Dolor abdominal crónico en adultos. *MÉD.UIS.*, 31(1): 47-55, https://www.researchgate.net/publication/327665865_Dolor_abdominal_cronico_en_adultos [consultado: 23 de diciembre de 2018].

Escalona, C., De León, J.A., Álvarez, M. y Cañete, R. (2012). Acute Fasciolosis: A Cuban Case Report. *Revista Chilena de Infectología*, 29(5): 543-546, https://dx.doi.org/10.4067/S0716-10182012000600013

Escamilla Sevilla, F. y Olivares Romero, J. (2017). Recomendaciones de práctica clínica. Grupo Andaluz de Trastornos del movimiento, http://www.guiasalud.es/GPC/GPC_561_Enfermedad_Parkinson.pdf [consultado: 27 de marzo de 2019].

Escobar, M.E., Pipman, V., Arcari, A., Boulgourdjian, E., Keselman, A., Pasqualini, T., Alonso, G. y Blanco, M. (2010). Trastornos del ciclo menstrual en la adolescencia. *Archivos Argentinos de Pediatría*, 108(4): 363-369, http://www.scielo.org.ar/scielo.php?script=sci_arttext&pid=S0325-0075 2010000400018&lng=es&tlng=es [consultado: 25 de diciembre de 2018].

Espinach Roel, M. (2015) ¿Doctor, dónde está mi abrigo? Intoxicación por aluminio en hemodiálisis. *Revista Clínica de la Escuela de Medicina UCR-HS-JD*, 5(II): 87-92.

Estrada Castrillón, M., Gómez, C.I., Llamas Otero, R., Sastoque Gómez, J., Uribe González, R. y Valencia Escobar, M. (2016). Polimialgia reumática: presentación de caso. *Rev. Colomb. Radiol.*, 27(2): 4460-4463, http://oldsite.acronline. org/LinkClick.aspx?fileticket =Ab0JRYtq_-c%3D&tabid=2521 [consultado: 2 de febrero de 2019].

Facundo Navia, H. y Manrique, M.E. (2017). Linfoma primario del intestino delgado: reporte de un caso y revisión de la literatura. *Rev. Colomb. Gastroenterol.*, 32(1): 65-71, http://www.scielo.org.co/pdf/rcg/v32n1/v32n1a10.pdf [consultado: 25 de diciembre de 2018].

Feliu Torres, A.S. y Pepe, C.M. (2017). Anemias diseritropoyéticas congénitas. *Hematología*, 21(núm. extraordinario): 342-350. XXIII Congreso Argentino de Hematología Noviembre. http://www.sah.org.ar/revista/numeros/vol21/extra3 /43-vol21-extra_noviembre.pdf [consultado: 27 de diciembre de 2018].

Felmer, O. y Cárcamo, C. (2006). Acalasia de esófago. Informe de un caso y revisión de la literatura. *Cuad. Cir.*, 20(1): 52-58, http://revistas.uach.cl/ pdf/cuadcir/v20n1/art09.pdf [consultado: 10 de marzo de 2019].

Fernández Guerrero, M.L., Jiménez Rodrígueza, A., de Julián Jiméneza, A., de Górgolas Hernández-Mora, M. y González Cajigal, R. (2002). Fiebre recurrente como primera manifestación del cáncer de colon. *Revista Clínica Española*, 202(11): 575-625, http://www.elsevier.es/es-revista-revista-mexicana -oftalmologia-321-pdf-13037922 [consultado: 11 de enero de 2019].

Fernández-Sobrino, G., Cosme-Reyes, C. y Belmonte-Montes, C. (2002). Ruptura esplénica espontánea idiopática. Reporte de un caso y revisión de la literatura, Hospital Central Militar. *Rev. Sanid. Milit. Mex.*, 56(3): 135-138.

Ferrater-Mora, J. (1994). *Diccionario de Filosofía*. Barcelona: Ariel.

Fica C., A. (2003). Celulitis y erisipela: Manejo en atención primaria. *Revista Chilena de Infectología*, 20(2): 104-110, https://dx.doi.org/10.4067/S0716-10182003000200004 [consultado: 28 de marzo de 2019].

Figueroa, A., Sarrais, F. y Peciña, M. (2010) Trastornos del humor: trastorno depresivo y trastorno bipolar, en Ortuño F. *Lecciones de Psiquiatría*. Madrid: Médica Panamericana.

Finozzi, M.R., Orellano, P. y Serra, M.P. (2015). Linfoma tiroideo, un dilema diagnóstico. *Revista Médica del Uruguay*, 31(3): 198-202, http://www.scielo.

edu.uy/scielo.php?script=sci_arttext&pid=S1688-03902015000300008&
lng=es&tlng=es [consultado: 7 de febrero de 2019].

Fisterra. Guías clínicas (2013). Enfermedades pulmonares intersticiales difusas. https://www.fisterra.com/guias-clinicas/enfermedades-pulmonares-in-
tersticiales-difusas/ [consultado: 2 de febrero de 2019].

Flores Navarro, H.H. (2012). Fracturas de cadera en niños y adolescentes.
Ortho-tips, 8(3), http://www.medigraphic.com/pdfs/orthotips/ot-2012/ot
123i.pdf [consultado: 8 de diciembre de 2018].

Flores, P., González, N., Betancourt, P., Berho, J., Astudillo, C., García, C. y Rojas,
J. (2017). Endocarditis Infecciosa: caracterización clínica de la enfermedad.
Revisión de casos de los últimos cinco años. *Revista Chilena de Cardiología*,
36(1): 34-40, https://dx.doi.org/10.4067/S0718-85602017000100004

Francis X., C. (2017). Infections and Tumors of the Spine, en Campbell's
Operative Orthopaedics, Chapter 42, 1824-1856.e7. Elsevier, Inc., https:
//www-clinicalkey-es.pbidi.unam.mx:2443/#!/content/book/3-s2.0
-B9780323374620000422?scrollTo=%23hl0000800 [consulta: 24-03-19].

Franssen, B. y Chan, C. (2011). Cáncer de páncreas, el punto de vista del cirujano.
Rev Gastroenterol Mex., 76(4): 353-361, http://revistagastroenterologia
mexico.org/index.php?p=revista&tipo=pdf-simple&pii=
X0375090611838987 [consultado: 11 de enero de 2019].

Frantchez, V., Valiño, J., Carracelas, A. y Dufrechou, C. (2010). Parálisis periódica hipopotasémica tirotóxica: Caso clínico. *Revista Médica de Chile*, 138(11):
1427-1430, https://dx.doi.org/10.4067/S0034-98872010001200013

Freille, D.G., Álvarez Valdés, B.A., Nahuelan, A.C. y Martínez Mangini, A.P.
(2018). Una presentación atípica de disección aórtica aguda en departamento de emergencias. *Methodo: Investigación Aplicada a las Ciencias Bioló-
gicas*, 3(1): 23-26, http://methodo.ucc.edu.ar/index.php/methodo/article/
view/65 [consultado: 9 de enero de 2019].

Gadamer, H.G. (2005). *Verdad y método*. A. Agud Aparicio y R. de Agapito
(trads.), Salamanca: Sígueme.

Galiano de Sánchez, M.T. (2005). Cáncer colorrectal (CCR). *Revista Colombiana de Gastroenterología*, 20(1): 43-53, https://www.redalyc.org/
html/3377/337729264006/ [consultado: 11 de enero de 2019].

Gallego-Otaegui, L., Sainz-Lete, A., Gutiérrez-Ríos, R., Alkorta-Zuloaga, M.,
Arteaga-Martín, X., Jiménez-Agüero, R., Medrano-Gómez, M.A., Ruiz-Mon-
tesinos, I. y Beguiristain-Gómez, A. (2016). A Rare Presentation of Galls-
tones: Bouveret's Syndrome, A Case Report. *Revista Española de Enfermedades Digestivas*, 108(7): 434-436, http://scielo.isciii.es/pdf/diges/v108n7/
imagenes3.pdf [consultado: 13 de marzo de 2019].

García de Francisco, A. y Prieto Zancudo, C. (2001). Tiroiditis subaguda: revisión a partir de un caso clínico. *Medifam.*, 11(5): 87-94, http://scielo.isciii.es/scielo.php?script=sci_arttext&pid=S1131-57682001000500005&lng=es&tlng=es [consultado: 12 de enero de 2019].

García Luna, P.P. y López Gallardo, G. (2007). Evaluación de la absorción y metabolismo intestinal. *Nutrición Hospitalaria*, 22(Supl. 2): 5-13, http://scielo.isciii.es/scielo.php?script=sci_arttext&pid=S0212-16112007000500002&lng=es&tlng=es [consultado: 23 de diciembre de 2018].

García Merinoa, J.A., Ara Callizob, R., Fernández Fernández, O., Landete Pascual, L., Moral Torrese, E. y Rodríguez-Antigüedad Zarrantz, A. (2017). Consenso para el tratamiento de la esclerosis múltiple 2016. Sociedad Española de Neurología. *Neurología*, 32(2): 113-119.

García Rodríguez, M.J., Rodrigo Álvarez, E., Morado Arias, M. y Hernández Navarro, F. (2008). Protocolo diagnóstico de las anemias hemolíticas. *Medicine,* 10(20): 1371-1374, http://pilarmartinescudero.es/pdf/asignaturabiopatologia/LecturasRecomendadas/protocolodiagnosticodeanemiashemoliticas.pdf [consultado: 28 de diciembre de 2018].

García-Sancho Figueroa, C., Fernández-Plata, R., Rivera-de la Garza, M.S., Mora-Pizano, M de A., Martínez-Briseño, D., Franco-Marina, F. y Pérez-Padilla, J.R. (2012). Humo de leña como factor de riesgo de cáncer pulmonar en población hospitalizada no fumadora. *Neumol. Cir. Torax*, 71(4): 325-332, http://www.medigraphic.com/pdfs/neumo/nt-2012/nt124c.pdf [consultado: 25 de diciembre de 2018].

Gavaldá-Esteve, C., Murillo-Cortés, J. y Poveda-Roda, R. (2004). Eritema multiforme. Revisión y puesta el día. *RCOE*, 9(4): 415-423, http://scielo.isciii.es/pdf/rcoe/v9n4/puesta2.pdf [consultado: 19 de enero de 2019].

Giannasi, S.E., Venuti, M.S., Midley, A.D., Roux, N., Kecskes, C. y San Román, E. (2018). Factores de riesgo de mortalidad de los pacientes ancianos en cuidados intensivos sin limitación del esfuerzo de tratamiento. *Med Intensiva,* 42(8): 482-489, https://doi.org/10.1016/j.medin.2017.10.014 [consultado: 8 de marzo de 2019].

Gigante, J. (2006). *Pediatría primer contacto con la especialidad*. México: McGraw-Hill, https://www.academia.edu/13135035/Pediatria_Primer_Contacto_con_la_Especialidad

Goic G., A. y Chamorro Z., G. (1987). *Semiología Médica*. Santiago: Publicaciones Técnicas Mediterráneo.

Gómez de la Cámara, A. (2002). La medicina basada en evidencias científicas: mito o realidad de la variabilidad de la práctica clínica y su repercusión en los resultados en salud. *Anales Sis San Navarra*, 25(3): 11-26, https://

www.researchgate.net/publication/28060821_La_medicina_basada_
en_evidencias_cientificas_mito_o_realidad_de_la_variabilidad_de_
la_practica_clinica_y_su_repercusion_en_los_resultados_en_salud
[consultado: 15 de marzo de 2019].

Gómez González, C., García, G., Prieto Batorins, McW., Enguídanos, J.M. y
Manrique Olmedo, B. (2018). Hernia de Bochdalek asintomática en paciente
adulto. *Revista Clínica de Medicina de Familia*, 11(2): 101-104, http://scielo.
isciii.es/scielo.php?script=sci_arttext&pid=S1699-695X2018000200101
&lng=es&tlng=es. [consultado: 11 de marzo de 2019].

Gómez-Puerta, J.A. y Cervera, R. (2008). Lupus eritematoso sistémico. *Medicina & Laboratorio*, 14(5-6): 211-223, http://www.medigraphic.com/pdfs/
medlab/myl-2008/myl085-6b.pdf [consultado: 17 de enero de 2019].

Gómez-Román, J.J. (2008). Hemorragias alveolares difusas pulmonares. *Archivos de Bronconeumología*, 44(8): 399-455, https://www.archbroncon
eumol.org/es-hemorragias-alveolares-difusas-pulmonares-articu-
lo-S0300289608721070 [consultado: 6 de enero de 2019].

González Bárcena, D. (2013). *Diabetes mellitus: el reto a vencer*. México: Alfil. http://
cvoed.imss.gob.mx/COED/home/normativos/DPM/archivos/coleccion
medicinadeexcelencia/01%20Diabetes%20mellitus%20el%20reto%20
a%20vencer-Interiores.pdf [consultado: 23 de febrero de 2019].

González Hormostay, R., Camacho Balza, R., Mandato Bastidas, C., Rodríguez
Marcano, S. y Romero Salazar, M.A. (2017). Avances en el diagnóstico, manejo y terapéutica farmacológica de la insuficiencia cardíaca aguda. http://
www.avancescardiologicos.org/site/images/Vol_37_2/06.%20Gonza%C-
C%81lez%20R%20(69-84).pdf [consultado: 11 de diciembre de 2018].

González-Aguado, R., Morales-Angulo, C., Obeso-Agüera, S., Longarela-Herrero,
Y., García-Zornoza, R. y Acle Cervera, L. (2012). Síndrome de Horner secundario
a cirugía cervical. *Acta Otorrinolaringológica Española*, 63(4): 299-302,
https://www.elsevier.es/en-revista-acta-otorrinolaringologica-espanola-
102-articulo-sindrome-horner-secundario-cirugia-cervical-S0001651
912000635 [consultado: 6 de noviembre de 2018].

González-Guerra, E. y López-Bran, E. (2018). Principios semiológicos, lesiones elementales y estrategias diagnósticas. *Clínica Dermatológica*, 12(47):
2777-2783.

González-Pérez, B., Durán-Bravo, L.G., Álvarez-González, Ma. de los A.,
Prieto-Méndez, A.A., Barrientos-Guerrero, C.E. y Ricardi-Constantino, N.
(2006). Hernia de Bochdalek derecha del adulto con situs solitus de hígado.
Rev. Med. Inst. Mex. Seguro Social, 44(6): 557-562, http://www.medigraphic.
com/pdfs/imss/im-2006/im066j.pdf [consultado: 10 de marzo de 2019].

González, L.A., Vásquez, G.M. y Molina, J.F. (2009). Epidemiología de la osteoporosis. *Revista Colombiana de Reumatología*, 16(1): 61-75, 27, 2018, http://www.scielo.org.co/scielo.php?script=sci_arttext&pid=S0121-81232009000100005&lng=en&tlng=es [consultado: 27 de diciembre de 2018].

Grad, F.P. (1946). The Preamble of the Constitution of the World Health Organization. *Bulletin of the World Health Organization*, https://www.scielosp.org/article/bwho/2002.v80n12/981-981/ [consultado: 22 de marzo de 2019].

Grupo de Estudio de Enfermedades Neuromusculares, Sociedad Española de Neurología (2004). Algoritmos diagnósticos en las miopatías hereditarias. Síndromes miotónicos, http://www.sen.es/pdf/neuromuscular/miopatias_hereditarias.pdf [consultado: 7 de noviembre de 2018].

Grupo de Trabajo de GesEPOC (2017). Guía de Práctica Clínica para el Diagnóstico y Tratamiento de Pacientes con Enfermedad Pulmonar Obstructiva Crónica (EPOC). Guía Española de la EPOC. *Arch. Bronconeumol*, 48(Supl 1): 2-58, https://www.sogapar.info/wp-content/uploads/2016/12/Guia-GESEPOC-2017.pdf [consultado: 1 de diciembre de 2018].

Gubelin. H.W., De la Parra, C.R. y Giesen, F.L. (2011). Micosis superficiales. *Revista Médica Clínica Las Condes*, 22(6): 804-812, https://www.sciencedirect.com/science/article/pii/S071686401170493X [consultado: 20 de diciembre de 2018].

Guerra Macías, I. (2014). Clasificación de los abscesos intraabdominales. *Medisan.*, 18(7): 888-889, http://scielo.sld.cu/scielo.php?script=sci_arttext&pid=S1029-30192014000700001&lng=es&tlng=es [consultado: 11 de enero de 2019].

Guerra Macías, I. y Rodríguez Fernández, Z. (2014). Isquemia intestinal. *Medisan.*, 18(3): 384-392, http://scielo.sld.cu/scielo.php?script=sci_arttext&pid=S1029-30192014000300013&lng=es&tlng=es [consultado: 9 de marzo de 2019].

Guerra Mesa, J.L. (2001). Carcinoma anaplásico de tiroides: Consideraciones de actualidad. *Revista Cubana de Cirugía*, 40(2): 99-105, http://scielo.sld.cu/scielo.php?script=sci_arttext&pid=S0034-74932001000200003&lng=es&tlng=es [consultado: 7 de febrero de 2019].

Guerrero Vázquez, R., Olivares Gamero, J., Pereira Cunill, J. R., Soto Moreno, A. y García Luna, P.P. (2006). Nutrición en anorexia nerviosa. *Endocrinología y Nutrición*, 53(2): 113-123, https://www.elsevier.es/es-revista-endocrinologia-nutricion-12-pdf-S1575092206710774 [consultado: 5 de marzo de 2019].

Guglielmo, M.C., Dangelo, S. y Osorio, M.P. (2011). Mononucleosis infecciosa. *Archivos Argentinos de Pediatría*, 109(4): e88-e90, http://www.scielo.org.ar

/scielo.php?script=sci_arttext&pid=S0325-00752011000400021&lng=
es&tlng=es [consultado: 26 de enero de 2019].

Guía de Práctica Clínica (2015). Diagnóstico y tratamiento de hipotensión
ortostática en el adulto mayor. México: Instituto Mexicano del Seguro Social. Evidencias y Recomendaciones. Catálogo Maestro de Guías de Práctica Clínica: IMSS-778-15 http://www.cenetec.salud.gob.mx/descargas/
gpc/CatalogoMaestro/IMSS-778-15-Hipotension_Ortostatica/778GER.pdf
[consultado: 22 de febrero de 2019].

Guía de Práctica Clínica, Diagnóstico y Tratamiento del Pterigión Primario y
Recurrente, México: Secretaría de Salud, 2010 http://www.cenetec.salud.
gob.mx/descargas/gpc/CatalogoMaestro/260_GPC_PTERIGION/
Pterigion_EVR_CENETEC.pdf [consultado: 16 de enero de 2021].

Guías de referencia rápida. Diagnóstico y tratamiento de la mononucleosis infecciosa. Catálogo maestro de guías de práctica clínica, http://www.cenetec.
salud.gob.mx/descargas/gpc/CatalogoMaestro/485_GPC_Mononucleosis/
IMSS-485-11-GRR_Munonucleosis_Infecciosa.pdf

Guraieb-Ibarrola, R. y Guraieb-Chahín, P. (2006). Artritis reumatoide juvenil sistémica. Caso clínico. *Revista Médica del Instituto Mexicano del Seguro
Social*, 44(4): 355-364, https://www.redalyc.org/pdf/4577/457745534010.
pdf [consultado: 8 de diciembre de 2018].

Gutiérrez, C. B. (2000). La reflexión hermenéutica en el siglo XIX entre ro-
manticismo y metodología. *Ideas y valores*, 112: 1-22, http://www.revistas.
unal.edu.co/index.php/idval/article/viewFile/8900/9544 [consultado: 22
de octubre de 2013].

Harr, T. y French, L.E. (2010). Toxicepidermalnecrolysis and Stevens-Johnson
síndrome. *Orphanet Journal of Rare Diseases*, 5: 39 http://www.ojrd.com/
content/5/1/39 [consultado: 9 de enero de 2019].

Hempel, C.G. (2005). El dilema del teórico: Un estudio sobre la lógica de la
construcción de las teorías en filosofía de la ciencia, teoría y observación,
Pérez Ransanz A.R. (comp.). México: Siglo XXI.

Hernández-Ordóñez, S.O. (2008). Síndrome nefrótico. *El Residente*, III (3):
90-96, http://www.medigraphic.com/pdfs/residente/rr-2008/rr083e.pdf
[consultado: 24 de febrero de 2019].

Herrera Gomar, M. y Méndez-Sánchez, N. (2004). Meningitis meningocóci-
ca. *Médica Sur México*, 11(3): 189-195, http://www.medigraphic.com/pdfs/
medsur/ms-2004/ms043h.pdf [consultado: 23 de enero de 2019].

Herrera-Uribe, S., MontoyaCastillo, M., Berlinghieri-Perez, J.D. y Rico-Mesa,
J.S. (2018). Sarcoidosis y amiloidosis secundaria, una rara asociación. *Rev.
CES Med.*, 32(1): 61-66.

Herreros, M.B., Franco, R. y Ascurra, M. (2008). Las osteogenesis imperfectas. Revisión del tema. *Pediatr.*, 35(1): 33-37, http://scielo.iics.una.py/pdf/ped/v35n1/v35n1a07.pdf [consultado: 27 de diciembre de 2018].

Hill, D. y Dubey, J.P. (2002). Toxoplasma Gondii: Transmission, Diagnosis and Prevention. *Clinical Microbiology and Infection*, 8(10): 634-640, https://www.sciencedirect.com/science/article/pii/S1198743X1462509X [consultado: 11 de enero de 2019].

Hosn-Centenero, S.A., Coll-Anglada, M., Pradillos-Garcés, A. y Salinas-Duffo, D. (2014). Raro caso de metástasis parotídea por carcinoma renal de células claras once años después del diagnóstico inicial. *Acta Otorrinolaringológica Española*, 65(6): 375-377, https://dr-samir.com/wp-content/uploads/2017/07/M1-Carcinoma-renal-CC.pdf [consultado: 10 de febrero de 2019].

Hunter, M., Ludueña, A., Telias, I., Aruj, P., Rausch, S. y Suárez, J.P. (2016). Manifestaciones clínicas de la neumonía en organización. *Medicina*, 76: 338-342, http://www.scielo.org.ar/pdf/medba/v76n6/v76n6a03.pdf [consultado: 3 de enero de 2019].

Husserl, E. ([1913] 2014). *Ideas relativas a una fenomenología pura y una filosofía fenomenológica*. (Ideas I). José Gaos, Antonio Zirión Quijano, Luis E. Gonzalez (trads.). México: UNAM.

Ibáñez Fuentes, J.R., Nieto Ocampo, A.E., Bermudez Jimenez, A. y Olivares Aguirre, A. (2003). *Hernia de Bochdalek en el adulto, Gaceta Médica de México*, 139(1): 69-72, http://www.medigraphic.com/pdfs/gaceta/gm-2003/gm031j.pdf [consultado: 10 de marzo de 2019].

Ibáñez Rubio, M. (2014). Eritema nodoso. *Protoc diagn ter pediatr.*, 1: 151-155, https://www.aeped.es/sites/default/files/documentos/16_eritema_nodoso.pdf [consultado: 18 de enero de 2019].

Icaza, M.E., Soto, J.C., Pedroza, J. y Valdovinos, M.A. (2003). Motilidad inefectiva en el tercio distal del esófago. *Rev. Gastroenterol. Mex.*, 62(1): 35-40, http://www.revistagastroenterologiamexico.org/es-pdf-X0375090603242789 [consultado: 11 de marzo de 2019].

IMSS. Catálogo Maestro de Guías de Práctica Clínica: IMSS-285-16 (2016). Diagnóstico y Tratamiento de Linfomas de Hodgkin en Población de 16 años o más, en Ambos Sexos en el Segundo y Tercer Nivel de Atención. México: Secretaría de Salud, 17 de marzo de 2016, http://www.cenetec.salud.gob.mx/descargas/gpc/CatalogoMaestro/IMSS-285-16/ER.pdf [consultado: 1 de febrero de 2019].

IMSS. División de Excelencia Clínica (2013). Catálogo Maestro de Guías de Práctica Clínica IMSS-607.13. Diagnóstico y tratamiento del cáncer renal en el adulto.

Ingianna Acuña, M. y Suárez Mejido, A. (1991). Ruidos pulmonares o respiratorios. *Acta Médica Costarricense*, 34(3): 112-117, http://www.binasss.
sa.cr/revistas/amc/v34n31991/art5.pdf [consultado: 2 de enero de 2019].

Jalilie, A. (2015). Aproximación diagnóstica a las enfermedades pulmonares
difusas. *Revista Médica Clínica Las Condes*, 26(3): 285-291, https://www.
sciencedirect.com/science/article/pii/S0716864015000632 [consultado: 6
de enero de 2019].

Jareño Esteban, J.J. (2009). Grupo de Trabajo de Enfermedad Pulmonar Intersticial
Neumomadrid. Exacerbación aguda en la fibrosis pulmonar idiopática. *Rev.
Patol. Respir.*, 12(2):78-80, https://www.revistadepatologiarespiratoria.org/
descargas/pr_12-2_78-80.pdf [consultado: 31 de diciembre de 2018].

Jiménez Sáenz, J.Ma., Llorente Arenas, E.Ma., Fuentes Solsona, F., de Miguel
García, F. y Álvarez Alegret, R. (2001). Enfermedad de Kikuchi-Fujimoto
y su asociación a lupus eritematoso sistémico. *Anales de Medicina Interna*,
18(8): 39-41 Recuperado en 02 de febrero de 2019, de http://scielo.isciii.
es/scielo.php?script=sci_arttext&pid=S0212-71992001000800007&lng=
es&tlng=es [consultado: 2 de febrero de 2019].

Jorcano Picart, S., Fernández-Ibiza, J., Toscas Vigara, I., García, C. de J., Conill Llobet,
C. y Farrús Lucay, B. (2004). Diagnóstico y tratamiento de las metástasis vertebrales
con compresión medular. *Atención Primaria*, 34(2): 63-111, http://www.elsevier.
es/es-revista-atencion-primaria-27-articulo-diagnostico-tratamiento-las
-metastasis-vertebrales-13063389 [consultado: 24 de marzo de 2018].

Jorge-Buys, D.L., Lastra-Camacho, G., Campos-Martínez, J., Romero-Gua-
darrama, M. y Ortiz-Hidalgo, C. (2008). Sarcoma de células dendríticas
foliculares de localización ganglionar y extraganglionar. Estudio clínico-patológico e inmuno-histoquímico de cinco casos. *Cirugía y Cirujanos*, 76(2):
145-152, http://www.redalyc.org/articulo.oa?id=66276208 [consultado:
10 de enero de 2019].

Junaid, Z. y Patel, K. (2018). Abetalipoproteinemia. Treasure Island: StatPearls
Publishing, https://www.ncbi.nlm.nih.gov/books/NBK513355/

Ketai, L., Lofgren, R. y Meholic, A. (2007). *Principios de Radiología Torácica*.
Buenos Aires: Editorial Panamericana.

Khosravi Shahi, P. (2005). Síndrome de Pancoast (tumor de sulcus pulmonar
superior): revisión de la literatura. *Anales de Medicina Interna*, 22(4), 44-46,
http://scielo.isciii.es/scielo.php?script=sci_arttext&pid=S0212-7199200
5000400010&lng=es&tlng=es [consultado: 7 de noviembre de 2018].

Küppers, R., Engert, A. y Hansmann, M.L. (2012). Hodgkin Lymphoma. *J Clin
Invest.*, 122(10): 3439-3447, https://www.jci.org/articles/view/61245/pdf
[consultado: 22 de enero de 2019].

Ladrón de Guevara, D. (2013). Utilidad clínica oncológica y no oncológica del PET/CT. *Revista Médica Clínica Las Condes*, 24(1): 78-87, https://www.sciencedirect.com/science/article/pii/S0716864013701329 [consultado: 21 de febrero de 2019].

Lahman, V.V. y Obregón, M.G. (2010). Síndrome de Marfan: actualización. *Rev. Hosp. Ital.*, 30(1): 18-20, https://www1.hospitalitaliano.org.ar/multimedia/archivos/noticias_attachs/47/documentos/6976_revision.pdf [consultado: 28 de marzo de 2019].

Lamotte Castillo, J.A. (2014). Infección por VIH/sida en el mundo actual. *Medisan*, 18(7): 993-1013, http://scielo.sld.cu/scielo.php?script=sci_arttext&pid=S1029-30192014000700015&lng=es&tlng=es [consultado: 11 de enero de 2019].

Lanzarini, E., Marambio, A., Amat, J., Rodríguez, F., Gac, P., Cabané, P., Loehnert, R. y Marambio, J.P. (2010). Carcinoma medular de tiroides: Experiencia de 20 años. *Rev. Chilena de Cirugía*, 62(1): 15-21, https://scielo.conicyt.cl/pdf/rchcir/v62n1/art03.pdf [consultado: 7 de febrero de 2019].

Lawson, C.A. y Mamas, M.A. (2018) Fibrilación auricular: un acertijo envuelto en un misterio dentro de un enigma. *Rev. Esp. Cardiol.*, 71(3): 139-140, http://www.revespcardiol.org/es/fibrilacion-auricular-un-acertijo-envuelto/articulo/S0300893217303809/ [consultado: 15 de diciembre de 2018].

Lazos Ochoa, M., Ávila Toscano, A. y Hernández González, M.H. (1999). Sarcomas de cabeza y cuello. Estudio clinicopatológico de 29 casos. *Revista Médica del Hospital General de México*, 62(3): 176-182, http://www.medigraphic.com/pdfs/h-gral/hg-1999/hg993e.pdf [consultado: 7 de febrero de 2019].

Li, J. H., Guo, H., Li, B. y Gao, X. H. (2015). Leser-Trelatsign with Primary Hepatic Carcinoma. *Indian J Dermatol.Venereol.Leprol.*, 81(3): 320-321, http://www.ijdvl.com/text.asp?2015/81/3/320/154792 [consultado: 16 de noviembre de 2018].

Lifshitz, A. (2007). Fiebre y otras formas de elevación térmica. *Revista de investigación clínica*, 59(2): 130-138, http://www.scielo.org.mx/scielo.php?script=sci_arttext&pid=S0034-83762007000200007&lng=es&tlng=es [consultado: 8 de enero de 2019].

Lipovestky, F., Tonelli, C., Ramos, A., Cueto, G., Guimaraens, P., Reina, R., Berreta, J., Kohan, G., Uranga, L. y Loudet. C. (2016). Pancreatitis aguda. Su manejo en cuidados intensivos. *Medicina Intensiva*, 33(1), https://www.sati.org.ar/files/guias/461-2105-1-PB.pdf [consultado: 8 de marzo de 2019].

Llach, F. (1983). Síndrome nefrótico y trombosis renal. *Nefrología*, III(3): 143-147, http://www.revistanefrologia.com/es-pdf-X0211699583036235 [consultado: 23 de febrero de 2019]

Llanos, J., Sylvester, M. y García, C. (2005). Caso clínico radiológico. *Revista chilena de pediatría*, 76(3): 305-308, https://dx.doi.org/10.4067/S0370-41062005000300011

Llanos F., J. L., Trujillo, C. y Zilvetty P., E. (2011). Estudio clínico-patológico del cáncer de vesícula biliar en 33 años. Instituto Gastroenterológico Boliviano Japonés. *Revista Científica UNITEPC*, 1, http://www.revistasbolivianas.org.bo/scielo.php?script=sci_arttext&pid=S2124-10112011000100003&lng=es&nrm=iso [consultado: 10 enero 2019].

Llanos-Méndez, A., Díaz-Molina, C., Barranco-Quintana, J., García-Ortúzar, V. y Fernández-Crehuet, R. (2004). Factores que influyen sobre la aparición de infecciones hospitalarias en los pacientes de cuidados intensivos. *Gaceta Sanitaria*, 18(3): 190-196, http://scielo.isciii.es/scielo.php?script=sci_arttext&pid=S0213-91112004000300006&lng=es&tlng=es [consultado: 24 de febrero de 2019].

Lobos, M, A., Villagrán, R., D., Opazo, T., C. y Cardemil, M., F. (2009). Cáncer anaplásico de tiroides de manejo quirúrgico. *Revista Chilena de Cirugía*, 61(5): 423-428, https://dx.doi.org/10.4067/S0718-40262009000500004

Loja Oropeza, D., Vilca Vásquez, M. y Álvarez Bedoya, P. (2002). Hepatitis granulomatosa tuberculosa como causa de fiebre de origen desconocido. *Revista de Gastroenterología del Perú*, 22(4): 324-329, http://www.scielo.org.pe/scielo.php?script=sci_arttext&pid=S1022-51292002000400008&lng=es&tlng=es [consultado: 20 de enero de 2019].

Lonergan, B. (2004). *Insight. Estudio sobre la comprensión humana*. F. Quijano (trad). Salamanca: Sígueme.

López Hermosa, A. (1911). *Introducción al estudio de la Clínica Obstétrica*. México: Müller Hermanos.

López Palma, A.E., Martínez Gutiérrez, J.A., Cevallos Morejón, P.G. y Castro Mangui, F.A. (2018). La polimialgia reumática. Un desafío diagnóstico. *Revista Cubana de Reumatología*, 20(1): e02, http://scielo.sld.cu/pdf/rcur/v20n1/rcur06118.pdf [consultado: 18 de enero de 2019].

López-Hurtado, F., Miñarro del Moral, R.M., Arroyo Ruiz, V. y Rodríguez-Borrego, M.A. (2015). Complicaciones presentadas en pacientes mayores de 65 años ingresados por fractura de cadera en un hospital andaluz de tercer nivel. *Enfermería Global*, 14(40): 33-43, http://scielo.isciii.es/scielo.php?script=sci_arttext&pid=S1695-61412015000400002&lng=es&tlng=es [consultado: 7 de marzo de 2019].

López-Ramiro, E., Rubert, M., Mahillo, I. y De la Piedra, C. (2016). Hiperparatiroidismo secundario al déficit de vitamina D. *Revista de Osteoporosis y Metabolismo Mineral*, 8(2): 55-60, http://scielo.isciii.es/scielo.

php?script=sci_arttext&pid=S1889-836X2016000200002&lng=es&tlng=es. [consultado: 24 de marzo de 2019].

Lora, C. G. y Navarro, J. R. (2001). Síndrome miasténico de Eaton-lambert. *Revista Colombiana de Anestesiología,* http://www.redalyc.org/articulo.oa?id=195118169004 [consultado: 16 de diciembre de 2018].

Macías-Abasto, J.M., Barco-Huayta, N.M. y Barreda-Florido, F.E. (2012). Trombofilia y síndrome antifosfolipídico: a propósito de un caso. *Rev. Méd-Cient. "Luz Vida",* 3(1): 56-60, https://www.redalyc.org/pdf/3250/325028226012.pdf [consultado: 17 de febrero de 2019].

Maffia, S. A., Peruffo, M.V., Malvaso, R., Senor, V., Pollono, D. y Altamirano, E. (2015). Enfermedad de Rosai-Dorfman. A propósito de un caso. *Arch. Argent. Pediatr.,* 113(6): e327-e329, http://www.scielo.org.ar/pdf/aap/v113n6/v113n6a22.pdf [consultado: 8 de febrero de 2019].

Magalini, S. y Scrascia, E. (1981). *Dictionary of Medical Syndromes.* Filadelfia: Lippincott Company.

Maldonado-Colín, G., Campos-Cabrera, B.L. y García-Romero, M.T. (2015). Mastocitosis cutánea: lo que el pediatra debe saber. *Alergia, Asma e Inmunología Pediátricas,* 24(3): 78-85, http://www.medigraphic.com/pdfs/alergia/al-2015/al153b.pdf [consultado: 22 de enero de 2019].

Mantilla, A.F., Díaz-Martínez, L.A., Ballesteros, Z.J., Chávez, M.J., Meza, L.L. e Insuasty, J.S. (2014). El signo de Leser-Trélat ¿Un predictor de neoplasias útil en clínica? *Acta Médica Colombiana,* 39(3): 272-278, http://www.scielo.org.co/pdf/amc/v39n3/v39n3a11.pdf [consultado: 16 de noviembre de 2018].

Marcos Raymundo, L.A., Maco Flores, V., Terashima Iwashita, A., Samalvides Cuba, F. y Gotuzzo Herencia, E. (2002). Características clínicas de la infección crónica por Fasciola hepática en niños. *Revista de Gastroenterología del Perú,* 22(3): 228-233, http://www.scielo.org.pe/scielo.php?script=sci_arttext&pid=S1022-51292002000300006&lng=es&tlng=es [consultado: 21 de enero de 2019].

Marks, R. y Motley, R. (2012). *Dermatología.* México: Manual Moderno.

Martí C., V., Guarinos O., J., Aminian, N., Guillaumet G., E. y Domínguez de Rozas, J.M. (2002). Insuficiencia cardíaca aguda irreversible debido a hemocromatosis cardíaca secundaria a transfusiones múltiples. *Revista Médica de Chile,* 130(4): 430-432, https://dx.doi.org/10.4067/S0034-98872002000400011 [consultado: 16 de enero de 2021].

Martín-Ramírez, J.F., Domínguez-Borgua, A. y Vázquez-Flores, A.D. (2014). Sepsis. *Med. Int. Méx.,* 30(2): 159-175, http://www.medigraphic.com/pdfs/medintmex/mim-2014/mim142g.pdf [consultado: 8 de marzo de 2019].

Martínez Montero, I., Domínguez-Cunchillos, F., Pérez Dettoma, J., Apesteguía, L., Molina, F. y Ezcurdia, M. (1998). Ganglio de Virchow-Troisier. Diagnóstico de malignidad de tumor ovárico no filiado. *Anales Sis San Navarra*, 21(1): 93-96, https://recyt.fecyt.es/index.php/ASSN/article/viewFile/7375/9130 [consultado: 10 de enero de 2019].

Martínez Navarro, J., Fumero Roldán, L., Izquierdo Reyes, E. y Rodríguez Pino, M. (2018). CysticPheochromocytoma. Case presentation. *Medi. Sur*, 16(2): 352-358, http://scielo.sld.cu/scielo.php?script=sci_arttext&pid=S1727-897X2018000200018&lng=es&tlng=en [consultado: 9 de enero de 2019].

Martínez-Arroyo, C., Cruz García-Villa, P., Salgueiro-Ergueta, R., Paredes-Mendoza, J., Zarate-Osorno, A. y Marina-González, J.M. (2009). Fibrosis retroperitoneal idiopática y su tratamiento conservador. *Revista Mexicana de Urología*, 69(4): 133-193.

Martínez-Conde Fernández, A., Paredes Fernández, C.M. y Zacarías Castillo, R. (2002). Neuropatía diabética. *Rev. Hosp. Gral. Dr. M. Gea González*, 5(1-2): 7-23, http://www.medigraphic.com/pdfs/h-gea/gg-2002/gg021-2b.pdf [consultado: 23 de febrero de 2019].

Martínez-Deltoro, A., Herrera Lara, S. y Mogrovejo Calle, S. (2015). Granulomatosis linfomatoide: afectación pulmonar. *Archivos de Bronconeumología*, 51(11): e53-e56, 535-610, http://www.archbronconeumol.org/es-granulomatosis-linfomatoide-afectacion-pulmonar-articulo-S0300289615001544 [consultado: 10 de febrero de 2019]

Martínez-Morillo, M., Mateo Soria, L., Riveros Frutos, A., Tejera Segura, B., Holgado Pérez, S. y Olivé Marqués, A. (2014). Artritis séptica de la articulación acromioclavicular: Una localización atípica. *Reumatología Clínica*, 10(1): 1-64, http://www.reumatologiaclinica.org/es-artritis-septica-articulacion-acromioclavicular-una-articulo-S1699258X13001745 [consultado: 21 de enero de 2019].

Martínez, A., Pasqualini, T., Stivel, M. y Heinrich, J.J. (2010). Emergencia pediátrica: insuficiencia suprarrenal aguda. *Archivos Argentinos de Pediatría*, 108(2): 167-170, https://pesquisa.bvsalud.org/portal/resource/pt/lil-548766 [consultado: 9 de enero de 2019].

Martínez, J.V., Verbanaz, S.C., Jordán, R., Enriquez, N. y Efrón, E.D. (2008). Meningococcemia crónica. *Medicina*, 68(4): 298-300, http://www.scielo.org.ar/scielo.php?script=sci_arttext&pid=S0025-76802008000400005&lng=es&tlng=es [consultado: 23 de enero de 2019].

Mascaró Ballester, J.M. y Mascaró Galy, J.M. (2006). *Claves para el diagnóstico clínico en dermatología*. Barcelona: Elsevier.

Mejía-Arreguí, M.H. (2005). Anemias hemolíticas autoinmunes. *Rev. Med. Inst. Mex.*, 43(Supl. 1): 25-28, http://www.medigraphic.com/pdfs/imss/im-2005/ims051g.pdf [consultado: 14 de febrero de 2019].

Mejía, M., Suárez, T. de J., Arreola, A., Alonso, D., Estrada, A., Zamora, A.C., Juárez, F., Gaxiola, M.O. y Carrillo, G. (2007). Neumonitis por hipersensibilidad. *Neumología y Cirugía de Tórax*, 66(3): 115-123, https://www.medigraphic.com/pdfs/neumo/nt-2007/nt073d.pdf?origin=publication_detail [consultado: 31 de diciembre de 2018].

Méndez, O. e Iglesias, A. (1980). Vasculitis necrotizante. *Acta Médica Colombiana*, 5(2) Suplemento B, http://www.actamedicacolombiana.com/anexo/articulos/02B-1980-01.pdf [consultado: 12 de enero de 2019].

Mendoza Amatller, A. y Antezana, G. (2005). Enfermedad mixta del tejido conectivo. Revista de la Sociedad Boliviana de Pediatría, 44(2), http://www.scielo.org.bo/scielo.php?script=sci_arttext&pid=S1024-06752005000200015

Merino O., P.M. (2013). Trastornos endocrinos de la pubertad en la niña y adolescente. *Revista Médica Clínica Las Condes*, 24(5: 857-865, https://www.sciencedirect.com/science/article/pii/S0716864013702335 [consultado: 25 de diciembre de 2018].

Metzger, H., Wanderer, S. y Roessner, V. (2018). *Manual de Salud Mental Infantil y Adolescente de la IACAPAP*, http://iacapap.org/wp-content/uploads/H.2-TICS-Spanish-2018.pdf [consultado: 9 de diciembre de 2018].

Ministerio de Salud Pública (2017). Linfoma Hodgkin en adultos: Guía Práctica Clínica (GPC) Quito: Dirección Nacional de Normatización,. http://salud.gob.ec [consultado: 1 de febrero de 2019].

Molina-Garrido, M.J., Mora, A., Guillén-Ponce, C., Guirado-Risueño, M., Molina, M.J., Molina, M.A. y Carrato, A. (2008). Mastocitosis sistémica: Revisión sistemática. *Anales de Medicina Interna*, 25(3): 134-140, http://scielo.isciii.es/scielo.php?script=sci_arttext&pid=S0212-71992008000300008&lng=es&tlng=es [consultado: 24 de diciembre de 2018].

Mollo, F. y Gutiérrez, S. (2006). Fiebre por antibióticos. *Archivos de Pediatría del Uruguay*, 77(3): 273-278, http://www.scielo.edu.uy/scielo.php?script=sci_arttext&pid=S1688-12492006000300011&lng=es&tlng=es [consultado: 12 de enero de 2019].

Montaldo, L. G. y Herskovic, P. (2013). Aprendizaje del razonamiento clínico por reconocimiento de patrón, en seminarios de casos clínicos prototipos, por estudiantes de tercer año de medicina. *Rev Med Chile*, 141: 823-830, https://scielo.conicyt.cl/pdf/rmc/v141n7/art01.pdf [consultado: 22 de marzo de 2019.

Montoya-Montoya, C., Siegert-Ospina, M., Brand-Salazar, S.M., Flórez-Orrego, J.A., Muñoz-Martinez, L.C., Prada-Meza, M.C., Rubio-Elorza, L.M., Flórez-Vargas, A. y Baquero-Rodriguez, R. (2018). Síndrome de cascanueces en combinación con nefropatía IgA: causa de hematuria y proteinuria persistentes. Reporte de un caso y revisión de la literatura. *Iatreia*, 31(4): 400-406.

Mora Arbeláez, D.T., Contreras Ramírez, M. y Rendón Henao, J. (2013). Linfangiectasia intestinal asociada a hemihipertrofia: Reporte de caso. *Rev. Col. Gastroenterol.*, 28(2): 140-145, http://www.scielo.org.co/pdf/rcg/v28n2/v28n2a08.pdf [consultado: 24 de diciembre de 2018].

Morales Díaz, M., Corrales Alonso, S., Vanterpoll, H.M., Ávalos Rodríguez, R., Salabert Tortolo, I. y Hernández Diaz, O. (2018). Cáncer gástrico: algunas consideraciones sobre factores de riesgo y Helicobacter pylori. *Revista Médica Electrónica*, 40(2): 433-444, http://scielo.sld.cu/scielo.php?script=sci_arttext&pid=S1684-18242018000200018&lng=es&tlng=es [consultado: 13 de marzo de 2019].

Morales, C., Torres, V., Valencia, J.E., Ribón, G. y Manrique, R.D. (2010). Leucemia mieloide crónica: diagnóstico y tratamiento. *Rev. CES Med.*, 24(1): 97-108, https://www.redalyc.org/pdf/2611/261119491009.pdf [consultado: 26 de enero de 2019].

Morán Villaseñor, E., Durán McKinster, C., Orozco Covarrubias, L., Palacios López, C., Sáez-de-Ocáriz, M. y García Romero, M.T. (2018). Histiocitosis de células de Langerhans: nuevos conceptos moleculares y clínicos. *Dermatología Cosmética, Médica y Quirúrgica*, 16(1): 36-44, http://www.medigraphic.com/pdfs/cosmetica/dcm-2018/dcm181g.pdf [consultado: 16 de enero de 2019].

Moreno Bolton, R. y Cartajena Salinas, G. (1997) Manejo de la tos crónica. *Boletín de la Escuela de Medicina de la Universidad Católica de Chile*, 26(2), https://arsmedica.cl/index.php/MED/article/view/1196 [consultado: 1 de enero de 2021].

Moreno Miranda, N.M. (2017). Apendicitis aguda más divertículo de Meckel. Tesis. Escuela Superior Politécnica de Chimborazo. Riobamba. http://dspace.espoch.edu.ec/bitstream/123456789/8560/1/94T00334.pdf [consultado: 12 de noviembre de 2018]

Moreno, L.P. y Londoño, D. (2011). Hiperleucocitosis asociada a leucostasis pulmonar y cerebral en leucemia mieloide aguda. *Acta Médica Colombiana*, 36(2): 90-92, http://www.scielo.org.co/pdf/amc/v36n2/v36n2a07.pdf [consultado: 26 de enero de 2019].

Muinelo Segade, A. y Vila Sexto, L. (2017) Síndrome de fiebre periódica, estomatitis aftosa, faringitis y adenitis cervical: Estudio y seguimiento de 16 casos. *Anales de Pediatría de la Asociación Española de Pediatría*, 86(3): 107-172, https://www.analesdepediatria.org/es-sindrome-fiebre-periodica-estomatitis-aftosa-articulo-S1695403316302284 [consultado: 30 de noviembre de 2018].

Muñoz, S., Lavanderos, J., Vilches, L., Delgado, M., Cárcamo, K., Passalaqua,

S. y Guarda, M. (2008). Fractura de cadera. *Cuad. Cir.*, 22(1): 73-81, http://revistas.uach.cl/pdf/cuadcir/v22n1/art11.pdf [consultado: 8 de diciembre de 2018].

Murguía-Mier, S.P., Unikel-Santoncini, C., Blum-Grynberg, B. y Taracena-Ruiz, B.E. (2015). Anorexia nerviosa: el cuerpo y los mandatos sociales-superyóicos. *Revista Latinoamericana de Ciencias Sociales, Niñez y Juventud*, 13(2): 923-935, http://www.scielo.org.co/pdf/rlcs/v13n2/v13n2a27.pdf [consultado: 5 de marzo de 2019].

Museo Arxiu Bibliotecas Episcopales Sermrarti (1846). *Nuevos elementos de cirujía y medicina*. Tomo II Capítulo IX. Artículo II. Madrid: Establ. Literario-Tipográfico de P. Madoz y L. Sagasti.

Mussetti, A., Vignoli, L., Curbelo, P. y Meerovich, E. (2006). Sarcoidosis pulmonar. *Neumología y Cirugía de Tórax*, 65 (S3): S36-S46, http://www.medigraphic.com/pdfs/neumo/nt-2006/nts063e.pdf [consultado: 30 de diciembre de 2018].

Ngan, H.Y.S., Seckl, M.J., Berkowitz, R.S., Xiang, Y., Golfier, F., Sekharan, P.K., John, R., Lurain, J.R. y Leon Massuger, L. (2018). Update on the Diagnosis and Management of Gestational Trophoblastic Disease. *Int. J. Gynecol. Obstet.*, 143 (Suppl. 2): 79-85, https://obgyn.onlinelibrary.wiley.com/doi/epdf/10.1002/ijgo.12615 [consultado: 26 de marzo de 2019].

Nieto-Codesido, I., Hermida-Romero, T. y Marcos, P.J. (2017). Neumonía subaguda como manifestación de una neumonía organizada fibrosante aguda. *Archivos de Bronconeumología*, 53(3), http://www.archbronconeumol.org/es-neumonia-subaguda-como-manifestacion-una-articulo-S0300289616302010 [consultado: 31 de diciembre de 2018].

Niño, D. (2001). Peirce. Abducción y práctica médica. *Anuario Filosófico*, 34(69): 57-74, https://dadun.unav.edu/bitstream/10171/762/6/3.%20PEIRCE%2C%20ABDUCCI%C3%93N%20Y%20PR%C3%81CTICA%20M%C3%89DICA%2C%20DOUGLAS%20NI%C3%91O.pdf [consultado: 28 de marzo de 2019].

O'Loughlin, K., Althoff, R. y Hudziak, J. (2018). *Manual de Salud Mental Infantil y Adolescente de la IACAPAP*, https://iacapap.org/content/uploads/A.14-Prevención-Spanish-2018.pdf [consultado: 15 de enero de 2021].

Oh Chan Kwon, Sang-Won Lee, Yong-Beom Park, Ji Seon Oh, Sang Hoon Lee, Seokchan Hong, Chang-Keun Lee, Bin Yoo y Yong-Gil Kim (2018). Extravascular Manifestations of Takayasu Arteritis: Focusing on the Features Shared with Spondyloarthritis. *Arthritis Research & Therapy*, 20(142).

Ohchi, T., Akagi, Y., Kinugasa, T., Ishibashi, Y., Tanaka, N., Fujino, S., Kibe, S., Yuge, K., Sasatomi, T., Mizobe, T., Oka, Y., Dae hong, K. y Shirouzu, K.

(2013). Virchow Lymph Node Metastatic Recurrence of Sigmoid Colon Cancer with Severe Lymph Node Metastases Successfully Treated Using Systemic Chemotherapy Combined with Radiotherapy. *Anticancer Research*, 33(7): 2935-2940, http://ar.iiarjournals.org/content/33/7/2935.full [consultado: 11 de enero de 2019].

Oliva Olvera, K.I., Magaña Barrios, V., Fragoso Ríos, R. y Cuairán Ruidíaz, V. (2015). Neutropenia cíclica. Reporte de un caso. *Revista Odontológica Mexicana*, 19(4): 246-252, http://www.medigraphic.com/pdfs/odon/uo-2015/uo154f.pdf [consultado: 9 de enero de 2019].

Oliva-Gutiérrez, E., Martínez-Godoy, M.P., Zapata-Zúñiga, M. y Sánchez-Rodríguez, S.L. (2012). Artritis Reumatoide: Prevalencia, inmunopatogenia y antígenos relevantes para su diagnóstico. *Archivos de Medicina*, 8(1-3): 1-7, http://www.archivosdemedicina.com/medicina-de-familia/artritis-reumatoide-prevalencia-inmunopatogenia-y-antgenos-relevantes-para-su-diagnstico.pdf [consultado: 18 de enero de 2018].

Olivares A., F., Fica C., A., Charpentier V., P., Hernández M., A., Manríquez A., M.E. y Castro S., M. (2014). Neumonía criptogénica organizada como diagnóstico diferencial de neumonía que no responde a tratamiento. *Revista Médica de Chile,* 142(2): 261-266, https://dx.doi.org/10.4067/S0034-98872014000200017

Olivéa, A., Holgadoa, S. y Valls, M. (2001). Enfermedad de Still del adulto. *Revista Española de Reumatología,* 28(1): 1-45, http://www.elsevier.es/es-revista-revista-espanola-reumatologia-29-articulo-enfermedad-still-del-adulto-15194 [consultado: 18 de enero de 2019].

Olmos, J.A., Piskorz, M.M. y Vela, M.F. (2016). Revisión sobre enfermedad por reflujo gastroesofágico (ERGE). *Acta Gastroenterol. Latinoam.*, 46(2): 160-172, https://actagastro.org/revision-sobre-enfermedad-por-reflujo-gastroesofagico-erge/ [consultado: 11 de marzo de 2019].

Organización Panamericana de la Salud, Oficina Sanitaria Panamericana (2003). CIE 10 Décima revisión de la clasificación internacional de las enfermedades capítulo V. Trastornos mentales y del comportamiento. F95 Trastornos de tics.

Ormachea, V. K. y Ortuño, M. A. (2019). Síndrome Nefrotico. *Rev. Act. Clin. Med.*, http://www.revistasbolivianas.org.bo/scielo.php?script=sci_arttext&pid=S2304-37682011000800007&lng=es&nrm=iso [consultado: 18 de febrero de 2019].

Ortega Sánchez, M.A., Osnaya Ortega, Ma.L. y Rosas Barrientos, J.V. (2007). Leucemia linfoblástica aguda. *Medicina Interna de México*, 23(1): 23-26, https://www.cmim.org/boletin/Noticias/2007/MI-1-07(1-92)948kb.

pdf#page=30 [consultado: 10 de febrero de 2019].

Ortega-García, J.P. y López-Ramírez, A.Y. (2018). Hipertermia maligna. Revisión bibliográfica. *Revista Mexicana de Anestesiología*, 41(2): 124-132, http://www.medigraphic.com/pdfs/rma/cma-2018/cma182g.pdf [consultado: 22 de enero de 2019].

Ositadimma, O., Ukwedeh, O., Burstow, N., Gomaa, A., Sonderup, M., Cook, N., Waked, I., Spearman, W. y Taylor-Robinson, S. D. (2018). Health: Redefined. *The Pan African Med. J.*, 30: 292. https://pubmed.ncbi.nlm.nih.gov/30637076/ [consultado: 22 de marzo de 2019].

Ospino-Saumett, G., Martínez-Barbosa, P. y Valverde-Robert, R. (2005). Vólvulo gástrico intratorácico secundario a hernia diafragmática izquierda crónica postraumática. *Acta Médica Costarricense*, 47(2): 97-99, http://www.actamedica.medicos.cr/index.php/Acta_Medica/article/viewFile/185/167 [consultado: 9 de marzo de 2019].

Osses A., R., Díaz P., O. y Saldías P., F. (2010). Infección por Bordetellapertussis: Una causa emergente de tos prolongada en adolescentes y adultos. *Revista Chilena de Enfermedades Respiratorias*, 26(1): 30-36, https://dx.doi.org/10.4067/S0717-73482010000100006 [consultado: 30 de diciembre de 2018].

Palafox Castelán, G. y Martín del Campo Hurtado, J.P. (2011) Fiebre de origen desconocido. El reto de la Medicina Interna. *Med. Int. Mex.*, 27(6): 573-585, http://www.medigraphic.com/pdfs/medintmex/mim-2011/mim116i.pdf [consultado: 8 de enero de 2019].

Palma López, M.E. (2009). La presión del pulso, marcador de riesgo de complicaciones ateroscleróticas agudas en pacientes hipertensos y no hipertensos. *Revista Habanera de Ciencias Médicas*, 8(3), http://scielo.sld.cu/scielo.php?script=sci_arttext&pid=S1729-519X2009000300014&lng=es&tlng=es [consultado: 5 de diciembre de 2018].

Palomino Nicás, J., Villanueva Pareja, F., Reguera Iglesias, J.M., Jiménez Mejías, M.E., Luque Márquez, R., Valencia Anguita, J. y Colmenero Castillo, J. de D. (2008). Osteomielitis vertebral. Documento de Consenso. *Sociedad Andaluza de Enfermedades Infecciosas*. https://docplayer.es/13781056-Osteomielitis-vertebral-documento-de-consenso-sociedad-andaluza-de-enfermedades-infecciosas.html [consultado: 24 de marzo de 2019].

Parkman, H.P., Hasler, W. y Fisher, R.S. (2005). Asociación Americana de Gastroenterología Revisión técnica sobre el diagnóstico y tratamiento de la gastroparesia. *Rev. Gastroenterol. Mex.*, 70(3): 325-60, http://www.medigraphic.com/pdfs/gastro/ge-2005/ge053n.pdf [consultado: 9 de marzo de 2019].

Peces-Barba, G., Barberà, J.A., Agustí, A., Ciro Casanova, C., Casas, A., Izquierdo, J.L., Jardim, J., López Varela, V., Monsó, E., Montemayor, T. y

Viejo, J.L. (2008). Guía clínica SEPAR-ALAT de diagnóstico y tratamiento de la EPOC Normativa SEPAR. *ArchBronconeumol.*, 44(5): 271-812, https://www.archbronconeumol.org/index.php?p=revista&tipo=pdf-simple&pii=S0300289608704307 [consultado: 1 de diciembre de 2018].

Peirce, C.S. ([1878] 1970) Deducción, inducción e hipótesis. J.M. Ruiz-Werner (trad. y notas), https://www.unav.es/gep/DeducInducHipotesis.html [consultado: 24 de julio de 2013].

Pérez, J. y Mañas, N. (2014). Espasmo esofágico. *Revista Española de Enfermedades Digestivas*, 106(6): 425, http://scielo.isciii.es/scielo.php?script=sci_arttext&pid=S1130-01082014000600010&lng=es&tlng=es [consultado: 11 de marzo de 2019].

Pérez Pereyra, J. y Frisancho Velarde, O. (2009). Cáncer de esófago: características epidemiológicas, clínicas y patológicas en el Hospital Rebagliati, Lima. *Revista de Gastroenterología del Perú*, 29(2): 118-123, http://www.scielo.org.pe/scielo.php?script=sci_arttext&pid=S1022-51292009000200003&lng=es&tlng=es [consultado: 12 de marzo de 2019].

Pérez Sarmiento, R., Castro Gutiérrez, N., Rivero Truit, F. y Galindo Portuondo, E. (2005). Morbimortalidad por cetoacidosis diabética en la unidad de cuidados intensivos. *Revista Archivo Médico de Camagüey*, 9(1): 52-63, http://scielo.sld.cu/scielo.php?script=sci_arttext&pid=S1025-02552005000100007&lng=es&tlng=es [consultado: 23 de febrero de 2019]

Pietrafesa, D., Vomero, A. y Giachetto, G. (2016). Síndrome de hipersensibilidad a anticonvulsivantes: Descripción de tres casos clínicos. *Archivos de Pediatría del Uruguay*, 87(1): 38-43, http://www.scielo.edu.uy/scielo.php?script=sci_arttext&pid=S1688-12492016000100007&lng=es&tlng=es [consultado: 31 de diciembre de 2018].

Pila Pérez, R., Pila Peláez, R., Guerra Rodríguez, C. y Vázquez Pérez, L. (2002). Fiebre de origen desconocido. *Revista Archivo Médico de Camagüey*, 6(Supl. 1): 720-730, http://scielo.sld.cu/scielo.php?script=sci_arttext&pid=S1025-02552002000700005&lng=es&tlng=es [consultado: 9 de enero de 2019].

Pinar Sedeño, B., Aguiar Bujanda, D., Lloret Sáez Bravo, M., Ruiz Alonso, A. y Lara Jiménez, P.C. (2004). Linfomas: conducta biológica y principios del tratamiento. *Biocancer Research Journal*, https://www.researchgate.net/publication/265893404_LINFOMAS_CONDUCTA_BIOLOGICA_Y_PRINCIPIOS_DEL_TRATAMIENTO [consultado: 22 de enero de 2019].

Pineda, L.F., Otero, W. y Arbeláez, V. (2004). Diarrea crónica. Diagnóstico y evaluación clínica. *Rev. Colomb. Gastroenterol.*, 19(2): 115-126, http://www.scielo.org.co/pdf/rcg/v19n2/v19n2a09.pdf [consultado: 23 de diciembre de 2018].

Pingault, V., Ente, D., Dastot-Le Moal, F., Goossens, M., Marlin, S. y Bondurand, N. (2010). Review and Update of Mutations Causing Waardenburg Syndrome. *Human Mutation, Wiley*, 31(4): 391-406, https://www.hal.inserm.fr/inserm-00483195/document [consultado: 22 de enero de 2019].

Pinilla González, R., Vega Basalto, S., López Lazo, S., Quintana Díaz, J.C., Kaseem Abubaker, M. y Ahmed Baithy, H. (2008). Presentación de un caso de absceso paraespinal derecho con proyección retromediastínica. *Revista Cubana de Cirugía*, 47(3), http://scielo.sld.cu/scielo.php?script=sci_arttext&pid=S0034-74932008000300011&lng=es&tlng=es [consultado: 13 de marzo de 2019].

Pino, L.E., Salinas, J.E. y López, M.C. (2009). Descripción de un brote epidémico de toxoplasmosis aguda en pacientes inmunocompetentes miembros de las fuerzas militares de Colombia durante operaciones de selva. *Infectio*, 13(2): 83-91, http://www.scielo.org.co/scielo.php?script=sci_abstract&pid=S0123-93922009000200003&lng=es [consultado: 1 de febrero de 2019].

Pinto P., L.F., Velásquez F., C.J. y Márquez H., J. (2008). Subgrupos de lupus eritematoso sistémico: influencia de la edad de inicio, la raza, el sexo y el perfil de anticuerpos en las manifestaciones clínicas de la enfermedad. *Revista Colombiana de Reumatología*, 15(4): 291-298, http://www.scielo.org.co/scielo.php?script=sci_arttext&pid=S0121-81232008000400004&lng=en&tlng=es [consultado: 21 de febrero de 2019].

Pinto-Valdivia, M., Ortiz-Torres, M., Villena-Chávez, J. y Chian-García, C. (2012). Cáncer anaplásico de tiroides: Reporte de caso. *Revista Médica Herediana*, 23(2): 115-118, http://www.scielo.org.pe/scielo.php?script=sci_arttext&pid=S1018-130X2012000200007&lng=es&tlng=es [consultado: 4 de febrero de 2019].

Poma, P.A. (2011). Hepatitis viral C. *Anales de la Facultad de Medicina*, 72(4): 277-290, http://www.scielo.org.pe/scielo.php?script=sci_arttext&pid=S1025-55832011000400009&lng=es&tlng=es [consultado: 7 de marzo de 2019].

Ponce Rodríguez, F.M., Ponce Santoyo, M. y Román Castellani, E.V. (2011). Papilomatosis esofágica: a propósito de un caso. *Revista Médica Electrónica*, 33(5): 620-625, http://scielo.sld.cu/scielo.php?script=sci_arttext&pid=S1684-18242011000500008&lng=es&tlng=es [consultado: 11 de marzo de 2019].

Popper, K.R. ([1934] 1991). *La lógica de la investigación científica*. V. Sánchez de Zavala (trad.). México: Red Editorial Interamericana.

Popper, K.R. (1967). *Conjeturas y refutaciones. El desarrollo del conocimiento científico*. N. Míguez (trad.). Barcelona: Paidós Ibérica.

Prada Arias, M., Salgado Barreira, A., Montero Sánchez, M., Fernández Eire, P., García Saavedra, S., Gómez Veiras, J. y Fernández Lorenzo, J.R. (2018).

Apendicitis versus dolor abdominal agudo inespecífico: evaluación del Pediatric Appendicitis Score. *Anales de Pediatría*, 88(1): 32-38, https://www.sciencedirect.com/science/article/pii/S1695403317300152 [consultado: 15 de noviembre de 2018].

Prasse, A. (2016). The Diagnosis, Differential Diagnosis, and Treatment of Sarcoidosis. *DeutschesArzteblatt International*, 113(33-34): 565-574, https://www.ncbi.nlm.nih.gov/pmc/articles/PMC5015588/ [consultado: 1 de enero de 2019].

Pritsiolas Vernaza, I.M. y Calvo García, L.A. (2018). Psychosis with Mania in Patient with Lupus Using Corticosteroids, a Diagnostic Challenge. *Revista Archivo Médico de Camagüey*, 22(3): 336-340, http://scielo.sld.cu/scielo.php?script=sci_arttext&pid=S1025-02552018000300009&lng=es&tlng=en [consultado: 2 de noviembre de 2018].

Quezada-Adame, I., Medina-Villaseñor, E.A., Fernández Garza, M. del C., Cabrera-Albarrán, A., Osvaldo Balice-Olguín, O. y Avilés-Tlalpan, M.P. (2007). Peritonitis amibiana por ruptura de absceso hepático. *Cirujano General*, 29(1): 17-21, http://www.medigraphic.com/pdfs/cirgen/cg-2007/cg071c.pdf [consultado: 28 de marzo de 2019].

Quirse, S.(2009). Bronquitis eosinofílica no asmática. *Medicina Respiratoria*, 2(1): 7-14, http://www.neumologiaysalud.es/descargas/Volumen2/vol2-n1-2.pdf [consultado: 30 de diciembre de 2018].

Rama-Maceiras, P. (2010). Atelectasias perioperatorias y maniobras de reclutamiento alveolar. *Arch. Bronconeumol.*, 46(6): 285-342, https://www.archbronconeumol.org/es-atelectasias-perioperatorias-maniobras-reclutamiento-alveolar-articulo-S0300289609004281

Ramírez-Cruz, G.B. y Criales-Vera, S.A. (2013). Enfermedad de Takayasu: espectro de hallazgos por imagen. *Anales de Radiología México*, 12(4): 255-261, http://www.medigraphic.com/pdfs/anaradmex/arm-2013/arm134j.pdf [consultado: 19 de enero de 2019].

Ramírez-Quintero, J.D. (2018). Colitis por citomegalovirus en paciente inmunocompetente. *Iatreia*, 31(2): 202-206, https://aprendeenlinea.udea.edu.co/revistas/index.php/iatreia/article/viewFile/327225/20787868 [consultado: 11 de enero de 2019].

Ramón y Cajal, S. (1999). *Reglas y consejos sobre investigación científica. Los tónicos de la voluntad.* Madrid: Consejo Superior de Investigaciones Científicas.

Ramos, P. (2001). Estenosis esofágicas. Antecedentes. *Revista médica del Hospital General de México*, 64(2): 116-118, http://www.medigraphic.com/pdfs/h-gral/hg-2001/hg012j.pdf [consultado: 11 de marzo de 2019].

Real Delor, R. y Fridman D'Alessandro, V., (2016). Abordaje clínico de adultos con fiebre prolongada. *Revista Médica La Paz*, 22(2): 18-28, http://www.scielo.org. bo/scielo.php?script=sci_arttext&pid=S1726-89582016000200004&lng= es&tlng=es [consultado: 9 de enero de 2019].

Rebolledo-García, D., GonzálezVargas, P.O., MedinaLópez, Z. y Salgado Calderón, I. (2018) Síndrome de Guillain Barré: viejos y nuevos conceptos. *Revista Mexicana de Neurociencia*, 19(1): 80-93, http://www.medigraphic. com/pdfs/revmexneu/rmn-2018/rmn181h.pdf [consultado: 7 de noviembre de 2018].

Recio España, F.I., Pérez Castro y Vázquez, J.A. y Avelleyra Calderón, M.K. (2017). Revisión de las bases fisiopatológicas de la inflamación. *Revista Conamed*, 22(1), http://www.medigraphic.com/pdfs/conamed/con-2017/ con171j.pdf [consultado: 24 de febrero de 2019].

Regueira, T., Andresen, M., Mercado, M. y Downey, P. (2011). Fisiopatología de la insuficiencia renal aguda durante la sepsis. *Medicina Intensiva*, 35(7): 424-432, http://scielo.isciii.es/scielo.php?script=sci_arttext&pid=S0210-56912011000700005&lng=es&tlng=es [consultado: 9 de marzo de 2019].

Reinhold Keller, E., Beuge, N., Latza, U., De Groot, K., Rudert, H., Nölle, B., Heller, M. y Gross, W. L. (2000). An Interdisciplinary Approach to the Care of Patients with Wegener's Granulomatosis. *Arthritis & Rheumatism*, 43(5): 1021–1032.

Reolid Martínez, R.E., Flores Copete, M., Alcantud Lozano, P. y Fernández Pérez, M.J. (2018). Esas extrañas alucinaciones: Síndrome de Charles Bonnet. *Revista Clínica de Medicina de Familia*, 11(1): 31-33, http://scielo. isciii.es/scielo.php?script=sci_arttext&pid=S1699-695X2018000100031 &lng=es&tlng=es [consultado: 4 de marzo de 2019].

Reverter, J.L., Colome, E., Halperin, I., Julián, T., Díaz, G., Mora, M., Sanmartín, A. y Puig-Domingo, M. (2010). Estudio comparativo de las series históricas de carcinoma diferenciado de tiroides en dos centros hospitalarios de tercer nivel españoles en relación a series norteamericanas. *Endocrinol. Nutr.*, 57(8): 364-369, https://www.academia.edu/12247706/Estudio_comparativo_de_las_series_ hist%C3%B3ricas_de_carcinoma_diferenciado_de_tiroides_en_dos_centros_ hospitalarios_de_tercer_nivel_espa%C3%B1oles_en_relaci%C3%B3n_a_ series_norteamericanas [consultado: 1 de febrero de 2019].

Reyes Hernández, D.L., Marquez Rancaño, E., Fuste Jiménez, C.C. y Ramos Valdés, J.R. (2015). Granuloma letal de la línea media como diagnóstico diferencial de la vasculitis de Wegener. *Acta Médica del Centro*, 9(2): 34-40, http://www.medigraphic.com/pdfs/medicadelcentro/mec-2015/mec152e. pdf [consultado: 23 de enero de 2019].

Rica, I., Grau, G. y Vela, A. (2011) Insuficiencia suprarrenal. *Protoc. Diagn. Ter.*

pediatr., 1: 166-76 http://www.aeped.es/sites/default/files/documentos/14_insuficiencia_suprarrenal.pdf [consultado: 9 de enero de 2019].

Riega-Torres, J.C.L., Villarreal-Gonzalez, A.J., Ceceñas-Falcon, L.A. y Salas-Alanis, J.C. (2016). Síndrome de Sjögren (SS), revisión del tema y saliva como método diagnóstico. *Gac Med Mex.*, 152(3): 371-380, https://www.anmm.org.mx/GMM/2016/n3/GMM_152_2016_3_371-380.pdf [consultado: 28 de marzo de 2019].

Rincón-Pérez, C., Larenas-Linnemann, D., Figueroa-Morales, M.A., Luna-Pech, J., García-Hidalgo, L., Macías-Weinmann, A., Gómez-Vera, J., Barba-Gómez, J.F., Matta-Campos, J.J., Guevara-Sanginés, E., Jurado-Santacruz, F., López Tello-Santillán, A., Ortega-Martell, J.A., Pulido-Díaz, N., Serrano-Jaén, L.G., Toledo-Bahena, M., Villanueva-Quintero, G. y Mayorga-Butrón, J.L. (2018). Consenso mexicano para el diagnóstico y tratamiento de la dermatitis atópica en adolescentes y adultos. *Rev. Alerg. Mex.*, 65(Supl 2): s8-s88, http://revistaalergia.mx/ojs/index.php/ram/article/viewFile/526/877 [consultado: 20 de diciembre de 2018].

Robalino Lasso, Y.A. (2018). Parasitosis intestinal por giardialamblia en paciente de 26 años de sexo masculino. Tesis. Universidad Técnica de Babahoyo, Facultad de Ciencias de la Salud. Los Ríos. Ecuador.

Robin English, M. (2007) Pediatría, en Gigante, J., *Primer contacto con la especialidad.* G. Arias Rebatet (trad.). Problemas articulares y de las extremidades. Capítulo 25, México: McGraw-Hill Interamericana.

Roca Campañá, V., Senra Armas, L., Rodríguez Silva, H., Jiménez Paneque, R. y Cepero Rosales, B. (2009). Fiebre de origen desconocido en pacientes mayores de 60 años: Reporte de 40 casos. *Revista Cubana de Medicina*, 48(1), http://scielo.sld.cu/scielo.php?script=sci_arttext&pid=S0034-75232009000100004&lng=es&tlng=es [consultado: 26 de enero de 2019].

Rocha Posada, H., Henríquez Tejada, B., Isaza, P.A. y Mendoza Acosta, E. (1966). Carcinoma primitivo del hígado. *Rev. Fac. Med.*, 34(3): 61-71, https://168.176.5.108/index.php/revfacmed/article/view/22244 [consultado: 21 de enero de 2019].

Rodríguez de Castro, F., Carrillo-Díaz, T., Freixinet-Gilart, J. y Julià-Serdà, G. (2017). Razonamiento clínico. *FEM: Revista de la Fundación Educación Médica*, 20(4): 149-160, http://scielo.isciii.es/scielo.php?script=sci_arttext&pid=S2014-98322017000400002&lng=es&tlng=es [consultado: 23 de noviembre de 2018].

Rodríguez Navarro, D., Rodríguez Acosta, M., Alfonso Alfonso, L.E., Castellanos Puerto, E., Reyes Martínez, M.L. y Quintana Ruiz, M. (2012). Respuesta metabólica en el trauma. *Revista Cubana de Medicina Militar*, 41(1):

96-104, http://scielo.sld.cu/scielo.php?script=sci_arttext&pid=S0138-65572012000100012&lng=es&tlng=es [consultado: 23 de febrero de 2019].

Rojas Pérez, A. de la C., Rosales Labrada, R., Abreu Sera, G. y Mendoza Rojena, A.R. (2017). Hepatitis granulomatosa: causa de fiebre de origen desconocido en el niño. *Correo Científico Médico*, 21(2): 607-612, http://scielo.sld.cu/scielo.php?script=sci_arttext&pid=S1560-43812017000200028&lng=es&tlng=es [consultado: 11 de febrero de 2019].

Romero, F.R. y Farías, J.M. (2014). La fiebre. *Revista de la Facultad de Medicina de la* UNAM, 57(4): 20-33, http://www.medigraphic.com/pdfs/facmed/un-2014/un144d.pdf [consultado: 19 de enero de 2019].

Rosado Bartolomé, A. y Sierra Santos, L. (2015). Steinert Myotonic Dystrophy. *Revista Clínica de Medicina de Familia*, 8(1), 79-83, https://dx.doi.org/10.4321/S1699-695X2015000100012

Rubio Jurado, B., Salazar Páramo, M. y Nava, A. (2012). Aspectos básicos sobre trombofilia, inflamación y autoinmunidad. *El Residente*, VII(1): 16-20, http://www.medigraphic.com/pdfs/residente/rr-2012/rr121c.pdf [consultado: 17 de febrero de 2019].

Ruiz, O., Quiñones, W., Misad, O., Delgado, C., Ronceros, S., Marangoni, M., Bardales, L., Reyes, R., Castillo, A. y Urrutia, K. (2004). Histiocitosis maligna: Reporte de un caso. *Anales de la Facultad de Medicina*, 65(4): 255-259, http://www.scielo.org.pe/scielo.php?script=sci_arttext&pid=S1025-55832004000400007&lng=es&tlng=es [consultado: 16 de enero de 2019].

Saavedra M., H., Cocio A., R. y Cortés A., C. (2015). Esófago en cascanueces-sacacorchos en el espasmo esofágico. *Revista Chilena de Radiología*, 21(1): 22-25, https://dx.doi.org/10.4067/S0717-93082015000100006 [consultado: 11 de marzo de 2019].

Saavedra Ramírez, P.G., Arango Barrientos, M. y González Naranjo, L.A. (2009). Fibrosis retroperitoneal idiopática: un enigma médico. *Revista Colombiana de Reumatología*, 16(4): 361-373, http://www.scielo.org.co/pdf/rcre/v16n4/v16n4a06.pdf [consultado: 25 de diciembre de 2018].

Sáenz-Bustamante, S., Yovera-Aldana, M., Churampi-López, M., Jáuregui-Macedo, N., Delgado-Rojas, M., Liviac-Cabrera, D., Ranilla-Seguín, V. y Paz-Ibarra, J. (2014). Características clínico-laboratoriales de pacientes con parálisis periódica tirotóxica en el Hospital Nacional Edgardo Rebagliati Martins, 2011-2014. *Anales de la Facultad de Medicina*, 75(3): 277-294, [consultado: 23 de febreros de 2019].

Sagristá Sauleda, J., Almenar Bonet, L., Ángel Ferrer. J., Bardají Ruiz, A., Bosch Genover, X., Guindo Oldevila, J., Mercé Klein, J., Permanyer Miralda, C.

y Tello de Meneses Becerra, R. (2000). Guías de práctica clínica de la Sociedad Española de Cardiología en patología pericárdica. *Rev. Esp. Cardiol.*, 53(3): 394-412.

Salado-Burbano, J.C., Eskenazi-Betech, R. y Halabe-Cherem, J. (2017). Fiebres recurrentes. *Med. Int. Méx.*, 33(5): 634-647, http://www.medigraphic.com/pdfs/medintmex/mim-2017/mim175h.pdf [consultado: 16 de enero de 2019].

Salinas, J. (2012). Mecanismos de daño inmunológico. *Revista Médica Clínica Las Condes*, 23(4): 458-463, https://www.sciencedirect.com/science/article/pii/S071686401270336X [consultado: 25 de enero de 2019].

Sánchez D., I. (2003). Aplicaciones clínicas del estudio objetivo de los ruidos respiratorios en pediatría. *Revista Chilena de Pediatría*, 74(3): 259-268, https://dx.doi.org/10.4067/S0370-41062003000300003

Sánchez, S., Vique, L. y Ardiles, O. (2011). Caso radiológico para diagnóstico. *Revista Chilena de Radiología*, 17(3): 141-143, https://scielo.conicyt.cl/pdf/rchradiol/v17n3/art02.pdf [consultado: 12 de marzo de 2019].

Sanseviero, M.T., Talarico, V., Giancotta, C., Galati, M.C. y Raiola, G. (2017). Un error diagnóstico de pseudotumor cerebral. *Adolescere*, VI(1): 52-56, https://www.adolescenciasema.org/caso-clinico-un-error-diagnostico-de-pseudotumor-cerebral-m-t-sanseviero-et-al-adolescere-2018-vi-1-52-56/ [consultado: 25 de noviembre de 2018].

Santalla-Martínez, M., García-Quiroga, H. y Navarro-Menéndez, I. (2015). Granulomatosis linfomatoide. Una entidad infrecuente a tener en cuenta en el diagnóstico diferencial de la imagen en suelta de globos. *Archivos de Bronconeumología*, 51(11): e53-e56, 535-610, https://www.archbronconeumol.org/es-granulomatosis-linfomatoide-una-entidad-infrecuente-articulo-S0300289615001593 [consultado: 14 de enero de 2019].

Santarcángelo, S., Sosa, R., Dondoglio, P., Valle, L. E. y Navacchia, D. (2013). Enfermedad por arañazo de gato como causa de fiebre de origen desconocido. *Revista Chilena de Infectología*, 30(4): 441-445, https://dx.doi.org/10.4067/S0716-10182013000400014 [consultado: 8 de enero de 2019].

Santos Canelles, H. y García Fernández, C. (2014). Paraparesia espástica asociada a enfermedad celíaca. LXVI Reunión Anual de la Sociedad Española de Neurología. Valencia, 18-22 de noviembre. *Neurología,* 29 (Espec Congr):190-373, https://docplayer.es/59414393-Lxvi-reunion-anual-de-la-sociedad-espanola-de-neurologia-9-material-y-metodos-varon-caucasico-de-37anos-sin-habitos-toxicos-ni-historia-familiar-der.html. [consultado: 22 de febrero de 2019].

Santos-Santamaría, L., Pérez-Carreras, M., Díaz-Tasende, J. B. y Castellano-Tortajada, G. (2017). Extrinsic Esophageal Compression by the Vertebral Body.

Revista Española de Enfermedades Digestivas, 109(5): 370, http://scielo.isciii.
es/scielo.php?script=sci_arttext&pid=S1130-01082017000500010&lng=
es&tlng=en [consultado: 13 de marzo de 2019].

Santoyo-Sánchez, A., Ramos-Peñafiel, C., Palmeros-Morgado, G., Mendo-
za-García, E., Olarte-Carrillo, I., Martínez-Tovar, A. y Collazo-Jalomac, J.
(2014). Leucemias agudas Características clínicas y patrón estacional. *Rev.
Med. Inst. Mex. Seguro Soc.*, 52(2): 176-181, http://www.medigraphic.com/
pdfs/imss/im-2014/im142o.pdf [consultado: 16 de enero de 2019].

Sanz Vila, R.M., Benítez Bermejo, R.I. y Campos Fernández, C. (2009). Con-
dritis bilateral de pabellón auricular. *Reumatología Clínica*, 5(5): 187-236.

Sastre, A., Álvarez-Navascués, R. y Marín Iranzu, R. (2007). Infarto renal. *Ne-
frologia*, 27(4), http://www.revistanefrologia.com/es-publicacion-nefrologia
-articulo-infarto-renal-X0211699507021448 [consultado: 9 de noviembre
de 2018]

Savino, P. y Patiño, J. F. (2016). Metabolismo y nutrición del paciente en estado crítico. *Rev. Colomb. Cir.*, 31: 108-127, http://www.scielo.org.co/pdf/
rcci/v31n2/v31n2a6.pdf [consultado: 9 de enero de 2019].

Schiavon Ermani, R. (2000.) Alteraciones menstruales en la adolescencia Acta
Pedriatr Mex, 21(5): 184-191, http://189.203.43.34:8180/bitstream/20.500.
12103/1965/1/ActPed2000-38.pdf [consultado: 25 de diciembre de 2018].

Schurman, L., Bagur, A., Claus-Hermberg, H., Messina, O.D., Negri, Armando
L., Sánchez, A., González, C., Diehl, M., Rey, P., Gamba, J., Chiarpenello,
J., Moggia, M.S. y Mastaglia, S. (2013). Guías 2012 para el diagnóstico, la
prevención y el tratamiento de la osteoporosis. *Medicina*, 73(1): 55-74, http://
www.scielo.org.ar/scielo.php?script=sci_arttext&pid=S0025-7680201
3000100014&lng=es&tlng=es [consultado: 27 de diciembre de 2018].

Secretaría de Salud (2009) GPC de Diagnóstico y Tratamiento de Leucemia
Linfoblástica   Aguda,   http://www.cenetec.salud.gob.mx/descargas/gpc/
CatalogoMaestro/142_GPC_LEUCEMIA_LINFOBLASTICA/Imss_ER.pdf
[consultado: 10 de febrero de 2019].

Secretaría de Salud (2010). Guía de Práctica clínica, Diagnóstico y tratamiento
de la leucemia mieloide aguda, http://www.cenetec.salud.gob.mx/descargas/
gpc/CatalogoMaestro/276_IMSS_10_Leucemia_Mieloide_Aguda/EyR_
IMSS_276_10.pdf [consultado: 10 de febrero de 2019].

Secretaría de Salud (2011). Diagnóstico y tratamiento de la poliarteritis nodosa. Guía de práctica clínica. Evidencias y recomendaciones. IMSS 370-12,
http://www.cenetec.salud.gob.mx/descargas/gpc/CatalogoMaestro/370_
GPC_Poliarteritisnodosa/GER_PoliarteritisNodosa.pdf [consultado: 19 de
enero de 2019].

Secretaría de Salud. Subsecretaría de Prevención y Promoción de la Salud. Dirección General Adjunta de Epidemiología (2013). Manual para la Vigilancia Epidemiológica de la brucelosis, http://187.191.75.115/gobmx/salud/documentos/manuales/03_Manual_Brucelosis.pdf [consultado: 9 de enero de 2019].

Sedó-Mejía, G., Yong-Rodríguez, A., Monge-Masís, O. y Hidalgo-Matlock, B. (2015). Recomendaciones para el diagnóstico, clasificación y el manejo de la urticaria. *Acta Méd. Costarric.*, 57(3), http://actamedica.medicos.sa.cr/index.php/Acta_Medica/article/viewFile/886/804 [consultado: 9 de enero de 2019].

Sepúlveda, M., Contreras, E. y Martínez, N. (2007). Enfermedad de Castleman. *Acta Médica Colombiana*, 32(3): 129-131, http://www.scielo.org.co/scielo.php?script=sci_arttext&pid=S0120-24482007000300005&lng=en&tlng=es [consultado: 10 de enero de 2019].

Servioli, L. y Facal, J. (2015). Polimialgia Reumática. *Tendencias en Medicina*, XXIII(47): 87-95, http://tendenciasenmedicina.com/Imagenes/imagenes47/art_12.pdf [consultado: 18 de enero de 2019].

Silva, L.C. y Benavides, A. (2001). El enfoque bayesiano: otra manera de inferir. *Gac. Sanit.*, 15(4): 341-346, https://core.ac.uk/download/pdf/82240392.pdf [consultado: 15 de marzo de 2019].

Silverman, F.S. y Varaona, O. (2010). *Ortopedia y traumatología*. Buenos Aires: Panamericana.

Simon, A., Asli, B., Braun-Falco, M., De Koning, H., Fermand, J.P., Grattan, C., Krause, K., Lachmann, H., Lenormand, C., Martinez-Taboada, V., Maurer, M., Peters, M., Rizzi, R., Rongioletti, F., Ruzicka, T., Schnitzler, L., Schubert, B., Sibilia, J. y Lipsker, D. (2013). Schnitzler's Syndrome: Diagnosis, Treatment, and Follow-up. *Allergy*, 68: 562-568, https://onlinelibrary.wiley.com/doi/full/10.1111/all.12129 [consultado: 19 de enero de 2019].

Singh, G. y Kodela, S. (2009). Morning Pseudoneutropenia During Risperidone Treatment. *BMJ case reports*, bcr06.2008.0288, https://www.ncbi.nlm.nih.gov/pmc/articles/PMC3029895/ [consultado: 30 de diciembre de 2018].

Slap, G.B., Connor, J.L., Wigton, R.S. y Schwartz, J.S. (1986). Validation of a Model to Identify Young Patients for Lymph Node Biopsy. *JAMA*, 255: 2768-2773.

Sobrevilla-Calvo, P.J., Avilés-Salas, A., Cortés Padilla, D.E. y Rivas-Vera, S. (2019). Características clinicopatológicas de la enfermedad de Castleman. *Cir. Ciruj.*, 77(3): 187-192, http://www.medigraphic.com/pdfs/circir/cc-2009/cc093e.pdf [consultado: 9 de febrero de 2019].

Sobrino Cossío, S. (2010). Cáncer de esófago. *Rev Gastroenterol Mex.*, 75(Supl. 1): 53-61, http://www.revistagastroenterologiamexico.org/es-pdf-X0375090610546090 [consultado: 11 de marzo de 2019].

Société Française d'Hématologie (2011). Item 291: Adénopathie superficielle. Démarche étiologique. *Université Médicale Virtuelle Francophone*, http://campus.cerimes.fr/hematologie/enseignement/hematologie_291/site/html/2.html [consultado: 11 de enero de 2019].

Soengas, N. (2018). Alteraciones en el control de la temperatura corporal en los adultos mayores. *Geriatría Clínica*, 12(2): 34-37, http://adm.meducatium.com.ar/contenido/articulos/16000340036_1125/pdf/16000340036.pdf [consultado: 22 de enero de 2012].

Solis Cartas, U., Barbón Pérez, O.G., Lino Bascó, E., Muñoz Balbín, M., Molinero Rodríguez, C. y Solis Cartas, E. (2016). Comportamiento clínico epidemiológico de la enfermedad de Behcet. *Revista Colombiana de Reumatología*, 23(2): 69-144, http://www.elsevier.es/es-revista-revista-colombiana-reumatologia-374-articulo-comportamiento-clinico-epidemiologico-enfermedad-behcet-S0121812316000232 [consultado: 18 de enero de 2019].

Spurgeon, P., Barwell, F. y Kerr, D. (2000). Waiting Times for Cancer Patients in England after General Practitioners' Referrals: Retrospective National Survey. *BMJ*, 320: 838-839.

Stevenazzi, M. y Díaz, L. (2012). Trombosis venosa cerebral. *Archivos de Medicina Interna*, 34(2): 43-46, http://www.scielo.edu.uy/scielo.php?script=sci_arttext&pid=S1688-423X2012000200003&lng=es&tlng=es [consultado: 14 de febrero de 2019].

Stokes, J., Noren, J. y Shindell, S. (1982). Definition of Terms and Concepts Applicable to Clinical Preventive Medicine. *Community Health*, 8(1): 33-41, https://link.springer.com/article/10.1007/BF01324395

Suárez Beyríes, L., Carnot Uría, J., De Castro Arenas, R., Muñío Perurena, J., Martínez Hernández, C., Suárez González, L. y Pérez Román, G. (2003). Leucemias agudas en pacientes mayores de 60 años. *Revista Cubana de Medicina*, 42(1): 18-26, http://scielo.sld.cu/scielo.php?script=sci_arttext&pid=S0034-75232003000100003&lng=es&tlng=es [consultado: 16 de enero de 2019].

Suárez-May, M.A., Piña-Jiménez, C.E., Choza Chenhalls,R., Martínez López, M. y Roldán-Valadez, E. (2009). Localización atípica de absceso paraespinal vertebral por Brucella abortus: evaluación y seguimiento con resonancia magnética. *Rev Invest Med Sur Mex*, 8(4): 197-201, http://www.medigraphic.com/pdfs/medsur/ms-2009/ms094g.pdf [consultado: 12 de marzo de 2019].

Suárez, M.E. (2004). Infecciones Intraabdominales: Peritonitis y abscesos. *MEDICRIT*, 1(4): 146-180, http://www.medicrit.com/Revista/1-4%20

Agosto%202004/MEDICRIT%201-4%20Infecintrab.pdf [consultado: 11 de enero de 2019].

Surós, J. (1968). *Semiología médica y técnica exploratoria*. Barcelona: Salvat.

Tapia-Núñez, J. y Chaná-Cuevas, P. (2004). Diagnóstico de la enfermedad de Parkinson. *Rev. Neurol.*, 38(1): 61-67, https://www.neurologia.com/articulo /2003294 [consultado: 1 de diciembre de 2018].

Tapia, R., Andrade, C. y González, H. (2006). Enfermedad pulmonar intersticial difusa: revisión. *Revista Chilena de Medicina Intensiva*, 21(2): 87-96, https://www.medicina-intensiva.cl/revistaweb/revistas/indice/2006-2/7.pdf [consultado: 31 de diciembre de 2018].

Tejeda-Melano, D., Ramírez-Cervantes F.J. y Rodríguez-Cuéllar M. (2016). Paludismo mixto: plasmodiumfalciparum y plasmodiumvivax. Caso clínico. *Revista Médico-Científica de la Secretaría de Salud Jalisco*, 3(1): 49-53, http:// www.medigraphic.com/pdfs/saljalisco/sj-2016/sj161h.pdf [consultado: 18 de diciembre de 2018].

Thompson, A.J., Banwell, B.L., Barkhof, F., Carroll, W.M., Coetzee, T., Comi, G., Correale, J., Fazekas, F., Filippi, M., Freedman, M.S., Fujihara, K., Galetta, S.L., Hartung, H.P., Kappos, L., Fred D. Lublin, F., Marrie, R.A., Miller, A.E., Miller, D.H., [...] Cohen, J.A. (2017). Diagnosis of multiplesclerosis: 2017 revisions of the McDonald criteria, *The Lancet*, 17, https://multiplesclerosisacademy.org/wp-content/uploads/sites/3/2018/03/Thompson-et-al.-2017.pdf [consultado: 19 de diciembre de 2018].

Thornton, C., Maher, T.M., Hansell, D., Nicholson, A.G. y Wells, A.U. (2009). Pulmonary Fibrosis Associated with Psychotropic Drug Therapy: A Case Report. *J. Med. Case Reports.*, 3: 126. doi: 10.1186/1752-1947-3-126, https: //www.ncbi.nlm.nih.gov/pmc/articles/PMC2803800/ [consultado: 31 de diciembre de 2018].

Tijero-Merino,B.,Gómez-Esteban,J.C.yZarranz,J.J.(2009). Ticsysíndrome de Gilles de la Tourette. *Rev. Neurol.*, 48(Supl 1): S17-S20, http://pediatrasandalucia. org/Docs/TDAH/1_11_TDAH.pdf [consultado: 10 de diciembre de 2018].

Tornos, P. (2002). Endocarditis infecciosa: ¿Tratamos correctamente a nuestros pacientes? *Rev. Esp. Cardiol.*, 55(8): 789-790, http://www.revespcardiol.org/ es/infective-endocarditis-are-we-managing/articulo/13035227/ [consultado: 10 de enero de 2019].

Torre Buxalleu, W., Tamura Ezcurra, A. y Fernández Jou, A. (2012). Leiomioma esofágico: resección por videotoracoscopia. A propósito de un caso. *Anales del Sistema Sanitario de Navarra*, 35(2): 335-338. https://dx.doi.org/10.4321/ S1137-66272012000200017 [consultado: 11 de marzo de 2019].

Torregrosa Bertet, M.J. y De Frutos Gallego, E. (s.f.). Semiología respiratoria, https://monograficos.fapap.es/adjuntos/monografico1-respiratorio/respiratorio_02_semiologia-respiratoria.pdf [consultado: 3 de enero de 2019].

Trejo Ayala, R. y Montúfar, R. (2013). Enfermedad mixta del tejido conectivo como causa de fiebre de origen por determinar. *Crea Ciencia*, 8(2): 25-29, https://www.lamjol.info/index.php/CREACIENCIA/article/view/4375 [consultado: 26 de enero de 2019].

Umaña-Giraldo, H.J., Buitrago-Toro, K. y Jiménez-Salazar, S. (2017). Etiología de la insuficiencia cardíaca crónica. *Rev. Méd. Risaralda*, 23(1): 49-57, http://revistas.utp.edu.co/index.php/revistamedica/article/viewFile/16191/10981 [consultado: 26 de diciembre de 2018].

Urdaneta-Carruyo, E., Flórez Acosta, D.C., Urdaneta Contreras, A.V., Valero Rivas, J.A., Del Valle Alviárez Paredes, L. y Zerpa, Y.M. (2012). Injuria renal aguda reversible en un niño con síndrome nefrótico idiopático. *Revista Mexicana de Pediatría*, 79(4): 179-182, http://www.medigraphic.com/pdfs/pediat/sp-2012/sp124d.pdf [consultado: 18 de febrero de 2019].

Valdés Álvarez, K. y Nievas Sánchez, M. (2018). Enfermedad de Whipple en paciente con fiebre de origen desconocido. *Revista Cubana de Medicina*, 57(1): 33-37, http://scielo.sld.cu/scielo.php?script=sci_arttext&pid=S0034-75232018000100005&lng=es&tlng=pt [consultado: 24 de diciembre de 2018].

Valencia, C. y Franco, J.G. (2008). Síndrome de Charles Bonnet: Manejo con haloperidol en paciente nonagenaria. Caso clínico. *Revista Médica de Chile*, 136(3): 347-350. https://dx.doi.org/10.4067/S0034-98872008000300010

Valle-Murillo, M.A. y Amparo-Carrillo, M.E. (2017). Infecciones del sistema nervioso central, parte 1: Meningitis, encefalitis y absceso cerebral. *Revista Mexicana de Neurociencia*, 18(2): 51-65, http://revmexneuroci.com/wp-content/uploads/2017/03/RevMexNeu-2017-182-51-65-R.pdf [consultado: 28 de marzo de 2019].

Valls Pascual, E., Alegre Sancho, J.J., Ybáñez García, A., Robustillo Villarino, M., Martínez Ferrer, A., De la Morena Barrio, I., Feced Olmos, C. y Fernández Matilla, M. (2013). Enfermedades reumáticas: Actualización SVR, Capítulo 13. Enfermedad mixta del tejido conectivo. https://svreumatologia.com/wp-content/uploads/2013/10/Cap-13-Enfermedad-mixta-del-tejido-conectivo.pdf

Varas, P., Antúnez-Laya, A., Bernucci, J.M., Cossio, L., González, S. y Eymin, G. (2016). Eritema nodoso: Causas más prevalentes en pacientes que se hospitalizan para estudio, y recomendaciones para el diagnóstico. *Rev. Med. Chile*, 144: 162-168, https://scielo.conicyt.cl/pdf/rmc/v144n2/art03.pdf [Consultado: 18 de enero de 2019].

Vargas-Ruiz, A. G. (2016). El fibrinógeno: su fisiología e interacciones en el sistema de la coagulación. Revista Mexicana de Anestesiología. Vol. 39, Supl. 2 pp.: S321-S323 Julio-Septiembre. http://www.medigraphic.com/ pdfs/rma/cma-2016/cmas162g.pdf [consultado: 24 de febrero de 2019].

Vázquez-Minero, J.C., Arriola-Navas, J.M., Quiroga-Arias, E. y Cervantes-Silva, Y. (2018). Ruptura diafragmática postraumática de presentación tardía. A propósito de dos casos. *Neumol. Cir. Torax*, 77(2): 151-156, http://www. medigraphic.com/pdfs/neumo/nt-2018/nt182h.pdf [consultado: 16 de diciembre de 2018].

Velasco Guardado, A., Fernández González, M.C., Fuentes Pardo, L., Torres Hernández, J.A. y Pardo Lledias, J. (2007). Cetoacidosis diabética asociada a trombosis arterial de pequeño vaso en mujer de 54 años. *Anales de Medicina Interna*, 24(1): 51-52, http://scielo.isciii.es/scielo.php?script=sci_arttext&pid=S0212-71992007000100015&lng=es&tlng=es [consultado: 24 de febrero de 2019].

Velázquez Aréstegui, D., Capdevila Leonori, R. y Ponce Romero, G. (2016). Fracturas de fémur proximal en edad pediátrica. *Revista Mexicana de Ortopedia Pediátrica*, 18(1): 14-19, http://www.medigraphic.com/pdfs/opediatria /op-2016/op161c.pdf [consultado: 20 de diciembre de 2018].

Vera-Lastra, O., Olvera-Acevedo, A., McDonald-Vera, A., Pacheco-Ruelas, M. y Gayosso-Rivera, J.A. (2009). Granulomatosis de Wegener, abordaje diagnóstico y terapéutico. *Gac. Méd. Méx.*, 146(2): 121-129, https://www. anmm.org.mx/bgmm/2009/2/2009%20Mar-Apr%3B145(2)121-9.pdf [consultado: 8 de enero de 2019].

Vercosa Velásquez Cario, V. (2011). Tromboembolismo pulmonar agudo. *Scientifica*, 9(1): 25-30, http://www.revistasbolivianas.org.bo/scielo.php?pid= S1813-00542011000100007&script=sci_arttext [consultado: 24 de febrero de 2019].

Vesga, O. y Toro, J.M. (1994). Sepsis por Staphylococcus aureus. Estudio descriptivo de 61 casos. *Acta Médica Colombiana*, 19(3): 116-24, http:// www.actamedicacolombiana.com/anexo/articulos/03-1994-02-Sepsis_por_ Staphylococcus_aureus.pdf [consultado: 21 de enero de 2019].

Vidal Tallet, L.A., Porto Álvarez, G., Claro Moya, L., Montell Hernández, O.A., Rodríguez Rodríguez, B. y Díaz Estévez, L.M. (2018). Fiebre periódica con estomatitis aftosa, faringitis y adenitis. *Revista Médica Electrónica*, 40(4): 1155-1162, http://scielo.sld.cu/scielo.php?script=sci_arttext&pid =S1684-18242018000400021&lng=es&tlng=es [consultado: 30 de noviembre de 2018].

Voyer, L. E. (2011). Paniculitis nodular no supurativa de Weber Christian y nefritis túbulo-intersticial. *Revista Pediátrica Elizalde*, 2(1-2): 1-80, https://

apelizalde.org/revistas/2011-1-2-ARTICULOS/RE_2011_1-2_AO_2.pdf [consultado: 19 de enero de 2019].

Wouters, L.M., Furnari, R., Pandullo, F. y Maxit, J. (1991). Endocarditis bacteriana en pacientes mayores de 60 años. *Medicina*, 51(1): 33- 40, https://books.google.com.mx/books?hl=es&lr=&id=jQJAtpU5xwkC&oi=fnd&pg=PA33&dq=endocarditis+bacteriana+fiebre&ots=N9Z6bDhCDy&sig=9GKTWTPECTjkMtwVDXCBOUa9508#v=onepage&q=endocarditis%20bacteriana%20fiebre&f=false

Zabala-del Arcoa, J., Solano-Iturria, G., Pinedo-García, A. y Galán-Corbacho, S. (2018). Tiroiditis de De Quervain como causa de fiebre de origen desconocido. *Gac. Med. Bilbao*, 115(4): 186-188, http://www.gacetamedicabilbao.eus/index.php/gacetamedicabilbao/article/viewFile/679/685 [consultado: 11 de enero de 2019].

Acerca del autor

Javier de la Fuente Rocha

El autor cuenta con los siguientes títulos académicos: Especialista en Medicina Interna, Universidad Nacional Autónoma de México (UNAM); Especialista en Gerontología Clínica, Universidad de París VI, René Descartes, Francia; Especialista en Geriatría, Universidad de París VI, René Descartes, Francia; Asistente extranjero en Medicina Interna y Geriatría de la Facultad de Medicina Pitié-Salpêtrière, Francia; Maestría en Antropología Filosófica, Universidad del Tepeyac y Doctorado en Filosofía Contemporánea Universidad Autónoma del Estado de México (UAEMex).

Ha tenido experiencia docente como Profesor Adjunto de posgrado del curso de Especialización en Medicina Interna en el Hospital Tacuba del Instituto de Seguridad y Servicios Sociales de los Trabajadores del Estado (ISSSTE), de 1997 a 2006, con reconocimiento Universitario de la División de Estudios de Posgrado en Investigación de la Facultad de Medicina; Profesor titular del curso Universitario de Posgrado de Geriatría de la UNAM en 1982 y 1983; Profesor de Neuroanatomía y Neurofisiología II, en la Facultad de Psicóloga del Instituto Universitario de Ciencias de la Educación; Ayudante de profesor en las prácticas Estadística Médica en 1965; Ayudante de profesor de Fisiología en la Facultad de Medicina de la UNAM, de 1971 a 1974; y Profesor titular interino en la cátedra de Nosología Básica Integral en 1974 y como profesor de Integración Básica Clínica de 2014 a 2018 en la Facultad de Medicina, UNAM.

Actualmente es Profesor Titular de las materias: Interpretación del Diagnóstico Médico (optativa) desde 2014, Geriatría pregrado, desde 2015, Neurobiología en la Maestría de Psicoterapia Integral IPICS, desde 2007 y Salud en el anciano en la Facultad de Medicina de la UNAM.

Ha tenido nombramientos como Vicepresidente del Consejo Mexicano de Geriatría 2008-2010 y Presidente del Consejo Mexicano de geriatría 2010-2012. Es miembro de la Sociedad de Geriatras de México y del Colegio de Medicina Interna.

Algunas de sus publicaciones:

De la Fuente Rocha, J. (2015). Fundamentos para una Ciencia de la Interpretación Diagnostica. Un enfoque hermenéutico diferente acerca de su entendimiento e implicancias. Argentina: Libros en red. https://books.google.com/books?id=H6TSjgEACAAJ&dq=javier+de+la+Fuente+rocha&hl=en&sa=X&ved=0ahUKEwiskMDA66fMAhXMsYMKHf1YCyIQ6AEIHzAA

———————————————— (2014). Fundamentos de la hermenéutica de la verosimilitud y sus implicaciones en la hermenéutica del diagnóstico clínico. *Ciencia ergo-sum*, 21(1), 85-91.

———————————————— y De la Fuente Zepeda, J. (2015). Implicaciones de los conceptos actuales neuropsicológicos de la memoria en el aprendizaje y en la enseñanza. *Ciencia ergo-sum*, 22(1), 83-91.

———————————————— y Delgado-Wise, M. D. (2015). Reflexiones sobre el diagnóstico, el tratamiento y el pronóstico, influidos por el pensamiento del siglo XX. Pensamiento. *Papeles de Filosofía*, (01), 113-136.

Wise, M. D. D. y De la Fuente Rocha, J. (2013). La reintegración del respeto a la persona ya la naturaleza. Reto actual de la filosofía. Pensamiento. *Papeles de Filosofía*, 1(1), 85-98.

De Jesús García-Pedroza, F., De la Fuente-Rocha, J., Irigoyen-Coria, A. y Peñaloza-López, Y. R. Propuesta para actualizar las políticas de atención integral a la salud en personas mayores de 65 años de edad en México. *Atención familiar*, 69.

En el ámbito laboral ha fungido como Jefe de Residentes Internistas (1975) del Hospital General de la Secretaría de Salud (SS); Médico adscrito (médico G) del Hospital General de México de la SS, a partir de 1976; Médico especialista en medicina interna adscrito al Instituto Nacional de Neurología y Neurocirugía de la Secretaría de Salud, desde 1980; Jefe del Centro de Estudios Gerontológico del Instituto Nacional de la Senectud (Departamento de

Investigación y Enseñanza del Instituto Nacional de la Senectud 1980-83);
Médico Internista adscrito al Servicio de Neurocirugía del Instituto Nacional
de Neurología y Neurociencia (INNN, 1973-1993); Médico Adscrito en la
especialidad de Medicina Interna al Hospital de Especialidades del Centro
Médico la Raza del IMSS, Departamento de Admisión Continua (1984-2008)
y como Gerontólogo y Geriatra de la Clínica de Subagudos y Crónicos: Vida
y Bienestar, desde 1989 hasta la fecha.

60 pasos para el diagnóstico médico
se terminó de imprimir en la Ciudad de México
en junio de 2021 en los talleres de Impresora Peña Santa S.A.
de C.V., Sur 27 núm. 457, Col. Leyes de Reforma, CP 09310, Ciudad
de México. En su composición se utilizaron tipos
Bembo Regular y Bembo Italic.